Saúde Natural
para Mulheres Grávidas

Elizabeth Burch, N.D.,
e Judith Sachs

Saúde Natural para Mulheres Grávidas

Tradução:
Rony Prestes Lemos

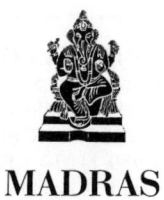

MADRAS

Do original: *Natural Healing for the Pregnant Woman*
© Lyn Sonberg Book Associates
A Perigee Book Publisher by The Berkley Publishing Group
Tradução autorizada do inglês.
Direitos exclusivos para todos os países de língua portuguesa.
© 1999, by Madras Editora Ltda.

Supervisão Editorial e Coordenação Geral:
Wagner Veneziani Costa

Produção e Capa:
Equipe Técnica Madras

Tradução:
Rony Prestes Lemos

Revisão:
Marília Rodella

ISBN 85-7374-201-1

Proibida a reprodução total ou parcial desta obra, de qualquer forma ou por qualquer meio eletrônico, mecânico, inclusive por meio de processos xerográficos, sem permissão expressa do editor (Lei nº 9.610, de 19.02.98).

Todos os direitos desta edição reservados pela

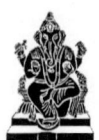

MADRAS EDITORA LTDA.
Rua Paulo Gonçalves, 88 — Santana
02403-020 — São Paulo — SP
Caixa Postal 12299 — CEP 02098-970 — SP
Tel.: (011) 6959.1127 — Fax: (011) 6959.3090
http://www.madras.com.br

Nem este nem qualquer outro livro deve ser usado como substituto para cuidados médicos ou para tratamentos profissionais. É aconselhável a busca de orientação de um médico ou de outro praticante de saúde qualificado antes da implementação de qualquer das abordagens à saúde sugeridas neste livro. Além disso, é importante salientar que a pesquisa sobre gravidez e parto está em andamento sendo, conseqüentemente, sujeita a interpretação. Apesar de terem sido feitos esforços consideráveis para a inclusão de informações atualizadas, não há garantia de que o que sabemos a respeito desse complexo assunto não venha a mudar com o passar do tempo. Todos os leitores, especialmente aqueles que têm razões para suspeitar que sofrem de uma doença ou problema de saúde, devem consultar profissionais médicos, antes de fazerem uso de qualquer dos métodos descritos neste livro.

Índice

Introdução 13

Um
Gravidez e Parto: Uma Abordagem Diferente 16

Dois
Compreendendo a Medicina Natural 25
    O Estudo das Ervas 26
    Óleos Essenciais da Aromaterapia 42
    Remédios Homeopáticos 49
    Acupressão 56
    Visualização 62
    Técnicas para a Mente e Para o Corpo 63
    Incluindo uma matéria médica para ervas, remédios homeopáticos e óleos essenciais da aromaterapia.

Três
O Começo Certo: O Que Você Precisa Saber
Antes de Engravidar 68
    Nutrição 69
    Exercício 83
    Cuidados Músculo-Esqueletais 87
    Cuidados Emocionais e Psicológicos 87
    Encontrando um Médico e Escolhendo
    Um Local Para o Parto 89

Quatro
Engravidando 95
    O Que se Passa no Interior de seu Corpo? 97
    Cuidados Básicos para a Concepção 98

Cinco
Um Guia de A a Z Para Possíveis Problemas e
Complicações da Concepção 102
   Anemia 102
   Chlamydia 105
   Desordens da Tireóide 106
   DIP (Doença Inflamatória da Pélvis)/Salpingite 108
   Doença Ovariana Policística 109
   Endometriose 110
   Estresse 114
   Infertilidade 119

Seis
Cuidados e Bem-Estar para o seu Corpo e Mente
durante a Gravidez 129
   Os Três Trimestres: O Que se Passa com seu Corpo 130
   Questões Emocionais e Psicológicas 132
   Testagem Pré-Natal 135
   Preparação para o Trabalho de Parto 137
   Preparação Para o Aleitamento 144

Sete
Um Guia de A a Z Para Possíveis Problemas e
Complicações da Gravidez 146
   Aborto Espontâneo 146
   Anemia 148
   Azia 149
   Bebês Invertidos 152
   Constipação 153
   Contrações Braxton Hicks 156
   Depressão ou Mudança de Humor 158
   Desejos e Aversões Alimentares 160
   Diabete na Gestação 162
   Dor de Cabeça 164
   Dor nas Costas 168
   Dor ou Espasmo no Ligamento Redondo 171
   Dores Abdominais 172
   Dores nas Pernas 173
   Dores Púbicas 175

Edema e Inchaço ... 175
Efusão ou Corrimento de Líquido ... 176
Enjôo ou Náusea Matinal ... 177
Esquecimento (Amnésia de Gravidez) ... 181
Estresse ... 185
Estrias ... 185
Febre ... 186
Flatulência ... 186
Gravidez Ectópica ... 189
Gripes e Resfriados ... 189
Hemorróidas ... 193
Inchaço ... 196
Indigestão e Inchaço ... 196
Infecções do Trato Urinário ... 198
Insônia ... 200
Medos e Ansiedades ... 203
Micção Freqüente ... 205
Pressão Sanguínea ... 207
Problemas de Visão ... 210
Problemas Dentários ... 211
Sangramento nas Gengivas ... 211
Sangramento Vaginal ... 212
Sensibilidade dos Seios ... 214
Tonteira ... 215
Toxemia ... 216
Transpiração ... 216
Vaginite ... 217
Veias Varicosas ... 221

Oito
Tendo Seu Filho ... 225
Estágios do Trabalho de Parto ... 226
Preparando o Palco para o Parto Natural ... 232
Técnicas Respiratórias ... 233
Posições de Parto ... 237
Alternativas para a Anestesia ... 240
Monitoramento Fetal ... 242
Parto Aquático ... 243

Nove
Um Guia de A a Z para Possíveis Problemas e
Complicações do Parto 246
    Amniotomia 246
    Bebê na Posição Posterior 247
    Calafrios 247
    Cesariana 248
    Dores do Parto 251
    Empurrando 257
    Enema 259
    Episiotomia 260
    Gravidez Atrasada 263
    Parto Vaginal Após a Cesariana 265
    Parto Vaginal com Herpes 266
    Trabalho das Costas 268
    Trabalho Preso 269
    Trabalho Prolongado 271
    Uso de Drogas 274
    Vaginite — *Beta Strep* 275

Dez
As Primeiras Seis Semanas Como Mãe e Filho 276
    O que se passa no interior do seu corpo? 277
    Alimentação por Fórmula ou Mamadeira 278
    Amamentação 279
    Contracepção 285
    Exercícios *Kegel* 286
    Liberando Leite 287
    Perda de Peso 287

Onze
Um Guia de A a Z para Possíveis Problemas e
Complicações nas Primeiras Seis Semanas 290
    Depressão 290
    Descarga de Sangue 293
    Dor Púbica 295
    Dores Pós-Parto 295
    Endurecimento dos Seios 298
    Estresse 299
    Firmeza Inadequada do Útero 299

Flacidez Abdominal 300
Inchaço na Área do Períneo 302
Infecção do Trato Urinário 304
Mamilos Rachados 304
Mastite 306
Micção Difícil 308
Perda de Cabelo 309
Pouco Leite 311
Veias Varicosas 313

Doze
Formando uma Família 314

Introdução

Quando nos decidimos ter um filho, iniciamos uma longa jornada, que nos trará alegrias e dificuldades, riscos e lágrimas, assim como muitas fraldas, comida derramada e joelhos ralados. Desde a decisão de ter-se um filho a toda a gravidez, parto e primeiros dias, semanas e meses de cuidados com o infante, dilúvios de conselhos são-nos oferecidos — por médicos, outras mães, amigos, e por uma estonteante variedade de livros de "peritos", que afirmam ter a última palavra sobre como trazer uma criança ao mundo.

É raro a mãe que não se sinta insegura em face da aparição da gravidez e do parto, sem mencionar a enorme quantidade de conselhos, solicitados ou não, que parecem vir com a situação. A maioria de nós voltar-se-á, naturalmente, para aconselhamento com a fonte de autoridade mais confiável que podemos encontrar: as instituições médicas. De fato, o aconselhamento de um bom obstetra não é apenas inestimável — é essencial. O curso da gravidez é potencialmente cheio de riscos que poderão apenas ser encarados por um obstetra experiente; precisamos tirar proveito do melhor aconselhamento médico possível.

Mas é a experiência de mais e mais mães e futuras mães que uma abordagem adicional e complementar — a abordagem holística de gravidez e parto "naturais" — pode ajudar, facilitar e tornar mais satisfatória essa época mágica e estonteante. Médicos cuidam do útero e do que está em seu interior. Técnicas naturais homeopáticas podem ajudá-la a fazer mais: aliviar a dor, aumentar a energia, realçar a serenidade emocional, além de ajudá-la a lidar com vários desconfortos e problemas imprevistos, que podem surgir enquanto a gravidez avança e você se prepara para o parto. Enquanto é essencial fazer-se uso dessas técnicas apenas em contato com seu médico, tirar proveito de técnicas e práticas holísticas — que envolvem dieta e exercícios, complementos nutricionais, massagem, ervas, homeopatia, aromaterapia, acupressão, visualização e outras técnicas para a mente e para o corpo — pode-se tornar essa passagem mais fácil, mais confortável e muito mais gratificante do que apenas com o uso do tratamento médico.

Nós chamamos as sugestões de tratamento neste livro de "complementares" simplesmente porque são projetadas para complementar — e realçar — o aconselhamento de seu médico. Cada gravidez é diferente das demais: fisiologia e temperamento são diferentes em cada um de nós, e qualquer cuidado que venhamos a receber deve ser ajustado às nossas necessidades individuais. O seu obstetra terá a melhor visão dos riscos físicos a serem encarados por você e de como tratá-los, e ele ou ela deve sempre ser a sua primeira fonte de aconselhamento; apesar disso, uma abordagem natural — homeopática — pode oferecer muitos benefícios além daqueles fornecidos pela medicina tradicional; benefícios que muitos médicos são, de fato, incapazes de fornecer.

O que oferecemos é uma completa educação pré e pós-gravidez, fornecendo a você a miríade de possibilidades que o cuidado complementar holístico oferece para amplificar o bom trabalho de seu médico. O livro começa com uma explicação detalhada de cada tipo de tratamento complementar e de como encontrar um praticante no campo apropriado. Capítulos subseqüentes detalham as questões dos vários estágios do processo de nascimento, além das reclamações e problemas de cada estágio da gravidez — desde a tentativa de concepção até o período de trabalho de parto e as semanas pós-parto. Cada capítulo contém orientações específicas de como e quando utilizar esses tratamentos. Os tópicos são de fácil acesso, e você pode escolher várias terapias que trabalharão juntas em seu benefício.

Ofereceremos dosagens homeopáticas, herbáceas e aromáticas, assim como complementação vitamínica/mineral para dietas. Quando um tipo específico de exercício ou de técnica para mente ou corpo for útil, indicaremos exatamente como e com que freqüência executá-lo. Se o sintoma ou condição não for tratável pela medicina complementar, nós a aconselharemos a consultar seu médico sem perda de tempo.

E sobre segurança? Todas as sugestões de tratamento que fazemos já foram testadas e proclamadas seguras e eficazes por grande número de mulheres grávidas, mas devido à demanda, susceptibilidade e condições únicas de cada mulher, devemos, mais uma vez, enfatizar que você deve trabalhar em conjunto com seu médico para que possa determinar a viabilidade de qualquer tratamento sugerido nestas páginas. Lembre-se, uma vez mais, de que isso é medicina complementar — tratamentos projetados para funcionarem em conjunto — realçando o programa que seu obstetra ou profissional qualificado determinou. Confie sempre no aconselhamento de seu médico sobre o que será mais seguro para você.

Elizabeth Burch, N.D.

Um

Gravidez e Parto: Uma Abordagem Diferente

Ter um filho é a coisa mais natural do mundo. Afinal de contas, mulheres têm dado à luz a crianças desde os primórdios da humanidade, muito antes de existirem hospitais com salas de parto esterilizadas, especialistas em fertilidade, gravidez de alto risco e cuidados pré-natais, além de livros de auto-ajuda como este.

Mas, hoje em dia, é preciso dizer que ter um bebê deveria ser uma experiência natural. Muitas mulheres, que já tiveram filhos nos últimos dez ou quinze anos, têm sido sujeitas a uma "medicalização" da gravidez, que acabou por mudar o processo de nascimento para um drama de alta tecnologia, onde o médico detém todas as cartas. O advento de medicamentos para garantir a concepção, fórceps, ultrasom, monitores fetais, pitocina para acelerar o trabalho de parto e posições de parto nas quais a mulher fica deitada, alteraram completamente o conceito de "parto natural". O casal que está vivenciando a gravidez e o nascimento está freqüentemente reduzido a mero jogador, esperando nas alas dos hospitais para atuarem em seus papéis diminutos de futuros pais.

Mas isso vai contra a natureza do processo de nascimento! É claro que podemos tirar vantagem de todo o desenvolvimento criado pela ciência moderna para que possamos dar aos bebês a melhor saúde possível, mas isso não deve acontecer às custas do processo natural.

Isto se dá porque há mais na experiência do nascimento do que um parto tecnologicamente perfeito. E há mais na experiência do nascimento do que a visita mensal ao médico para teste de urina e averiguação do batimento cardíaco fetal.

Não importa se já concebeu ou está no processo, imaginando seu futuro filho, você, sem dúvida, sabe um pouco sobre o que quer de seus nove meses, seu trabalho de parto e o nascimento do bebê, além das primeiras semanas de vida de sua criança. E o que você provavelmente imagina é algo mais perto de um processo natural, que permite que seu corpo e mente saudáveis façam o trabalho para o qual foram feitos.

Medicina Natural: Uma Nova Abordagem Para a Gravidez e Parto

Existe uma maneira de ter uma experiência mais natural, um método seguro e positivo para cuidar de si mesma e de seu bebê. Apesar da maioria dos processos de nascimento serem um tanto entediantes, ocorrendo sem maiores problemas, muitas mulheres grávidas passam por complicações nestes nove meses e querem alívio fácil e rápido. Além disso, elas estão sempre procurando maneiras de controlar sua saúde e até renovar sua abordagem quanto à alimentação, aos exercícios e ao seu bem-estar. Ter uma nova família é um enorme incentivo para apreensão dos melhores métodos de cura natural. Já que a maioria dos tratamentos médicos e drogas estão proibidos durante a gravidez, a opção por processos naturais — complementação nutricional, ervas, homeopatia, acupressão e variadas técnicas para a mente e o corpo — simplesmente faz sentido.

Para que você possa "desmedicalizar" sua experiência de gravidez e parto, você precisará de conhecimento referente a uma variedade de terapias complementares. Existem menos efeitos colaterais no uso de terapias complementares do que no uso de terapias médicas, além do fato de os tratamentos serem realmente eficazes.

Por exemplo, a aflição mais comum durante o primeiro trimestre é a náusea. Pode ser verdadeiramente desagradável acordar todas as manhãs tão enjoada que você só tem vontade de ficar na cama. Um praticante médico não poderia oferecer Compazina ou outra droga similar a uma mulher em seu segundo ou terceiro mês, porque seu embrião não agüentaria a carga de químicos necessária para regular seu estômago. Com a medicina natural, no entanto, você possui um arsenal de remédios à sua disposição: se você fizer uso de ervas, poderá tomar uma tintura de gengibre ou raiz de cará; se você selecionar aromaterapia, poderá pôr uma gota de óleo de lavanda em um vaporizador ou em sua água de banho; você pode pedir a um quiroprata para manipular sua coluna torácica, ou pode usar faixas para o mar (desenvolvidas para enjôo marítimo) ou mesmo fazer uma visualização, imaginando que está desfazendo os nós em seu estômago.

Resfriados são tipicamente tratados com uma variedade de medicamentos que acabam por secá-la, deixá-la sonolenta e, novamente, não são seguros para um feto em crescimento. Mas gotas de echinacea, olmo e barbasco são tratamentos herbáceos eficazes; acônito, belladona e nabo-do-diabo (bryonia) são soluções homeopáticas satisfatórias; você também pode fazer uso de pontos de acupressão em volta da área dos seios, na parte anterior do crânio e da mão, assim como tratamento aromaterapêutico com óleo de eucalipto.

Devido à produção exacerbada de hormônios, mulheres grávidas podem, às vezes, sofrer de depressão ou de irritação. As drogas estão fora de questão, e psicoterapia é cara, além de talvez ser desnecessária. Já que os problemas hormonais da gravidez são freqüentemente de curta duração, um bom programa de exercícios, meditação e equilíbrio nutricional, junto com alguns poucos remédios homeopáticos tais como *natrum mur*, *ignatia* (fava-de-santo-inácio) ou *sepia* (tinta de siba) podem resolver.

Não há nada mais satisfatório do que poder cuidar de um problema temporário você mesma. Você não apenas se sentirá melhor rapidamente, como também adquirirá um senso de poder sobre sua mente e corpo que nunca antes experimentara. Com a medicina natural, você possui grande gama de opções que não fazem mal para você ou para seu bebê, além de poder, geralmente, usar várias em combinação, se necessário.

Um Caso

Em minha prática em Gresham, no estado do Oregon, vivenciei muitas ocasiões quando o uso de terapias complementares reduziu a necessidade de intervenção médica. Uma de minhas pacientes, Janet, já havia tido uma criança sem maiores dificuldades, após ter parado de tomar pílula anticoncepcional. Ela mudou para o DIU após aquela gravidez, e quando quis novamente conceber, começou a ter problemas. Tentou, sem sucesso, por dois anos e meio, ter outra criança.

Quando veio ver-me, fiz todos os testes-requisito para ter certeza de que ela e seu marido estavam em boas condições de saúde. A contagem de esperma dele estava normal, e eu sabia que ela estava ovulando quando chequei sua temperatura corporal, fazendo com que ela tomasse nota diariamente. O seu gráfico mostrou picos apropriados, mas ela havia tido ciclos menstruais longos com sangramento pesado — que podem ter sido, em verdade, abortos prematuros. Ela também tinha uma infecção bacteriana que poderia estar afetando seu muco, impedindo que o esperma passasse pela vagina em direção ao útero.

Então eu fiz três coisas: dei-lhe uma fórmula botânica contendo dente-de-leão e bardana para equilibrar seu fígado, e aletris, também conhecida como erva estrelada, para a infertilidade. Tratei sua infecção com uma colher de iogurte inserida em sua vagina a cada noite. Também receitei um programa diário de exercícios para ajudá-la a controlar o estresse e a aumentar seu bem-estar geral.

Seu marido estava fora, em viagem de negócios, por três meses e meio, e isso nos deu tempo bastante para o bom desenvolvimento de sua saúde. Quando retornou, ela já havia desenvolvido o muco fértil e alongado, perfeito para a concepção.

Alguns dias após o retorno de seu marido, ela estava grávida.

É claro que nem todos os casos são resolvidos tão facilmente; alguns requerem uma combinação de tratamentos complementares com intervenção médica. Apesar disso, está claro que muitas mulheres com dificuldades na concepção, que sofrem de sintomas múltiplos durante a gravidez ou que estão preocupadas com dores durante o trabalho de parto, fariam bem em considerar as várias terapias discutidas neste livro. Algumas vezes, encontramos respostas incrivelmente simples para problemas complexos. Uma mulher que se desespera em face de seus problemas de infertilidade pode estar necessitando apenas de ganho de peso para ativar seu sistema hormonal o bastante para conceber; uma mulher com fortes dores nas costas durante seu terceiro trimestre pode encontrar alívio em exercícios e no uso de cintas especialmente projetadas.

Trabalhando com Seus Profissionais de Cuidados de Saúde

Você deve estar sob atenção médica regular durante todo o processo de gravidez, não importando se esse é seu primeiro ou oitavo filho. O seu médico poderá monitorá-la cuidadosamente durante cada estágio da gravidez para se certificar de que você e o seu bebê estejam em condições normais. Mesmo se estiver se sentindo saudável, você deve fazer um *check-up* médico todo mês, e ainda mais freqüentemente em seu último trimestre.

Já que espera uma experiência natural, tente escolher um médico que se sinta familiarizado e confortável com a medicina complementar. Melhor ainda, encontre um profissional que possa fazer ambos; oferecer-lhe o conhecimento da prática convencional combinado com o conhecimento e interesse nas várias e diferentes terapias assinaladas neste livro. Lembre-se de que terapia complementar não substitui a biomedicina tradicional. Ela simplesmente fornece mais opções para cuidados. Espera-se, então, que o seu provedor de cuidados de saúde seja um médico, naturalista ou osteopata, ou mesmo uma parteira, que saiba o bastante sobre complementação nutricional, exercícios, ervas, homeopatia, aromaterapia, acupressão, massagem e terapias do corpo e mente, para que possa guiá-la através de seu curso de cura ou mesmo direcioná-la para profissionais experientes em cada campo.

É essencial que todos os profissionais que você venha a consultar estejam em contato entre si. Não há nada mais prejudicial à sua saúde ou à saúde de seu bebê do que ter uma falta de consenso de opinião — especialmente se você desenvolver uma condição que necessite de cuidados médicos. Se você não estiver informando seu médico sobre seu homeopata ou quiropata porque acha que ele não aprovaria, você estará prejudicando a si mesma e a sua saúde. Assim como é crucial que você informe um médico sobre um medicamento receitado por outro médico, também é de vital importância que você revele suas várias formas de terapia a todos os profissionais envolvidos. Lembre-se de que isso é uma parceria e que sua meta é um parto satisfatório. Quando você explica seus motivos para o uso de terapias complementares em conjunto com os cuidados médicos, você pode alargar as perspectivas de seu médico, além de obter o melhor de dois mundos.

Neste livro, delinearemos os particulares de cada modalidade de tratamento para que, quando encontrar um profissional de quem goste e confie, você saiba exatamente quais os serviços que deveria estar obtendo e o que ele ou ela pode fazer por você. Será que não entornaremos o caldo, usando muitos cozinheiros? É possível exagerar, por isso você precisará de um bom profissional primário para guiá-la. Mencionaremos o processo de seleção com mais detalhes no capítulo 3. Você não quer — ou precisa — levar nove meses correndo de um consultório médico para outro. Tenha confiança em seu corpo e em sua mente, e dê a seu bebê o benefício da dúvida. Desde que esteja direcionada nos aspectos básicos — dieta, exercício e mudança no estilo de vida — você provavelmente está em boa condição física, assim como o seu bebê.

Você pode fazer muito para se ajudar, desde que compreenda com clareza as ramificações no uso de terapias complementares em conjunto com a biomedicina tradicional. Uma discussão regular com seu médico sobre esses temas é essencial para que possam ser mesclados os vários elementos de seus cuidados.

Quando você pode tratar-se com Segurança?

Na maioria das vezes, a gravidez pode ser equacionada com normalidade, e isso significa poder, geralmente, tratar as reclamações menos significativas e os desconfortos comuns por si mesma. Como é que você sabe quando é seguro tratar-se? Em primeiro lugar, você deve ter uma conversa com seu médico quando descobrir que está grávida, e ele indicará quaisquer sinais de aviso que necessitem de telefonema imediato.

Existem algumas condições que necessitam de atenção médica, tais como hipertensão e diabetes ou sangramento inexplicado. Além disso, complicações inesperadas que requeiram atenção médica podem surgir a qualquer momento. Uma mulher pode romper suas membranas antes de terem começado suas contrações, podendo vir a desenvolver uma infecção. Essa não seria a hora de contar com ervas ou acupressão, porque o fator tempo é essencial após ter estourado a sua bolsa. Essa mulher teria de se consultar com um profissional médico para que sua situação pudesse ser avaliada e uma rápida decisão ser tomada, acelerando ou não o processo de nascimento para garantir a segurança de ambos, mãe e criança.

Quando as complicações se instalam, pode ser que você não tenha muito tempo para tomar decisões sozinha. Mas se tiver um relacionamento honesto e aberto com seu médico, você terá a ajuda quando necessitar, ajudando a si mesma no restante do tempo. Quando tiver uma maior gama de tratamentos para escolher, você terá mais opções para ajudá-la a aliviar desconfortos menores. É importante saber o que usar— e *porquê* — antes de se auto-receitar.

Qualquer Mulher Grávida Pode Fazer Uso da Medicina Natural?

A resposta é sim, desde que seu profissional de saúde aprove. Você pode precisar de atenção médica durante os nove meses se teve um desequilíbrio de fator Rh ou diabetes, mas pode sempre fazer uso de certos tratamentos homeopáticos, além de alguns pontos de acupressão para alívio adicional. Enquanto seguirmos no livro, informaremos os remédios naturais contra-indicados para a sua condição. Lembre-se de que a medicina natural pode ser poderosa, tanto quanto a medicina convencional, e deve ser utilizada com moderação, especialmente durante a gravidez. Existem variedades de ervas, pontos de acupressão e até mesmo vitaminas que não devem ser usadas em mulheres grávidas, e outras que não devem ser usadas apenas por mulheres em gravidez de alto risco. Essas serão cuidadosamente discutidas em capítulos futuros.

Medicina Natural e Gravidez de Alto Risco

Apesar da razão principal para se considerar alguém de alto risco costumasse ser a idade, hoje em dia se torna cada vez mais comum uma mulher ter seu primeiro filho em sua quarta década de vida. Com cuidados pré-natais e obstétricos apropriados, ela pode ter um parto vaginal completamente normal. Algumas estatísticas recentes mostram a diminuição dos níveis de complicação para mulheres mais velhas, e isso é provavelmente devido à moda na América de manter a forma, mesmo com a idade.

Os motivos principais para ser considerada de alto risco são as condições preexistentes que você possa vir a ter, tais como doença do coração ou dos rins, diabetes, pressão alta, asma, tuberculose, alcoolismo ou drogadição, HIV ou lesões ativas de herpes, toxoplasmose ou desequilíbrio de fator Rh. Você também será considerada de alto risco se o seu bebê estiver com problemas — se estiver com complicações após o parto, se for muito grande em relação à sua pélvis, ou se acabar em posição oblíqua ou transversa; se for prematuro, atrasado ou diagnosticado no útero com algum problema genético ou congenital. Ou mesmo se a gravidez em si causar um problema maior como toxemia, diabetes gestacional, *placenta prévia* (onde a placenta está ligada muito abaixo do útero, algumas vezes cobrindo parcialmente a cérvix) ou *placenta abrupta* (aonde a placenta se separa do útero).

Nesses casos, você deve sempre consultar seu médico antes de fazer uso de qualquer tratamento alternativo que possa vir a agravar sua condição. Um chá de ervas perfeitamente adequado para uma mulher grávida pode ser contra-indicado para outra. A aplicação de pressão sobre certo ponto de acupressão relacionado ao meridiano do coração/pulmão, por exemplo, pode ser perigoso para alguém que está em alto risco devido à doença do coração.

É opinião da maioria dos especialistas que uma mulher de alto risco não deva tentar um parto em casa. Uma mulher de risco baixo ou moderado que pensa em ter seu bebê em casa deve também considerar a distância que sua casa está do hospital mais próximo ou se o bebê deverá vir no inverno, quando estradas cobertas por gelo podem vir a dificultar uma ida de emergência ao hospital.

Mesmo se estiver sob condição de alto risco ou desenvolva complicações durante sua gravidez ou parto, você pode visitar seu médico alopata e ao mesmo tempo usar certos remédios naturais. Cada mulher e cada gravidez é única. Quanto mais você aprender sobre sua situação particular, melhor poderá lidar com seus nove meses com conforto e naturalidade.

O Poder de Ter Maior Controle sobre Sua Experiência de Parto

Estudos têm mostrado que quando estamos em controle de uma situação difícil ou estranha, lidamos com ela de forma mais satisfatória. Controle não significa aderência a uma maneira específica de pensar ou a um método de tratamento; implica, sim, a habilidade de modificar a situação quando necessário, ou mudar nossa atitude sobre a situação. Quando faz uso de diferentes modalidades naturais e eficazes, você se sente segura. Isso significa que você não é obrigada a confiar apenas nas suas visitas mensais ou nos telefonemas esporádicos ao médico quando se sentir desconfortável. E quando puder ajudar seu clínico através da auto-ajuda, vocês estarão ambos mais seguros.

    Enquanto atravessamos nossos nove meses de preparação para o grande evento, preparamo-nos para o dia em que simplesmente teremos de relaxar, rendendo-nos às forças e trabalhando em nosso interior. Essa pode ser uma experiência esmagadora para uma mulher, a menos que tenha sido adequadamente preparada. Se fizer a escolha por um parto sem medicação, usando apenas preparações, técnicas e tratamentos naturais, você saberá exatamente o que esperar. E se decidir que irá necessitar de anestesia, ou se as circunstâncias demandam uma cesariana indicando que, portanto, precisará de intervenção cirúrgica, você ainda estará vários passos à frente no jogo devido à preparação que terá tido com este livro. Isso porque estamos ajudando você a assumir controle de sua gravidez e parto, não importa a forma como ocorra. Você terá a força e presença psíquica para trazer seu bebê ao mundo da maneira que for mais benéfica para vocês dois.

    Essa época de sua vida pode abrir a porta para uma nova atitude em relação à saúde que irá servir bem à você e à sua família hoje e o resto de suas vidas.

Dois

Compreendendo a Medicina Natural

O campo de medicina complementar ou natural abrange dúzias de tipos diferentes de tratamento — alguns com milhares de anos, alguns mais recentes, ainda no processo de desenvolvimento. O que todos compartilham é a crença básica do tratamento do corpo e da mente em conjunto, de forma holística. Não importa se seu médico recomenda um chá de ervas, uma massagem aromaterapêutica ou uma sessão de *tai chi chuan* para melhorar seu bem-estar, a aplicação de uma ou mais dessas modalidades poderá ajudá-la a ajudar a si mesma.

A medicina natural não substitui a medicina convencional. Quando necessitar de um antibiótico para eliminar uma infecção, melhorando a sua saúde e a de seu bebê, você precisará de uma receita médica. Mas ao mesmo tempo em que estiver tomando o antibiótico, talvez você possa aplicar uma compressa embebida em ervas, manipular pontos de acupressão para ajustar a energia em certas partes de seu corpo e fazer uma visualização para trabalhar seu problema mental e emocionalmente.

A revista *Natural Health* oferece um guia para os princípios básicos presentes em cada tipo de medicina alternativa. Esses princípios serão parte vital de sua própria gravidez criativa:

- Você deve estar sempre ciente da causa básica de seus sintomas. A medicina alternativa trata da pessoa como um todo, não apenas eliminando o sintoma.

- Você é mais importante do que seus sintomas ou doença.

- Cada parte de sua vida contribui para o seu bem-estar — valores físicos, mentais, emocionais e espirituais não podem ser separados.

- Medicina preventiva é o melhor tipo de medicina.

- Prevenção e cura podem ser uma só coisa.

- Seu prático é um instrutor que pode fornecer as ferramentas para que você influencie seu próprio sistema de cura.

Neste capítulo, oferecemos um manual sobre cada tipo de medicina natural. Quando souber um pouco a respeito de cada um, você será capaz de discuti-los inteligentemente com seu médico e decidir quais são os melhores para você e quando devem ser aplicados.

O Básico em Terapias Complementares

Para que possa fazer uso das muitas modalidades da medicina natural, você deve primeiro adquirir uma boa noção do que realmente são. Cada uma das terapias complementares será discutida e, quando pertinente, incluiremos uma matéria médica para descrever a função de determinada erva, óleo essencial ou remédio homeopático. Você precisará usar essas listas como referência enquanto segue na leitura do livro, encontrando recomendações para os diferentes sintomas ou problemas que estiver tratando.

O ESTUDO DAS ERVAS

As ervas têm sido valorizadas por suas propriedades medicinais desde os dias do homem *Neanderthal*. Um homem ou mulher sábia da tribo faria uso de uma erva para determinado propósito, ou uma família descobriria um benefício miraculoso, e a informação seria passada de geração em geração. As mesmas ervas foram encontradas em lugares tão longínquos como China, África, América e Europa; além de serem usadas para os mesmos males por todo o mundo. As ervas são muito versáteis, possuindo várias propriedades farmacológicas e de cura.

Qualquer planta possuidora de propriedades anti-sépticas, anti-inflamatórias, analgésicas, sedativas, hemostáticas, antibióticas, tônicas ou purificadoras ou benéficas de alguma forma (seu odor, essência ou sabor) pode ser classificada como erva medicinal. E o maravilhoso sobre a maioria das plantas é que você pode usar as flores, as raízes, os rizomas, a casca e as sementes para influenciar a cura de diferentes maneiras.

Mulheres grávidas têm, por séculos incontáveis, confiado no poder das ervas. Desde a concepção até a gestação, o trabalho de parto e o parto, dosagens e tratamentos herbáceos têm sido essenciais no alívio para vários desconfortos, tornando o processo de trazer vida ao mundo mais fácil e mais confortável. As mulheres provavelmente esbarraram acidentalmente em alguns dos melhores remédios — uma mulher com dores pode ter descoberto que um chá de viburno agia como analgésico para diminuir sua agonia. E por tentativa e erro, ela, sem dúvida, deduziu que algumas das ervas que usava quando não estava grávida podiam prejudicá-la quando estava carregando uma criança. Enquanto a química do corpo muda durante o crescimento da criança, também muda sua tolerância em relação a certas ervas. Sabemos agora ser perigoso para uma mulher grávida fazer uso de um purgante como *rhamnus* (cáscara), por exemplo, que pode vir a ameaçá-la e a seu filho, provocando contrações prematuras e causando um aborto.

Muitos dos medicamentos que compramos nas farmácias, hoje em dia, são apenas versões refinadas ou sintéticas de substâncias advindas das plantas. A farmacologia moderna separa os ingredientes ativos das plantas, subtrai os elementos nocivos e purifica os resultados.

Por que o uso de ervas não se pode apresentar, então, como um método benéfico para o cuidado da saúde na luta contra as doenças? Isto é parcialmente devido ao fator lucro — você não pode patentear uma erva, mas pode patentear um processo para o isolamento do ingrediente ativo ou uma cópia sintética, que é exatamente o que as companhias farmacêuticas fazem quando criam medicamentos a partir de ingredientes herbáceos. Outro motivo é o fato de uma planta poder conter dúzias de ingredientes ativos, sendo muito demorado — além de caro, o processo de sua separação em um laboratório para decidir qual componente ou combinação de componentes é responsável pela ação desejada. O Oriente confia muito mais no poder das ervas do que o Ocidente — na China hoje, mais de 2.000 ervas são utilizadas costumeiramente para a cura, algumas vezes em combinação com receitas Ocidentais, algumas vezes não. As ervas são utilizadas em remédios folclóricos, tal como uma compressa de sínfito (*consolida major*) para canela esfolada, ou em formato de cura mais sofisticado como erva medicinal. Essa escola de conhecimento faz uso da erva como um todo, para que todos os ingredientes possam trabalhar juntos. Além disso, as ervas são utilizadas como um programa para consolidar a nutrição e corrigir os desequilíbrios nutricionais por longos períodos de tempo. Qualquer mulher que esteja pensando em engravidar e que deseje melhorar sua base química por meio do uso de ervas deve provavelmente iniciar um aconselhamento em torno de seis meses a um ano antes de conceber.

Uma planta é composta por proteínas, enzimas, açúcares, gorduras, vitaminas e minerais que podem bem ter algum efeito sobre o organismo humano assim como sobre a planta em si. Por exemplo, a propriedade antibiótica de uma planta pode mantê-la a salvo de bactérias e fungos que possam ameaçar matá-la; aquela mesma propriedade antibiótica, quando ingerida como chá, pode afastar bactérias que podem vir a ser nocivas ao corpo humano.

Apesar de querer concentrar na alimentação como fonte principal de vitaminas e minerais, você pode adquirir alguns dos nutrientes de que precisa através das ervas — e as ervas também possuem propriedades de cura. Este tipo de terapia pode ser benéfico especialmente porque você nunca faz uso de ingredientes ou de propriedades isoladas (como nos medicamentos de farmácia). Alternadamente, quando bebe um chá que combina várias ervas, você está obtendo uma combinação de várias vitaminas, minerais e enzimas, além de precursores hormonais. Cada erva tem seu principal propósito — *echinacea*, por exemplo, é usada contra infecções — mas também tem muitos outros fatores de suporte, que são saudáveis para a totalidade de seu sistema. Sempre especificaremos, neste livro, aquelas ervas contra-indicadas durante a gravidez, não porque sejam inerentemente perigosas, mas sim porque o corpo, na gravidez, não pode tolerar suas ações.

Nas primeiras semanas de sua gravidez, você deve ter cuidado especial com tudo o que vier a ingerir enquanto o feto está se desenvolvendo e está mais suscetível a qualquer coisa que possa ser causa de defeitos de nascimento, desde raiosX até o álcool e químicos nas plantas. Você não deve usar ervas durante seu primeiro trimestre, a menos que haja recomendação específica de seu médico. Se ele ou ela aprovar, você poderá apenas usar as ervas na lista "Segura Durante Todo o Período de Gravidez".

Tônicos para o fortalecimento do útero são uma boa idéia durante todo o período de gravidez. A framboesa vermelha, ingerida tanto como chá quanto como cápsulas, é particularmente benéfica, assim como o dente-de-leão, chás de urtiga e alfafa, que contêm muita vitamina K (importante para a coagulação do sangue). Outras ervas serão receitadas para sintomas específicos nos capítulos que se seguem.

Durante seus segundo e terceiro trimestres, as ervas podem ser maravilhosas para ajudar tanto a mãe quanto o feto. Quando você estiver no fim da gravidez, poderá acrescentar ervas adicionais que são "Seguras Apenas no Terceiro Trimestre".

Comprando Ervas

Não compre ervas a granel; compre apenas o que precisar na quantidade de que precisar. Uma vez secas e expostas à luz, as ervas perdem sua potência.

Tenha certeza de que está comprando de fonte confiável — você quer se certificar de que está consumindo a erva pura. Algumas variedades importadas ainda não foram testadas neste país e podem conter substâncias tóxicas. Você deve também lidar com um comerciante que esteja consciente das épocas de colheita das diferentes ervas. (Consulte o capítulo 2 para fontes excelentes de ervas.)

Você pode fazer uso das ervas de várias maneiras. Por exemplo:

• COMO CHÁ: Uma colher de chá cheia de erva seca imersa em um copo de água quente. Os chás são fracos demais para serem usados como tratamento regular para uma condição particular; terão, no entanto, influência benéfica em sua gravidez. Um copo de chá de camomila pode trazer alívio quando necessário; um copo de framboesa vermelha pode ser fortificante.

• COMO INFUSÃO: 30 gramas de raiz cortada, flores, folhas e sementes em um jarro; coberto com água fervente e deixado encharcar. Encharcar as raízes por oito horas, as folhas por quatro, as flores por duas e as sementes por meia hora. Beba dois copos (500 ml) de infusão por dia se você pesa entre 57 e 68 quilos; um copo diariamente se você pesa abaixo dos 57 quilos; três copos diariamente se você pesa acima de 68 quilos.

• COMO DECOCÇÃO: Esta é uma infusão em que o volume foi reduzido por evaporação. São estocadas no refrigerador e podem durar meses. Uma decocção é de quatro a dezesseis vezes mais potente do que uma infusão; você pode, portanto, utilizar menor quantidade para cada dose. Comece com a infusão, torça as ervas e leve-as ao fogo baixo. Ferva até que o volume de líquido esteja reduzido à metade ou a um quarto do original.

• COMO PÍLULA: 2 a 3 tabletes ou cápsulas, duas a três vezes ao dia.

• COMO EXTRATO: 15 a 20 gotas, duas a três vezes ao dia. Um extrato ou tintura é preparado embebendo-se as ervas em solução de álcool. Para mulheres grávidas, que devem evitar o álcool, existem extratos livres de álcool.

• COMO ÓLEO ESSENCIAL: Para ser usada externamente apenas, como banho ou óleo de massagem ou em aromaterapia (veja abaixo).

Ervas Usadas com Freqüência durante a Gravidez e o Parto

O que se segue é uma listagem das ervas que você pode vir a usar para o tratamento de vários problemas ou complicações ocorridas durante a gravidez. O primeiro grupo é seguro para uso normal durante todo o período de gravidez, em uma dosagem de 30 gotas de extrato ou meio copo de infusão ou ainda 2 cápsulas três vezes ao dia. Se houver alguma dosagem diferente, esta será indicada nos vários capítulos para a condição específica a ser tratada.

O segundo grupo de ervas é para ser usado apenas durante o último trimestre; e aquelas ervas que são contra-indicadas para o período de gravidez ou para serem usadas com cautela são listadas por último. Sempre consulte seu médico antes de tomar qualquer erva ou preparação nova.

Segura Durante Todo o Período de Gravidez

Alfafa (*Medicago sativa*)
Partes utilizadas: brotos, caules.
Propriedades: tônica, rica em vitaminas e minerais, purificação, alcalina.
Indicações: fortalecer sistema enfraquecido, reduzir a acidez do corpo.

Dente-de-Leão (*Taraxacum officinale*)
Partes utilizadas: todas (raiz, folhas)
Propriedades: tônico amargo, escoador do fígado, diurético.
Indicações: Congestão do fígado, constipação, retenção de fluidos, como tônico (fortalece a resposta imunológica do corpo, além de todos os sistemas).

Echinacea (*Echinacea purpura*)
Partes utilizadas: raiz seca e rizoma.
Propriedades: purificação e cura, reduz a putrefação e dor, antibiótico e antivirial.
Indicações: ativador do sistema imunológico, para infecções gerais e doenças de pele.

Framboesa (*Rubus idaeus*)
Partes utilizadas: folhas e fruta.
Propriedades: tonifica os músculos do útero e da pélvis.
Indicações: ajuda a acelerar e a facilitar o parto.

Gengibre (*Zingiber officinale*)
Parte utilizada: rizoma.
Propriedades: aquecimento, estimulante, bom para a digestão.
Indicações: indigestão, flatulência, náusea, má circulação.

Labaça amarela (*Rumex crispus*)
Parte utilizada: raiz.
Propriedades: laxativo, purificação de erupções na pele, alivia a coceira.
Indicações: desordens de pele, anemia (possui alto teor de ferro), constipação.

Olmo (*Ulmus fulva*)
Partes utilizadas: casca interior seca.
Propriedades: valor nutritivo, lubrifica e alivia desordens gastrointestinais.
Indicações: Melhora o *status* nutritivo do corpo, para inflamação.

Urtiga-maior (*Urtica dioica*)
Partes utilizadas: partes leves de plantas jovens, folhas verdes frescas podem ser cozidas e comidas.
Propriedades: tônico, alto conteúdo de vitamina C.
Indicações: anemia, artrite.

Segura no Terceiro Trimestre Apenas

Calêndula (*Calendula officinalis*)
Partes utilizadas: flores.
Propriedades: anti-séptico, antibactericida, antifungicida.
Indicações: externamente como compressa para as veias varicosas, queimaduras e picadas; internamente como remédio digestivo.

Cimicífuga (*Cimicifuga racemosa*)
Cimicífuga, ginsão azul e curcuma estão contra-indicadas durante quase todo o período de gravidez porque podem causar contrações, mas durante as últimas quatro ou cinco semanas podem ser utilizadas como preparação para o parto.
Partes utilizadas: raiz seca e rizoma.
Propriedades: anti-espasmódica, dilata os vasos sanguíneos, sedativo.

Indicações: dores nos nervos ou músculos, dores de cabeça, para regular as contrações uterinas durante o trabalho de parto.

Curcuma, hidraste (*Hydrastis canadensis*)
Partes utilizadas: rizoma e raiz.
Propriedades: sedativo, antibactericida, antivirial.
Indicações: inflamação do sistema nervoso e membranas, mucosas inflamadas, também como gargarejo para gengivas infectadas e garganta inflamada.

Ginsão azul (*Caulophyllum thalictroides*)
Partes utilizadas: rizoma e raiz.
Propriedades: antiespasmódico.
Indicações: dores de trabalho de parto, dores no estômago, inquietação.
CUIDADO: **Use internamente apenas no último trimestre. Externamente pode ser usada a qualquer hora.**

Use Apenas Com Cuidado ou Externamente com a Aprovação de seu Médico

Agrimônia (*Agrimonia eupatoria*)
Esta erva também é utilizada na medicina Chinesa.
Partes utilizadas: partes leves.
Propriedades: cura, tônico amargo, regulador do sangue.
Indicações: para parar o sangramento.

Alho (*Allium sativum*)
Partes utilizadas: dentes.
Propriedades: antibactericida, melhora a digestão.
Indicações: para resfriados, tosse, ajuda na digestão, reduz a pressão alta.

Artemísia (*Artemisia vulgaris*)
Partes utilizadas: partes leves.
Propriedades: pode acelerar o processo de nascimento,

quando queimada pode aliviar dores reumáticas.
Indicações: regular a menstruação e o parto.
CUIDADO: **apenas utilizar externamente durante a gravidez** — pode ser queimada e aplicada à pele para o uso em tratamentos de acupuntura.

Aveia (*Avena sativa*)
Partes utilizadas: planta inteira e semente.
Propriedades: alto valor nutricional, tônico para os nervos.
Indicações: depressão e insônia.

Bálsamo de Limão (*Melissa Officinalis*)
Partes utilizadas: folhas frescas, colhidas logo antes da floração.
Propriedades: digestivo, antidepressivo, antibactericida, alivia dores menstruais.
Indicações: gripes e resfriados, depressão, dores de cabeça, indigestão.

Barbasco (*Verbascum thapsus*)
Partes utilizadas: folhas e flores.
Propriedades: expectorante, sedativo, diurético.
Indicações: desordens respiratórias.

Bardana (*Arctium lappa*)
Partes utilizadas: raiz seca ou fresca, folhas, sementes.
Propriedades: diurético, induz transpiração, laxativo, antimicrobiano, tônico amargo, encoraja a secreção de bile.
Indicações: artrite, congestão no fígado, constipação.
CUIDADO: **Usar apenas com o consentimento de seu médico.**

Bistorta (*Polygonum bistorta*)
Partes utilizadas: folhas frescas, rizoma seco.
Propriedades: adstringente, nutriente.
Indicações: diarréia, hemorróidas, cortes e inflamações.
CUIDADO: **Usar apenas externamente durante a gravidez.**

Boraginácea (*Borago officinalis*)
Partes utilizadas: folhas, flores e sementes.
Propriedades: ácido gama-linoleico nas sementes, útil na luta contra estados melancólicos, efeito fortificante nas adrenais, pode vir a aumentar o suprimento de leite em mães que estão amamentando, induz à transpiração e bom remédio para a tosse.
Indicações: tosse, depressão.

Cará (*Dioscorea villosa*)
Partes utilizadas: raiz e rizoma.
Propriedades: alivia dor, antiespasmódico, protege contra o aborto, promove fluxo de bile no fígado.
Indicações: artrite reumática, cólica, aborto iminente, dores.

Cardo-santo (*Carduus benedictus*)
Partes utilizadas: raiz, partes leves e sementes.
Propriedades: tônico amargo, estimulante do fígado, diurético, induz à transpiração, aumenta a quantidade de leite nos seios.
Indicações: má digestão, baixo nível de fluxo de leite.

Carvalho (*Quercus robur*)
Partes utilizadas: casca.
Propriedades: adstringente, alivia a diarréia, como compressa para queimaduras e cortes.
Indicações: garganta inflamada, hemorróidas, veias varicosas.
CUIDADO: **apenas utilizar externamente durante a gravidez ou como gargarejo, sem engolir.**

Coifa (*Scutellaria laterifolia*)
Partes utilizadas: partes leves.
Propriedades: tônico para o sistema nervoso, sedativo.
Indicações: ansiedade, depressão, insônia, dores de cabeça nervosas.

Collinsonia do Canadá (*Collinsonia canadensis*)
Partes utilizadas: raiz e rizoma.
Propriedades: diurético, fortalece a estrutura e a função das veias.
Indicações: veias varicosas, hemorróidas, diarréia.
CUIDADO: **apenas utilizar externamente durante a gravidez.**

Confrei (*Symphytum officinale*)
Partes utilizadas: raiz ou folha seca ou fresca.
Propriedades: pode vir a influenciar os hormônios sexuais, propriedades curativas no tecido e ossos, compressa para veias varicosas.
Indicações: fraturas, hematomas, desordens respiratórias ou digestivas, pode influenciar a fertilidade.
CUIDADO: **Utilizar apenas externamente quando grávida ou amamentando.**

Espinheiro-alvar (*Crategus oxyacantha*)
Partes utilizadas: flores, folhas, baga.
Propriedades: habilidade para regular a pressão sanguínea e irregularidades no coração.
Indicações: pressão alta ou baixa, problemas do coração ou circulatórios.

Eucalipto (*Eucalyptus globulus*)
Parte utilizada: óleo das folhas.
Propriedades: anti-séptico forte.
Indicações: gripe e tosse.
CUIDADO: **Utilizar apenas externamente** — o óleo pode ser usado para inalação.

Heléboro-amarelo (*Chamaelirium luteum*)
Partes utilizadas: rizoma e raiz.
Propriedades: tônico ovariano e uterino, impede o aborto e enjôo matinal, encoraja a fertilidade feminina e trata da impotência masculina.
Indicações: como tônico do sistema reprodutor.

Hiperico (*Hypericum perforatum*)
Partes utilizadas: partes leves.
Propriedades: cura, antibactericida, diurético, expectorante, calmante.
Indicações: para cortes e queimaduras, nevralgia, depressão.
CUIDADO: **Esta erva pode causar sensibilidade à luz solar.**

Hortelã (*Mentha piperita*)
Partes utilizadas: ervas em floração.
Propriedades: antiespasmódico, antibactericida, refrescante e anestésico, aumenta a concentração.
Indicações: indigestão, gripe; externamente como óleo de massagem.

Humulus (*Humulus lupulus*)
Partes utilizadas: estróbilos fêmea secos.
Propriedades: sedativo, relaxante, efeito de tônico amargo.
Indicações: insônia, tensão nervosa, espasmo gastrointestinal.

Macela (*Matricaria chamomilla*)
Partes utilizadas: flores secas.
Propriedades: alívio de dores, encoraja a cicatrização, anti-inflamatório, antiespasmódico, sedativo, relaxante muscular, pode tratar mamilos inchados ou rachados.
Indicações: insônia, ansiedade, problemas digestivos de origem nervosa.

Mitchella repens
Partes utilizadas: folhas.
Propriedades: tônico uterino, acalma o sistema nervoso, melhora a digestão.
Indicações: facilitar e acelerar o nascimento.

Musgo da Islândia (*Cetraria islandica*)
Partes utilizadas: líquen seco inteiro.

Propriedades: propriedades antibióticas, alto valor nutritivo.
Indicações: desordens respiratórias.

Musgo Irlandês (*Chondrus crispus*)
Partes utilizadas: frondes secas.
Propriedades: alto valor nutritivo, emoliente.
Indicações: desordens respiratórias, nutrição deficitária.

Noz-das-feitiçeiras (*Hamamelis virginiana*)
Partes utilizadas: folhas e casca; como água de noz-das-feitiçeiras destilada.
Propriedades: decocção para parar o sangramento.
Indicações: hematomas, sangramento, hemorróidas, veias varicosas.
CUIDADO: **Nunca ingira a preparação comercial comprada em uma farmácia.**

Sabal serrulata (*Serenoa serrulata*)
Partes utilizadas: bagos.
Propriedades: alto valor nutritivo, estimulante do apetite, eficaz para infertilidade e baixo nível de produção de leite em mulheres, tônico para membranas mucosas.
Indicações: desordens no sistema reprodutivo, gripe, catarro, doença urinária.
CUIDADO: **Não é adequado para o uso durante a gravidez**; pode ser usado no período de amamentação.

Valeriana (*Valeriana officinalis*)
Parte utilizada: raiz.
Propriedades: sedativo, acalma os nervos.
Indicação: tensão nervosa, insônia, dores de cabeça.

Viburno (*Viburnum opulus*)
Partes utilizadas: casca do caule.
Propriedades: relaxante dos nervos e músculos.
Indicações: dores.

Violeta (*Viola odorata*)
Partes utilizadas: folhas e flores.
Propriedades: expectorante, refrescante, anti-inflamatório.
Indicações: desordens respiratórias, inchaços, cataplasma para mamilos rachados.

Apesar de as ervas serem "naturais", elas não são todas benéficas para a mulher grávida. Qualquer erva que possa vir a prejudicar o desenvolvimento fetal ou iniciar contrações uterinas ou ainda ameaçar expelir o conteúdo do útero está contra-indicada durante a gravidez. Estimulantes e relaxantes do útero, que podem ser exatamente o que você precisa para aliviar a TPM ou dores quando não estiver grávida, podem ser excepcionalmente perigosos quando você estiver grávida. Outras ervas podem ser utilizadas com cuidado apenas, e após consulta ao seu médico.

LISTA DAS CONTRA-INDICAÇÕES:
Não utilizar durante a gravidez

acorus
alcaçuz
arnica
arruda
asclepias
bérbere
cânfora
capsella
catinga-de-mulata
celidônia
cereja selvagem
chrysantemum
flor de maracujá
ginseng
lavanda
levisticum
linum
lithospermum

mahonia
ma-huang
milefólio
papoula do ópio
pimentão
sanguinária
trillium
tuia
verbena
visco
zimbro

NUNCA FAÇA USO DAS SEGUINTES ERVAS LAXATIVAS OU ERVAS QUE CONTÉM ALCALÓIDES DURANTE A GRAVIDEZ:

aloé (babosa)
cáscara
ruibarbo
sene
sínfito
tussilago

USAR EM PEQUENAS QUANTIDADES EM SALADAS OU PARA TEMPERO. ESTAS SERIAM PERIGOSAS MEDICINALMENTE EM GRANDES QUANTIDADES:

açafrão
erva-doce
noz-moscada
salsa
sálvia
tomilho

LISTA PARA SER UTILIZADA COM CUIDADO: Usar apenas com a aprovação do médico

angélica
artemísia
bálsamo do limão
bardana
calêndula
camomila germânica
cenoura
gatária
gotu kola
leonorus
oxalis
trigonella
uva-ursi

UTILIZAR EM PEQUENAS QUANTIDADES EM SALADAS OU PARA TEMPERO, MAS APENAS COM EXTREMO CUIDADO EM MAIORES QUANTIDADES:

agrião
alecrim
gengibre
orégano
pimenta
trigonella

Podem existir outras ervas, não mencionadas aqui, que sejam contra-indicadas durante a gravidez. Sempre consulte o seu médico antes de tomar qualquer erva ou preparação nova.

ÓLEOS ESSENCIAIS DA AROMATERAPIA

Já que temos consciência de que as plantas são fonte de cura e de energia, faz sentido o fato de que suas essências — os óleos aromáticos extraídos — tenham também propriedades de valor para nossos corpos e mentes. O aroma dos óleos essenciais, usado no banho, em um humidificador ou vaporizador, é detectado pelos pequenos fios de cabelo que alinham as narinas, e isso produz impulsos que viajam pelo sistema nervoso até o cérebro. Ao mesmo tempo, os pulmões internalizam as moléculas da essência da planta, misturadas ao oxigênio.

A parte do cérebro que controla o sentido do olfato está localizada perto do sistema límbico, que aloja as glândulas que iniciam respostas endócrinas e imunológicas por todo o corpo. O sistema límbico também controla nossas emoções, o que significa que a aromaterapia pode ajudar a acalmar o espírito enquanto cura o corpo.

Outro método de internalização do óleo é através da pele. Quando utilizados como compressas ou em um banho ou parte de uma massagem, os óleos são absorvidos pela pele, que age como membrana semi-impermeável para dentro da corrente sangüínea.

Óleos essenciais são estruturas químicas constituídas de muitas substâncias ativas — um óleo pode conter várias atividades diferentes de cura. Eles podem conter propriedades antibióticas ou anti-inflamatórias, o que significa que, através de sua inalação ou esfregação na pele, você será capaz de curar vários sintomas relacionados ao estresse.

Assim como com as ervas, certos óleos essenciais concentrados podem estar contra-indicados durante a gravidez, mas a maioria dos óleos diluídos não possui efeitos colaterais e pode trabalhar como elemento estimulante e calmante para o corpo e para a mente. Esses óleos não devem nunca ser usados internamente, mas sim topicamente, na pele apenas, não nas membranas mucosas (isto é, boca, nariz, olhos ou vagina). Podem ser benéficos para muitas condições relacionadas à gravidez.

A aromaterapia é uma ferramenta poderosa, não devendo, portanto, ser utilizada nas primeiras quatorze semanas de gravidez, quando do o feto está muito vulnerável. Após o nascimento do bebê, não use o óleo para massagear seu filho, e tenha certeza de que limpou todo o óleo de seu corpo antes de amamentar. As substâncias são muito fortes para um recém-nascido e podem facilmente ser transferidas de seus dedos para os olhos e a boca.

Como Preparar e Utilizar Óleos Aromáticos

Óleos essenciais são muito fortes para serem usados sozinhos, devendo ser misturados a um óleo "transportador" inodoro para que a pele não seja irritada. (Isto não é necessário se você estiver simplesmente utilizando algumas gotas para o banho.) Óleos transportadores não têm cor nem cheiro, e a pele absorve-os com facilidade. Você pode escolher de uma variedade de óleos vegetais (não óleos minerais) para a mistura de sua essência, mas os melhores resultados virão a partir do uso do que se segue. Misture duas ou três gotas por 30 ml de um dos seguintes óleos transportadores:

- óleo de amêndoa doce, que contém vitamina E, além de possuir qualidade preservativa para que você possa misturar suas essências sem medo de que fiquem rançosas com o passar do tempo.
- óleo de semente de uva, mais leve do que o óleo de amêndoa.
- óleo de abacate, melhor para pele ressecada, devido à sua riqueza.
- óleo de jojoba, útil como umectante facial ou para cabelos secos.
- óleo de gergelim, tradicionalmente utilizado em tratamentos médicos *Ayurvédicos* (da Índia Oriental).

Após ter misturado sua essência, use-a para massagem ou apenas para uma pincelagem em sua testa ou atrás das orelhas. Dependendo da condição que estiver tratando, você pode misturar uma a três gotas na água e usá-las em uma compressa ou como purificador de determinada área. Você também pode pôr algumas gotas em um vaporizador, deixando-o funcionar durante a noite para garantir um sono tranqüilo. A primeira lista de óleos é segura após a décima-quarta semana de gravidez; a segunda lista apenas no último trimestre; os óleos contra-indicados, e usados apenas com consentimento médico, são listados por último.

Óleos Essenciais para a Gravidez e Parto

USO SEGURO APÓS A DÉCIMA QUARTA SEMANA DE GRAVIDEZ

Bergamota (*Citrus bergamia*)
Derivação: da casca de uma fruta, similar a uma laranja.
Aroma: cítrico
Indicações: nas infecções do trato urinário e para o alívio de ardência ou sensibilidade na área vaginal.
Propriedades emocionais: levanta o humor, bom para ansiedade e depressão.

Cipreste (*Cupressus sempervirens*)
Derivação: cones e galhos do cipreste.
Aroma: herbáceo verde.
Indicações: tônico adstringente e circulatório; trata das veias varicosas e hemorróidas; também alivia a transpiração nos pés.

Gerânio (*Pelargonium graveolens*)
Derivação: das folhas e flores do gerânio.
Aroma: doce, floral de rosa.
Indicações: má circulação, retenção de água, inchaço dos seios, estresse e ansiedade, repõe o equilíbrio hormonal.
Propriedades emocionais: calmante.

Laranja (*Citrus sirensis*)
Derivação: da casca da laranja.
Aroma: cítrico, tropical.
Indicações: tônico digestivo, regulariza o estômago.
Propriedades emocionais: energizante.
CUIDADO: **fototóxico; não use sob o Sol.**

Lavanda (*Lavandula angustifolia*)
Derivação: destilada da flor.
Aroma: flor de lavanda.
Indicações: encoraja a cura de tecidos, analgésico,

estimula o desenvolvimento de tecido cicatrizante, alivia dores de cabeça, restabelece a normalidade no estômago, estimulante do sistema imunológico, ajuda a proteger o corpo de infecções, trata a constipação; reduz a pressão alta.
Propriedades emocionais: calmante.

Limão (*Citrus limonum*)
Derivação: da casca da fruta da árvore de limão.
Aroma: cítrico, claro e fresco.
Indicações: tônico para o sangue, reduz a congestão de tecido, estimulante do sistema imunológico, além de aumentar a resistência a infecções.
CUIDADO: **fototóxico, não use ao Sol.**

Mandarim (*Citrus madurensis*)
Derivação: da casca da árvore.
Aroma: doce, floral refrescante.
Indicações: acalma o sistema nervoso e o trato digestivo.
Propriedades emocionais: calmante, promove o otimismo, óleo delicado.

Néroli (*Citrus aurantium*)
Derivação: destilado das flores.
Aroma: floral delicado.
Indicações: sedativo, alivia o estresse e depressão, alimenta a pele e cura estrias.
Propriedades emocionais: calmante.

Olíbano (*Boswellia thurifera*)
Derivação: da resina da casca de árvore encontrada na Arábia e África Oriental.
Aroma: pungente.
Indicações: tônico para a pele, purifica os pulmões.
Propriedades emocionais: ajuda a concentração, bom para o estresse.

Patchouli (*Pogostemon patchouli*)
Derivação: destilado das folhas da planta de *patchouli*.

Aroma: terreno.
Indicações: trata da pele inflamada, impede a infecção, ansiedade.
Propriedades emocionais: calmante.

Sândalo (*Santalum album*)
Derivação: do coração da árvore indiana.
Aroma: doce, exótico.
Indicações: poderoso anti-séptico, trata das infecções do trato urinário.
Propriedades emocionais: relaxante, apoio.

Tea tree (*Melaleuca alternifolia*)
Derivação: destilada das folhas da árvore australiana.
Aroma: exótico.
Indicações: antibactericida, fungicida, antivirial; ajuda na cura de tecido danificado, ajuda a prevenir infecções.
Propriedades emocionais: apoio.

Ylang-ylang (*Cananga odorata*)
Derivação: destilada das flores frescas da árvore asiática.
Aroma: doce, floral temperado.
Indicações: pressão alta, antidepressivo para estresse e ansiedade.
Propriedades emocionais: promove o otimismo.

SEGURO APENAS NO TERCEIRO TRIMESTRE

Alecrim (*Rosmarinus officinalis*)
Derivação: destilado da planta inteira.
Aroma: forte herbáceo.
Indicações: encoraja a circulação necessária para a produção de leite nos seios, condicionador para cabelos escuros, alivia a fadiga.
CUIDADO: **CONTRA-INDICADO SE VOCÊ TIVER PRESSÃO ALTA.**

Camomila, Romana (*Anthemis nobilis*)
Derivação: destilada das flores européias.

Aroma: floral.
Indicações: alivia espasmo muscular, dores nas costas, infecções do trato urinário.
Propriedades emocionais: calmante.

Hortelã (*Mentha piperita*)
Derivação: destilada da planta inteira.
Aroma: menta.
Indicações: problemas digestivos, náusea, dores de cabeça, alívio de inchaço nos seios por meio da redução da circulação na área, descansa os pés.
Propriedades emocionais: estimulante, revigorante.
CUIDADO: **Concentrado pode vir a irritar a pele.**

Jasmim (*Jasminum grandiflorum*)
Derivação: flores da planta de jasmim.
Aroma: doce floral.
Indicações: restabelece o equilíbrio hormonal após o parto.
Propriedades emocionais: calmante, relaxante, promove a atitude otimista.

Rosa (*Rosa damascena*)
Derivação das pétalas da flor.
Aroma: floral.
Indicações: ajuda a regular o equilíbrio hormonal após o parto, reduz estados nervosos.
Propriedades emocionais: calmante.

Sálvia (*Salvia sclarea*)
Derivação: destilada da planta.
Aroma: como uma noz.
Indicações: tônico uterino, induz o trabalho de parto ou contrações; também sedativo para o estresse.
CUIDADO: **NUNCA BEBA ÁLCOOL ENQUANTO ESTIVER UTILIZANDO ESTE ÓLEO.**

LISTA DOS CONTRA-INDICADOS:
Os seguintes óleos não devem ser utilizados durante a gravidez

alfavaca
armoise
arnica
artemísia
canela
cânfora
catinga-de-mulata
cedro
cominho
cravo-da-índia
erva-doce
estragão
gualtéria
hedeoma
hissopo
manjerona
mirra
noz-moscada
orégano
sálvia
saturéia
semente de anis
tomilho
tuia

LISTA DOS CUIDADOS:
Usar apenas com consentimento médico

alecrim
camomila
menta
rosa
sálvia

REMÉDIOS HOMEOPÁTICOS

A medicina homeopática permite que o corpo reagrupe suas defesas imunológicas e inicie o processo de cura sozinho. O princípio envolvido é a "lei dos similares", ou seja, uma pequena dose de algo que prejudica o corpo pode agir como gatilho para ajudar a curá-lo.

Remédios homeopáticos não têm o propósito antibactericida ou antivirial. Em vez disso, trabalham no corpo como um todo e fortalecem a habilidade para resistir a doenças e infecções. São extremamente úteis durante a gravidez porque não parecem ter efeitos colaterais, e os mesmos remédios, que são derivados de fontes minerais, vegetais ou animais, podem freqüentemente ser usados para problemas diferentes. É especialmente importante manter os remédios homeopáticos em mente, se um remédio herbáceo em particular estiver contra-indicado durante a gravidez. Os remédios homeopáticos funcionam estimulando o nível de energia do corpo, além de reforçar a força curativa inerente ao corpo. (As ervas, que podem quase sempre ser usadas em combinação com a homeopatia, funcionam por meio da afinação com a bioquímica do corpo.)

Cada remédio é associado a certos sintomas. Isto foi documentado por "provadores", indivíduos que, em verdade, aplicaram os vários remédios em si mesmos até que descobrissem aqueles que funcionavam. O médico homeopata procura associar a gama de sintomas listada em guias homeopáticos àqueles do paciente. Isto quer dizer que, para diagnosticar corretamente e conseguir o remédio certo, é importante não apenas observar o sintoma em si (tal como náuseas), mas sim o que piora as náuseas, como o odor da comida, ou melhora, como uma bebida gelada. Quando ocorre o sintoma, você pode escolher o remédio certo com mais facilidade, compreendendo os fatores que o afetam.

Parte importante da filosofia homeopática é o tipo de personalidade do paciente, que ajuda a determinar o remédio. Isto significa que existem componentes mentais e emocionais nos remédios. Uma pessoa irritável ou excitável provavelmente tomará um remédio diferente de uma pessoa mais calma, mesmo se tiverem o mesmo sintoma básico, tal como garganta inflamada ou náuseas.

A quantidade de droga em uma dosagem típica de remédio homeopático pode ser diluída por um fator de até 100.000. A quantidade quase inexistente de substância ativa é diluída em um processo chamado "sucussão". Apesar de em uma potência de 30C não haver nenhuma quantidade de substância ativa, o que resta é a vibração energética do remédio, e isso pode vir a ressonar com a energia do paciente, estimulando sua própria força curativa.

A potência de cada remédio é designada por um X (10) ou um C (100), e é indicada por múltiplos de 10. Isto significa que um remédio 1X é composto de uma parte ativa para 10 partes inertes; 3X é 1/1.000, e assim por diante. O importante é notar que os remédios homeopáticos são doses mínimas de substâncias particulares, e é esta a razão pela qual as doses típicas são tão fracas. Quanto menos substância ativa presente, no entanto, maior será a quantidade de vibração energética, aumentando a potência do remédio.

Você pode começar tratando-se com remédios disponíveis em líquido ou cápsulas em lojas de alimentos naturais ou por meio de catálogos pelos correios, mas se o problema persistir, você deverá consultar um médico homeopata para afinar suas necessidades medicamentosas.

A maioria dos médicos homeopatas são treinados em mais de um ramo da prática de saúde. Um médico homeopata pode ser licenciado em quiroprática, acupuntura, alopatia ou enfermagem. Os antecedentes diversificados do terapeuta possibilitam várias alternativas no decorrer do tratamento.

Escolhendo Remédios Homeopáticos

A maioria das lojas de produtos naturais, agora, possui uma linha extensa de remédios homeopáticos. Para que você possa escolher um remédio apropriado para a sua condição, revise a listagem geral abaixo e escolha o remédio que corresponde, com mais precisão, a seus sintomas e sentimentos.

Tome duas doses de potência de 6C ou 30C que corresponde a seu sintoma dentro do período correto de tempo (a cada 10 minutos por até uma hora), seguindo as instruções do frasco. Se você não encontrar alívio para seus sintomas, esse não é o medicamento apropriado para sua condição. Examine-se cuidadosamente, consulte novamente a lista, e selecione um remédio diferente. Se, ainda assim, não obtiver alívio, consulte um médico homeopata para orientação adicional.

Pare de tomar o remédio se você se sentir muito melhor ou pior. Evite a ingestão de qualquer outra coisa — alimentos, líquidos ou medicamentos — por 15 minutos antes e depois de tomar qualquer remédio.

Remédios Homeopáticos Usados Freqüentemente na Gravidez e Parto.

Acônito
Sintomas gerais: inquietação física e mental, medo e ansiedade.
O problema melhora com ar puro.
O problema piora à noite em ambiente abafado.

Apis (mel de abelha)
Sintomas gerais: inchaço, falta de sede, sensação de constrangimento, lágrimas iminentes.
O problema melhora com ar puro, banho frio.
O problema piora com toque, sono, calor, fim de tarde.

Arnica
Sintomas gerais: inchaço, sentimento debilitante, não querer ser tocada, machucada, ferimentos traumáticos.
O problema melhora ao deitar-se, mantendo a cabeça mais baixa que os pés.
O problema piora com frio úmido, movimento, toque.

Arsenicum
Sintomas gerais: irritação, sede freqüente de pequenas quantidades de líquido, deseja ar mas é sensível ao frio, dores queimantes, inquietação, exaustão, medo, preocupação.
O problema melhora com calor, cabeça elevada, bebidas quentes.
O problema piora após a meia-noite, perto do mar, em clima frio e molhado, com bebidas geladas.

Belladona
Sintomas gerais: inquietação, falta de sede, delírio com febre, dor palpitante, rosto corado.
O problema melhora com postura semi-ereta.
O problema piora com a tarde e após a meia-noite, com barulho, deitando-se, toque.

Bryonia (nabo-do-diabo)
Sintomas gerais: muita irritação, membranas mucosas secas, constipação, sede.
O problema melhora deitando-se no lado dolorido, descanso, pressão, frio.
O problema piora com movimento, toque, calor, alimentação.

Calcarea carbonica (carbonato de cálcio)
Sintomas gerais: esquecimento, apreensão, muita sensibilidade ao frio.
O problema melhora com clima seco.
O problema piora com o frio, esforço mental e físico, ficando de pé.

Calcarea phosphorica (fosfato de cálcio)
Sintomas gerais: impaciência, esquecimento.
O problema melhora com clima quente e seco.
O problema piora com frio ou humidade, na neve, com movimento.

Carbo vegetalis (carvão vegetal)
Sintomas gerais: desejo por vento, transpiração fria.
O problema melhora com ventilação, frio, eructação.
O problema piora à noite, se estiver úmido, ao ar livre, frio.

Caulophyllum (ginsão azul)
Sintomas gerais: dor errática e rigidez nos dedos das mãos e dos pés, dores espasmódicas e severas, exaustão, irritabilidade.
O problema melhora após o primeiro dia de menstruação.

O problema piora durante a gravidez, ao ar livre,
à noite ou com menstruação atrasada.

Cimicifuga racemosa (cimicífuga)
Sintomas gerais: sonhos de males iminentes,
agitação, dores.
O problema melhora com calor e alimentação.
O problema piora com a manhã, com o frio.

Coffea cruda (café cru)
Sintomas gerais: intolerância a dor, agitação nervosa,
vagina e vulva hipersensíveis.
O problema melhora com calor, deitando-se.
O problema piora ao ar livre, frio, noite, odores
fortes, barulho.

Eupatorium perfoliatum (cura-ossos)
Sintomas gerais: dores, dores ósseas profundas, febre,
calafrios com muita sede.
O problema melhora estando em interiores,
apoiando-se nas mãos e joelhos.
O problema piora ao ar livre, frio, quando deitada
de costas.

Ferrum phosphoricum (sulfato de ferro e fosfato de sódio)
Sintomas gerais: paciente está nervosa e sensível, cora
com facilidade, prefere ser deixada sozinha.
O problema melhora com aplicações frias.
O problema piora à noite e de madrugada, com toque
ou movimento.

Gelsemium sempervirens (jasmim amarelo)
Sintomas gerais: tonteira, sonolência, apatia,
tremores, fraqueza.
O problema melhora com urinação profusa, ar livre,
estimulantes.
O problema piora com clima úmido, más notícias,
quando estiver pensando nos sintomas.

Ignatia amara (fava-de-santo-Inácio)
Sintomas gerais: maus efeitos da preocupação ou pesar; personalidade sensível e excitável, sintomas contraditórios.
O problema melhora com mudança de posição, enquanto estiver alimentando.
O problema piora pela manhã, ao ar livre, após a alimentação ou quando consumir café.

Kali carbonicum (carbonato de potássio)
Sintomas gerais: fraqueza, dores nas costas, sensibilidade à mudanças de clima, irritação, aversão a estar só, hipersensibilidade a dor, dores agudas.
O problema melhora com a luz do dia, movimentos.
O problema piora às 3 horas da manhã, em clima frio, quando estiver deitada no lado dolorido.

Lycopodium clavatum (licopódio)
Sintomas gerais: indigestão, constipação ou diarréia, gases, depressão, irritabilidade, dores no lado direito, medo de estar só.
O problema melhora com movimentos, frio, estar descoberta, bebidas quentes.
O problema piora das 4 às 8 da noite, em ambiente quente, no lado direito.

Nux vomica (noz-vômica)
Sintomas gerais: sensibilidade extrema a luz, barulhos, odores, irritação, acha defeitos em tudo, temperamento fogoso.
O problema melhora com o cair da noite, cochilos, descanso.
O problema piora pela manhã, após as refeições, em clima frio e seco, com excessos mentais.

Phosphorus (Fósforo)
Sintomas gerais: medo, ansiedade, sensível a ambientes com luz, barulho, odores, trovões, sede de água gelada, sintomas aparecendo abruptamente.

O problema melhora com sono, frio, comida fria,
ao ar livre.
O problema piora ao cair da noite, com o toque, alimentos ou bebidas quentes, quando estiver deitada no lado dolorido ou esquerdo, excessos físicos e mentais.

Phytolacca decandra (erva-dos-cachos)
Sintomas gerais: inquietação, dores, músculos inchados, nódulos linfáticos inchados.
O problema melhora em clima quente e seco.
O problema piora em clima chuvoso, frio ou úmido, com movimento.

Sepia (tinta de siba)
Sintomas gerais: tristeza, calafrios, ansiedade, depressão, indiferente aos entes amados ou ao trabalho.
O problema melhora com exercício, cama quente, após o sono.
O problema piora nas manhãs e ao cair da noite, com ar frio ou umidade.

LISTA DE CUIDADOS:
Utilizar apenas no terceiro trimestre

Natrum muriaticum (cloreto de sódio ou sal de cozinha)
Sintomas gerais: fraqueza e cansaço, membranas mucosas secas, frio, depressão, quer estar só para chorar.
O problema melhora ao ar livre, banhos frios, deixando de comer refeições regulares, pressão nas costas.
O problema piora com o calor, no meio da manhã, perto do mar, deitando-se ou falando, com consolação.
CUIDADO: **Pode vir a estimular contrações uterinas.**

Pulsatilla (anêmona-dos-prados)
FREQÜENTEMENTE BOA PARA MUITAS RECLAMAÇÕES VARIADAS DURANTE A GRAVIDEZ.

Sintomas gerais: emocional, chorosa, gosta de atenção, sem sede, precisa de ar livre, mutável.
O problema melhora ao ar livre, alimentos e bebidas frios.
O problema piora com o calor, alimentos ricos em gordura, ao cair da noite.
CUIDADO: **Pode vir a estimular contrações uterinas.**

ACUPRESSÃO

Acupressão (algumas vezes conhecida como *shiatsu*, que é seu equivalente em japonês) é um tipo de terapia onde a pressão é aplicada sobre certos pontos específicos no corpo com os polegares, dedos, cotovelos e pés. É freqüentemente de ajuda no alívio de vários problemas — durante a gravidez, é uma forma excelente de autotratamento, já que você pode trabalhar em seus pontos de pressão sempre que for necessário o alívio. (A acupuntura, que requer entrada invasiva nos caminhos do corpo com agulhas de aço inoxidável, é segura apenas quando praticada por um profissional licenciado.)

O princípio de ambas as terapias é acessar energia, estimulando os acupontos por meio dos meridianos (ou caminhos de energia) do corpo. O efeito curativo dessa pressão pode aliviar o estresse, reduzir a tensão, aumentar a circulação e permitir que o corpo relaxe, para que a energia possa fluir com mais liberdade. De acordo com a filosofia da acupressão, se você estiver exibindo determinado sintoma, isso é basicamente uma expressão do estado do corpo como um todo. Uma dor de cabeça devido à tensão pode indicar que você está retendo tensão em seu pescoço e ombros — um problema comum durante a gravidez, já que seu volume e peso aumentados dificultam o movimento da coluna inferior.

Dos aproximadamente 500 pontos comuns de acupressão identificados a mais de 5.000 anos pelos chineses, existem muitos que não devem ser utilizados durante a gravidez porque o trabalho neles pode vir a estimular o útero ou causar aborto, ou ainda trabalho de parto prematuro. Se seu parceiro estiver fazendo uso da acupressão como parte de uma massagem, ou se você mesma estiver utilizando esses pontos, certifique-se de averiguar nas tabelas abaixo primeiro para ver quais devem ou não devem ser manipulados.

Pressionando os pontos específicos destes caminhos da pele, podemos transmitir impulsos bioenergéticos por todo um meridiano. Quando a tensão acumula em um ponto, ácido láctico também se acumula nas fibras musculares. Ao pressionar os vários pontos, você estará fazendo com que o músculo ceda à pressão dos dedos, permitindo, conseqüentemente, seu alongamento e relaxamento. O sangue corre com mais liberdade, e as toxinas são liberadas. Além disso, quando esses pontos são estimulados, o cérebro libera endorfinas, os opiáceos naturais do corpo que ajudam a bloquear a dor.
A seguir, estão dois diagramas mostrando os vários pontos do corpo. Você precisará fazer referência a esse diagrama na medida em que ler o livro, para ver quais pontos de pressão aliviam sua condição. Eles são denominados em termos do meridiano em que estão. Além dos dez meridianos que são nomeados órgãos do corpo, existem quatro meridianos adicionais:

- Triplo Aquecedor, TA, que é o caminho que liga pulmões, baço, rins, intestino delgado e bexiga.
- Circulação-Sexo, CS, o escudo externo protetor do coração.
- Vaso Governador, VG, que sobe a coluna a partir do cóccix, passando pelo cérebro e vindo por cima para a cabeça, terminando no lábio superior.
- Vaso-Concepção, VC, que se inicia no centro do osso púbico, passando pela linha de simetria do corpo até o lábio inferior.

ABREVIAÇÕES-PADRÃO DOS MERIDIANOS

P ...... Pulmão
IG ...... Intestino Grosso
BP ..... Baço-Pâncreas
TA ..... Tríplice Aquecedor
E ...... Estômago
ID ...... Intestino Delgado
C ...... Coração
VC ..... Vaso-Concepção
R ...... Rim
CS ..... Circulação-Sexo
B ...... Bexiga
VB ..... Vesícula Biliar

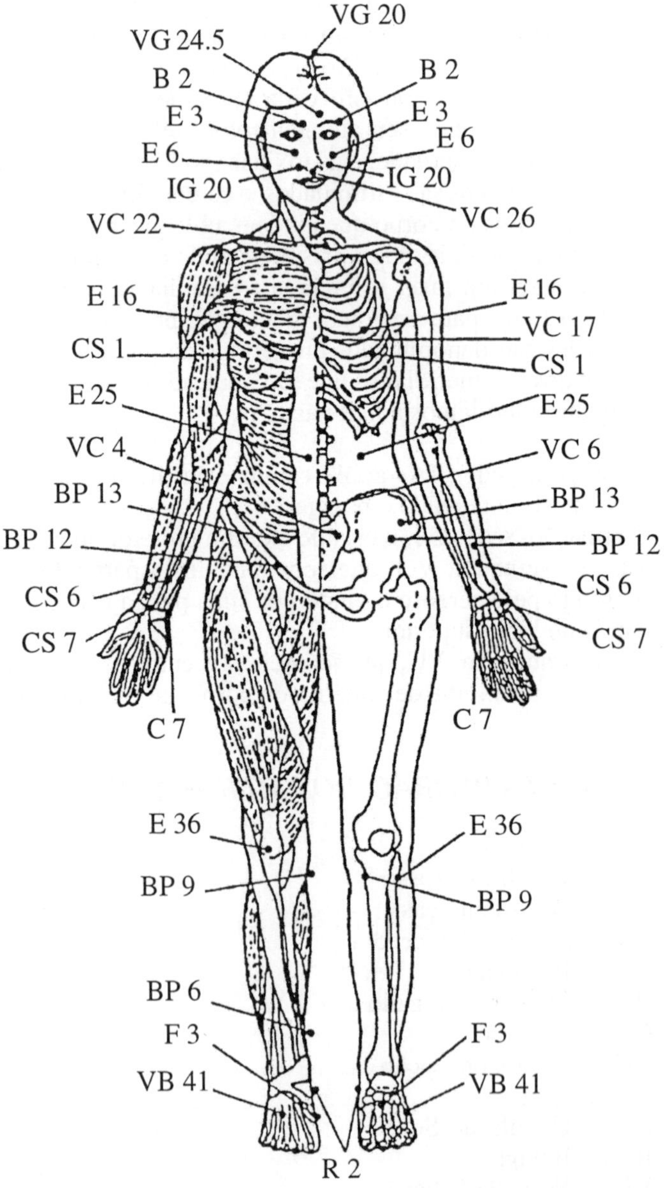
VG 20
VG 24.5
B 2
B 2
E 3
E 3
E 6
E 6
IG 20
IG 20
VC 26
VC 22
E 16
E 16
VC 17
CS 1
CS 1
E 25
E 25
VC 4
VC 6
BP 13
BP 13
BP 12
BP 12
CS 6
CS 6
CS 7
CS 7
C 7
C 7
E 36
E 36
BP 9
BP 9
BP 6
F 3
F 3
VB 41
VB 41
R 2

Saúde Natural para Mulheres Grávidas 59

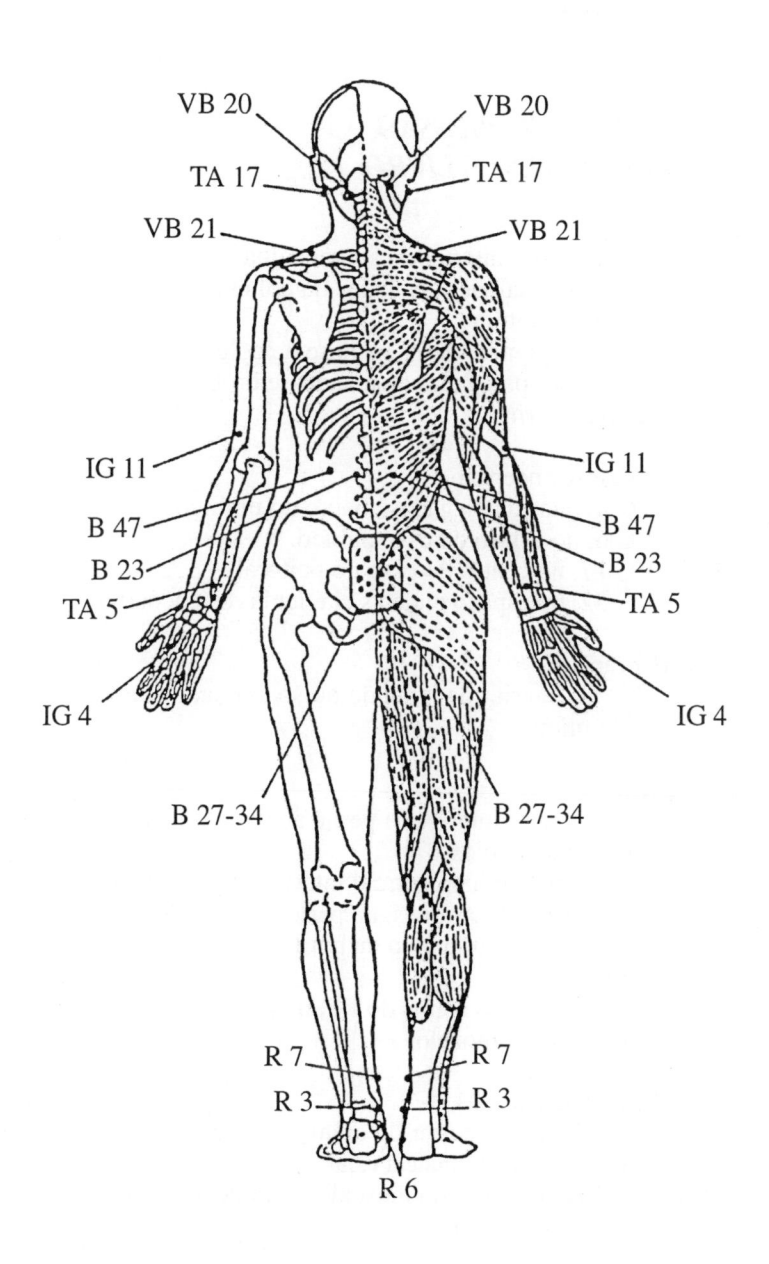

F ......Fígado
VG ..... Vaso Governador

PONTOS DE ACUPRESSÃO
UTILIZADOS NESTE LIVRO

B (Bexiga)
   B 2, na parte interior da sobrancelha
   B 23, em qualquer dos lados da coluna, na altura da cintura
   B 27-34, pontos sacros na base da coluna
   B 47, duas polegadas afastando-se do B23, acima dos rins

VC (Vaso-Concepção)
   VC 4, quatro polegadas abaixo do umbigo
   VC 6, no centro do osso púbico
   VC 17, no centro do osso do peitoral
   VC 22, no espaço onde as clavículas se encontram

C (Coração)
   C 7, no interior da junta do pulso alinhado com o dedo mínimo

R (Rim)
   R 2, na parte interior da perna abaixo do joelho, abaixo da saliência do osso
   R 3, meio caminho entre o interior do osso do tornozelo e do tendão de Aquíles, na parte anterior do tornozelo
   R 6, um polegar abaixo da borda interior do osso do tornozelo
   R 7, dois dedos acima do R3, na parte interior da perna no osso do tornozelo

VB (Vesícula Biliar)
   VB 20, parte anterior do crânio, dois centímetros e meio fora da coluna cervical
   VB 21, no centro do músculo do trapézio, entre o pescoço e o ombro

VB 41, no topo do pé, uma polegada acima do espaço, entre o quarto e quinto dedos

VG (Vaso Governador)
VG 20, na coroa da cabeça entre os ossos do crânio
VG 24-5, entre as sobrancelhas, onde a ponte do nariz encontra-se com a testa
VG 26, entre o nariz e o lábio superior

IG (Intestino Grosso)
IG 4, no topo da mão, no músculo entre o polegar e o indicador
IG 11, na borda da junta do cotovelo
IG 20, ao lado da base de cada narina

F (Fígado)
F 3, atrás e entre as articulações do dedão do pé e segundo dedo

CS (Circulação-Sexo)
CS 1, dois centímetros e meio afastado do mamilo
CS 6, meio da parte interior do antebraço
CS 7, no ponto central do lado inferior do pulso

BP (Baço-Pâncreas)
BP 6, na parte interior da tíbia, quatro dedos acima do osso do tornozelo, no músculo da borda anterior da tíbia
BP 9, na parte interior da perna abaixo do joelho, abaixo da saliência do osso
BP 12-13, no meio da junta pélvica, onde a perna se junta ao tronco

E (Estômago)
E 3, dois centímetros e meio para fora do IG20, entre a narina e o osso do maxilar
E 6, entre o maxilar superior e inferior
E 16, diretamente acima do seio, alinhado ao mamilo
E 25, três dedos para fora do umbigo em qualquer lado

E 36, quatro dedos abaixo da rótula do joelho, um dedo para fora da tíbia

TA (Triplo Aquecedor)
TA 5, dois centímetros e meio para cima a partir do centro do pulso na parte anterior do antebraço
TA 17, na base da orelha

Para praticar a acupressão, aplique pressão firme e contínua durante aproximadamente 2 ou 3 minutos em cada local. Quando os pontos estiverem perto de um osso, você estará pressionando o grupo muscular no espaço que for mais perto daquele osso. A respiração abdominal profunda, enquanto aplica a pressão, ajudará no alívio do estresse. Se você não obtiver alívio na auto-estimulação, consulte um acupunturista que trabalhe com clientes grávidas.

VISUALIZAÇÃO

Certas técnicas de relaxamento, já comprovadas, que envolvem a imaginação de uma cena posicionando você dentro de seu contexto, têm mostrado aliviar o estresse, além de realmente alterarem o que costumava pensar-se como respostas involuntárias fisiológicas.

Foi descoberto que a visualização permite que você focalize e resolva problemas sem a distração adicional de centenas de outros pensamentos. Possibilita a você alcançar objetivos que não acreditava serem possíveis, dando, portanto, controle a você onde pensava não ter nenhum — essa é a razão pela qual a visualização é uma ferramenta tão importante durante a gravidez e o parto.

Se estiver sentindo náuseas durante seu primeiro trimestre, você pode visualizar seu estômago e cabeça embrulhados como um lençol amassado onde você pode passar a ferro e depois dobrar caprichosamente. Se estiver tendo dificuldades, você pode pensar em seu corpo como sendo uma esponja absorvendo o sangue em excesso.

A visualização também é uma verdadeira distração, impedindo que você pense que está criando complicações. Quando puder imaginar-se fora de uma cena desconfortável e dentro de uma situação relaxante, até mesmo as contrações do trabalho de parto não terão tanta potência. Mais do que distraí-la, no entanto, a visualização permite que você se torne mais positiva, criativamente dispersando medo e trabalhando sob uma perspectiva de atitude mais confiante. A visualização permite-lhe que entre em seu próprio interior e reflita sobre quem você é e como chegou a esse lugar. E, finalmente, permite que relaxe enquanto cuida do desconforto ou sintoma que estiver vivenciando.

Quanto mais praticar suas visualizações, mais capaz você será de centralizar seu ser e usar seus poderes mentais para causar mudanças em sua dor ou desconforto.

Enquanto trabalha nas visualizações apresentadas nos capítulos que se seguem, você pode desejar fazer referências a essas dicas úteis:

- Dê a si mesma bastante tempo — pelo menos 20 minutos — para cada visualização.
- Crie um ambiente calmo e quieto para si. É melhor visualizar em um espaço com boa ventilação e luz baixa.
- Leia as visualizações deste livro, e então absorva suas essências para utilizar mentalmente, enquanto se senta calmamente. Faça, alternadamente, seu parceiro ler em voz alta o que está escrito.
- Se estiver estruturando suas próprias visualizações, expresse seus sentimentos como "afirmações." Por exemplo, "Eu terei um parto normal e seguro" em vez de "Eu nunca serei medicada ou nunca terei uma seção cesariana".
- Respire calmamente e vagarosamente durante o exercício, não importando o assunto de sua visualização.
- No final de sua visualização, permita-se voltar vagarosamente ao tempo real. Deixe que seus olhos abram-se por si.

TÉCNICAS PARA A MENTE E PARA O CORPO

As várias e diferentes terapias do corpo e de movimento podem amplificar o seu espectro total de alternativas para a saúde. Todo o trabalho corporal tem por objetivo estimular os sistemas nervoso e linfático, alongar e relaxar os músculos e melhorar a circulação. Para que você possa encontrar as classes de terapeutas das várias técnicas de mente e corpo listadas a seguir, pergunte a seu médico, na sua academia local, seu centro local feminino, ou cheque em sua maternidade ou até mesmo em sua loja local de produtos naturais. Os terapeutas podem estar nas páginas amarelas sob a classificação "Terapia".

Massagem: A massagem utiliza o poder do toque para aliviar a tensão e para estimular certas partes do corpo. Esse tipo delicado de manipulação pode ser útil para relaxar membros rígidos ou aliviar dores e inchaço. É particularmente útil durante a gravidez, quando ansiamos pelo toque e queremos cuidados enquanto nos preparamos para cuidar de outra pessoa. Seu parceiro pode fazer uso dessa técnica terapêutica em você, ou você pode pedir a um amigo ou parente, ou ainda procurar um massagista licenciado para encontros regulares.

Diferentes tipos de massagem possuem diferentes qualidades:

• A massagem sueca consiste em alívio do estresse e tensão através de fricção e de golpes nas diferentes partes do corpo.
• *Shiatsu* (ou acupressão) envolve pressão profunda, aplicada com os dedos, cotovelos ou pés.
• Massagem terapêutica (leve ou profunda) é projetada para fornecer benefícios de cura para órgãos ou tecidos afetados.
• Massagem integrada mistura massagem e avaliação psicológica de uma condição.
• Massagem de tecido profundo é uma aplicação delicada e profunda de pressão e fricção. Sua meta é repadronizar o corpo e dar uma gama maior de postura, movimento e respiração.
• Massagem sensual é um deleite compartilhado por ambos os parceiros e consiste na estimulação erótica de diferentes partes do corpo.

Manipulação: Tratamento quioprata, osteopata ou natural envolve manipulação das estruturas músculo-esqueletais do corpo, principalmente da coluna, para trazê-las em alinhamento satisfatório com o sistema nervoso, o que ajuda a garantir a saúde por todo o corpo.

Ioga: Esse sistema meditativo de posturas foi desenvolvido há mais de mil anos na Índia. Essas posturas alongam, condicionam e melhoram a circulação em todas as partes do corpo, e a respiração utilizada em conjunto promove o relaxamento e o fluxo de energia.

Esse tipo de respiração pode vir a ser extremamente útil durante o trabalho de parto. Classes especiais pré-natais de Ioga estão disponíveis em muitas cidades, além de existirem várias boas fitas de vídeo gravadas especialmente para mulheres grávidas.

Tai chi chuan: Essa meditação de movimento foi desenvolvida há mais de mil anos na China, onde as "formas" ou padrões coreografados são praticados em conjunto com concentração focalizada. Os movimentos do *tai chi chuan* desenvolvem força e flexibilidade no praticante, assim como a habilidade para relaxar enquanto se movimenta, e a respiração move oxigênio e energia por todo o corpo e mente. Existem várias boas fitas para iniciantes que podem ser úteis.

Trabalho respiratório: Não importa se estiver fazendo uso de *Lamaze* ou alguma outra forma de respiração durante o trabalho de parto; é essencial que você aprenda alguma boa forma de respiração relaxante que lhe dará suporte durante o período de gravidez. O tipo de respiração associada às artes marciais, conhecida como *chi kung* (traduzida como "trabalho respiratório"), é benéfico durante os seus nove meses e além. Certos tipos de *chi kung* estimulam o sistema nervoso e outros tipos a acalmam.

Um exercício básico de chi kung envolve a maestria da respiração "contrária" — isto é, você inala contraindo seu abdômen, e exala expandindo-o. (Esse é o inverso da respiração abdominal usada para Ioga e para a maioria das atividades atléticas, e é projetada para imitar a "respiração" do bebê no útero, internalizando nutrientes e oxigênio e expelindo toxinas e resíduos pelo cordão umbilical.)

A respiração pode ser usada em conjunto com a visualização. Enquanto inala o ar, pense em movimentá-lo, de seu centro aos vários órgãos. Se exibir determinado sintoma, uma dor ou ânsia, você pode direcionar energia para ele, movendo o ar para aquela região e concentrando-se na cura. Você também pode mandar a respiração para seu bebê, ou movê-la por meio da coluna para a cabeça e torso em direção a seu centro para equilibrar o corpo, a mente e o espírito.

A Ioga faz uso de diferentes tipos de trabalho respiratório. Um método especialmente benéfico para promover o relaxamento é a *respiração por narinas alternadas*. Posicione o polegar direito em sua narina direita e inspire, expirando pela narina esquerda. Tampe sua narina esquerda com seus dedos indicador e anular, e retire seu polegar. Inspire e expire no lado oposto. Essa técnica não só é centralizante, mas também integra ativamente as funções cerebrais esquerda e direita, fazendo com que você fique calma e alerta.

Técnica Alexander: Um método desenvolvido por um ator no século XIX para facilitar a presença, no palco; para atores esse sistema visa a reeducar o corpo, corrigindo a má postura e alinhamento, devolvendo ao corpo boa função e coordenação. Quando somos capazes de executar bem os movimentos mais simples — por exemplo, sentar em uma cadeira e novamente levantar-se, estaremos melhor preparados para trabalhar com nosso corpo perante às necessidades físicas extremas presentes no processo de nascimento.

Reflexologia: A aplicação de pressão em locais específicos nos pés que correspondem aos diversos órgãos. Isso possibilita ao prático um trabalho indireto nos órgãos, além de estímulo de energia. **Cuidado: As pontas do útero nunca devem ser estimuladas durante a gravidez, já que contrações podem ocorrer.**

Reiki: Um sistema de toque terapêutico que promove calor intenso onde aplicado.

Fendelkrais: Um sistema de movimento desenvolvido pelo Dr. Moshe Fendelkrais, cientista e filósofo, durante este século. Foi desenvolvido para aliviar padrões habituais de tensão, que repetimos por meio de nossa postura e movimento diários.

Misturando e Combinando Terapias para a Melhor Gravidez Possível

Enquanto segue neste livro, você perceberá que está obtendo mais benefícios utilizando certas terapias complementares antes da gravidez, mais benefício fazendo uso de outras durante o primeiro trimestre, e de outras ainda durante o segundo e terceiro trimestres. Isso é natural, e você não deve sentir que falhou de maneira alguma ou que os tratamentos falharam com você.

A natureza dos cuidados alopáticos é igual ao de uma pílula ser adequada a um sintoma. A natureza das terapias naturais ou tradicionais é a de você ser flexível, porque um elo da cadeia suporta todos os outros. Enquanto sua perspectiva e sentimentos forem mudando durante os nove meses, também mudará seu ser por inteiro. Permita que as técnicas por nós assinaladas trabalhem crescentemente para seu benefício enquanto você se torna mais adepta; olhe para a floresta como um todo em vez de apenas árvores, o todo em vez do buraco na rosquinha.

E aproveite esse tempo durante o qual você, seu bebê e seu parceiro poderão crescer, mudar e curarem-se.

Três

O Começo Certo: O Que Você Precisa Saber Antes de Engravidar

Acontece tanta coisa em seu corpo, mente e espírito durante esses nove meses! Neste capítulo, indicaremos os elementos de que você necessita para um bom começo antes de engravidar. Quando souber tudo o que puder sobre sua nutrição, complementação, exercícios, redução do estresse e bem-estar psicológico e emocional, você possuirá uma enorme base para os seus nove meses de gravidez, além das semanas que se seguirão ao parto. Se já estiver grávida, essa informação será de ajuda, não importando o estágio no qual se encontra.

Existem muitos pequenos ajustes — químicos, elétricos, físicos, emocionais e mentais — que o seu corpo faz durante o curso da gravidez. Quanto mais compreender a sua gravidez e quanto mais confortável você se sentir na medida em que seu bebê cresce dentro de você, menos surpresas terá. Isto significa que se puder estruturar cuidadosamente sua dieta, seus exercícios e sua atitude em relação a estratégias preventivas, é possível que nunca necessite lidar com sintomas e queixas.

Em conjunto com as mudanças físicas estão as questões psicológicas da gravidez. É importante que você seja boa para si mesma — coma bem, descanse bem, faça massagem, tenha um ajustamento quiroprático, saia para comer, compre flores para si mesma. Se não se preparar desta forma, poder ser que inicie o trabalho de parto sentindo-se carente, e seu desespero por atenção pode, em verdade, desacelerar seu trabalho. Seja responsável e cuide bem de sua nutrição durante a gravidez.

Finalmente, você deve considerar com cuidado antes de escolher a pessoa que lhe ajudará durante o processo. O tipo certo de prático e de assistentes é fundamental para assegurar um parto sadio. Ofereceremos guias para a seleção da pessoa que melhor se ajuste a você e às suas necessidades.

NUTRIÇÃO

Antes de considerar qualquer prática de saúde complementar, tal como o uso de ervas, aromaterapia ou mesmo vitaminas e minerais, você deve analisar bem o que come. Possivelmente a parte mais importante dos cuidados pré-natais refira-se aos nutrientes que você internaliza.

Não é apenas o fato de que está agora comendo por dois. É realmente um pouco mais complicado do que isso. Seja lá o que for que coma é primário, pois você não está apenas ingerindo nutrientes para a manutenção de seu corpo em mutação durante o período de nove meses, mas também suprindo a base do corpo e mente de seu filho.

O que comer

A sua dieta básica para os três trimestres e para o pós-parto deve seguir a Pirâmide Alimentar do IDR (ingestão diária recomendada). (*Veja pág. seguinte.*) Você deve estar absorvendo a maior parte de suas calorias diárias dos alimentos na base da pirâmide, diminuindo cada vez mais na medida em que sobe para o topo.

Não há como errar, se consumir bastante massa; grãos integrais e cereais; legumes; peixe e marisco; aves sem pele; carnes magras; carneiro; porco e vitela; bastante salada e vegetais verdes e amarelos cozidos; frutas cítricas e outros alimentos ricos em Vitamina C; todas as outras frutas menos coco (que possui alto teor de gordura saturada); vegetais com muito amido (batatas e abóbora); grãos; gorduras monossaturadas (azeite de oliva); laticínios com teores baixos ou reduzidos de gordura, além de alguns bens cozidos de teor reduzido de gordura. Além disso, você terá necessidade de dois litros de líquido por dia.

A Pirâmide Alimentar — Um Guia para Escolhas Alimentares Diárias.

Chave

• Gordura (naturais e adicionadas)
• Açúcares (adicionados)

Esses símbolos mostram a gordura e açúcares adicionados aos alimentos. Eles advêm principalmente do grupo das gorduras, óleos e doces. Alimentos em outros grupos, tais como queijo ou sorvete no grupo do leite ou batatas fritas do grupo de vegetais, podem também fornecer gorduras e açúcares adicionados.

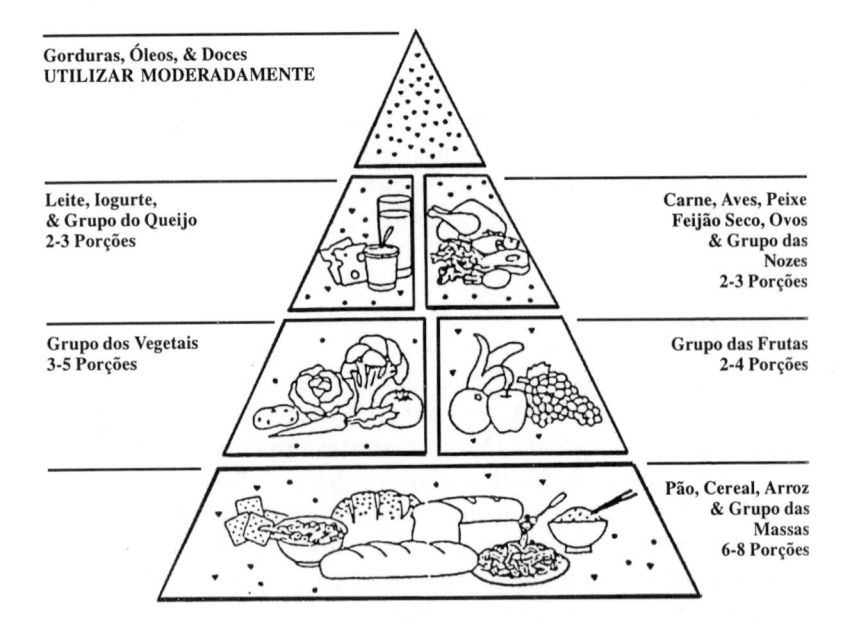

Gorduras, Óleos, & Doces
UTILIZAR MODERADAMENTE

Leite, Iogurte, & Grupo do Queijo
2-3 Porções

Carne, Aves, Peixe Feijão Seco, Ovos & Grupo das Nozes
2-3 Porções

Grupo dos Vegetais
3-5 Porções

Grupo das Frutas
2-4 Porções

Pão, Cereal, Arroz & Grupo das Massas
6-8 Porções

Certifique-se de estar ingerindo aproximadamente de 2.200 a 2.400 calorias diárias de alimentos naturais — grãos integrais, feijão, frutas e vegetais, laticínios e carnes se puder tolerar bem. Mesmo se for vegetariana, você pode desejar carne vermelha neste período, devendo ingerir, se sentir vontade. É possível ter uma gravidez saudável com uma dieta puramente vegetariana, mas você deve ingerir 70 gramas de proteína diariamente. Isto quer dizer que deve certificar-se de que está comendo bastante legumes. (Se você tem problemas com gases quando adiciona feijão à sua dieta, deixe-os de molho por uma noite e mude a água quando for cozinhá-lo.)
Uma boa dieta para o período de gravidez deve incluir:

- PÃO, CEREAL, ARROZ, MASSA E OUTROS GRÃOS: 6 a 11 porções de meia xícara diariamente, ou fatias avulsas de pão.

- GRUPO VEGETAL: 3 a 5 porções de meia xícara diariamente, incluindo vegetais verdes e amarelos, que contenham amido.

- GRUPO DAS FRUTAS:
2 a 4 porções de meia xícara diariamente.

- GRUPO DO LEITE, QUEIJO, IOGURTE (alimentos ricos em cálcio): 3 a 4 porções, de uma xícara cada, variedades com baixo teor de gordura; cubos de queijo de dois centímetros e meio. Você fará bem se beber leite de 2% em vez de integral ou desnatado, a menos que você esteja acima do peso quando iniciar sua gravidez; neste caso você deve beber leite de 1% ou desnatado.

- GRUPO DAS CARNES, AVES, PEIXES, LEGUMES, OVOS E NOZES: 3 a 4 porções. As porções de carnes, aves e peixes deverão ser de 100g, a de legumes 1 xícara, dois ovos inteiros, nozes, quatro colheres de sopa de creme de amendoim ou aproximadamente 30 nozes.

- GRUPO DAS GORDURAS, ÓLEOS, DOCES: Usar com muita moderação. É melhor restringir esse grupo a uma ou duas colheres de sopa de manteiga, margarina ou óleo diariamente. Muitas mulheres têm desejos por doces durante esse período — tente substituir por frutas.

• LÍQUIDOS: 8 porções diárias, uma xícara cada. Evite sodas e bebidas com cafeína.

Uma vez por semana, antes de engravidar e uma vez por mês durante a gravidez, mantenha um diário onde você pode escrever tudo o que consumir por vinte quatro horas seguidas. Se estiver incerta sobre estar ou não obtendo todos os nutrientes de que precisa, peça a seu médico que lhe prepare um cardápio por uma semana, ou consulte um livro de gravidez que se concentre nos hábitos alimentares.

A seguir apresentamos uma dieta simples para um dia, que você pode utilizar como guia. Pode parecer muita comida, mas você terá uma idéia concreta do que realmente precisa:

Café da Manhã
2 ovos
2 fatias de torrada
200 ml de suco

Lanche da manhã
200 ml de leite
pedaço de fruta

Almoço
prato de sopa
salada temperada
2 fatias de pão
200 ml de leite

Lanche da tarde
biscoitos com creme de amendoim
palitos de cenoura

Jantar
massa com queijo
vegetais
salada temperada
2 fatias de pão
chá de ervas

Lanche da noite
200 ml de leite morno
pedaço de fruta

Esta lista sugerida possibilita a você saber o que está comendo e o que está omitindo. Você pode simplesmente calcular suas calorias e proteínas quando escrever exatamente o que consumiu. Uma condição como anemia, por exemplo, pode não ser normalizada se você não estiver comendo o bastante.

Quanto peso você deve ganhar?

A maioria dos especialistas hoje em dia concorda que o melhor resultado de uma gravidez, com o mínimo de risco para mãe e criança ocorre com um ganho de 11 a 16 quilos.

O seu bebê, no nascimento, pesará provavelmente de 3 a 4 quilos, mas, além disso, você pode adicionar meio quilo devido à placenta, um para seu útero aumentado, um para o líquido amniótico, meio quilo para seus seios mais pesados, um e meio para seu volume aumentado de sangue, dois para gordura adicional e três quilos para fluido de tecido adicional. Isso dá um total de aproximadamente 12 quilos de ganho, mas existe boa tendência para variações, dependendo de quanto você pesava quando começou. Se você estiver abaixo do peso, talvez tenha de ganhar 18 a 20 quilos; se estiver acima de seu peso, bastam 9 a 11 quilos extra. Independente de seu peso antes da gravidez, se você ganhar menos de 9 quilos, seu bebê pode estar sujeito a altos níveis de complicações.

Não faça dieta!!! Evite alimentos industriais, doces e alimentos com alto teor de gordura, mas também não faça uma dieta sem gorduras. Você precisa consumir alguma gordura durante a gravidez para a amamentação; se decidir amamentar por um ano ou mais, todo o peso que houver ganho será gasto. Você deve estar ganhando em torno de meio quilo por semana nos seus segundo e terceiro trimestres.

O seu bebê precisa de nutrientes, vitaminas e minerais em quantidades exatas — assim como você, para suportar o crescente aumento na quantidade de trabalho do seu corpo. Seu corpo necessita de maiores quantidades de tudo — mais calorias, mais nutrientes e mais vitaminas e minerais. Se você ainda não estiver grávida, mas já começou a mudar sua dieta, melhor. Pode ser que tenha de aumentar certos requerimentos nutricionais um pouco e outros muito antes de engravidar, sendo então mais fácil afinar essas quantidades após a concepção. As necessidades de ferro e de Vitamina C são consideravelmente maiores durante a gravidez e amamentação, por exemplo.

Se você já estiver grávida, o seu médico provavelmente lhe dará uma vitamina geral para o pré-natal. Pode ser, no entanto, que você deseje complementar ainda mais, dependendo de suas necessidades nutricionais.

Aqui está uma discussão dos nutrientes, vitaminas e minerais e o que fazem para você e para seu bebê em crescimento.

Nutrientes

A maioria das mulheres que pesa menos de 65 quilos antes da gravidez come uma dieta de aproximadamente 1.800 calorias diárias. Essas calorias são feitas de macronutrientes — carboidratos, proteínas e gorduras. A maioria dos americanos ingere, em suas dietas, 37 a 40 % de suas calorias diárias como gordura, aproximadamente 50 % como proteína, deixando um magro 10 a 13 % para carboidratos complexos.

Mas essa não é a proporção desejável quando você estiver pensando em engravidar. Uma proporção mais razoável para o período de gravidez e amamentação seria:

- 45 % de suas calorias diárias como carbohidratos complexos.

- 35 % de suas calorias como proteína (em torno de 60 gramas quando estiver grávida, 65 gramas no período de amamentação).

- 20 % de suas calorias como gordura.

Você também estará comendo mais dos três nutrientes do que costumava comer quando não estava grávida. Durante o primeiro trimestre, você pode vir a sentir náuseas, o que fará com que ingira alimentos que estejam de acordo com as necessidades de seu sistema gastrointestinal, apesar de que deveria tentar ingerir 2.200 calorias diárias. Durante os dois trimestres seguintes, no entanto, é importante consumir aproximadamente 300 calorias adicionais por dia (em média, em torno de 2.500 para a maioria das mulheres, dependendo de seu tamanho). Após o nascimento, quando estiver amamentando, você deveria estar consumindo 2.700 calorias diárias.

Na medida em que adiciona calorias à sua dieta durante o curso da gravidez, tenha certeza de que são de alto conteúdo protéico e de alto conteúdo de cálcio e ferro. Pense mais ou menos na linha de uma maçã amassada com creme de amendoim, um prato de salada verde, um ensopado vegetariano, incluindo legumes e grãos integrais e, é claro, leite com baixo teor de gordura e iogurte.

Coma suas Proteínas
(60 gramas grávida, 50 gramas não-grávida)
Fontes: carnes, peixes, aves, legumes, ovos, laticínios, creme de amendoim, nozes, grãos integrais, cereais, pó de proteína de soja, *tofu* ou *tempeh*.

Coma seus Carboidratos Complexos
Fontes: grãos integrais, massas, cereais, vegetais com amido, folhas, frutas, nozes.

Coma (com menos entusiasmo) suas Gorduras:
Fontes: leite, queijo, iogurte, sorvete, creme de amendoim, nozes, carnes, manteiga e óleos.

Complementação Vitamínica e Mineral

Infelizmente, é difícil obter quantidades adequadas de vitaminas e minerais apenas dos alimentos. Muito do que comemos é plantado em solo deficiente, em um ambiente poluído, e depois é empregnado com inseticidas enquanto cresce. Por esse motivo, freqüentemente temos mais necessidade de antioxidantes (vitaminas e minerais que combatem a oxidação — que danifica nossas células e tecidos) para ajudar nosso corpo a lidar com as toxinas que encontramos rotineiramente — grávidas ou não.

É de vital importância que você tenha o complemento durante os nove meses e além. Como já mencionado anteriormente, o seu médico provavelmente receitará uma vitamina pré-natal assim que for confirmada sua gravidez; existem muitas vitaminas excelentes sendo vendidas em lojas de produtos de saúde. As vitaminas regulares que compramos em mercados ou farmácias possuem potência muito baixa para fazer algum bem e geralmente contém a forma inorgânica do ferro, que causa constipação e pode vir a agravar veias varicosas e hemorróidas. Toda mulher grávida necessita de Vitamina B e minerais na forma de aminoácidos. Em capítulos subseqüentes, exoremos mais detalhadamente qual a complementação necessária para você, para que possa manter a si e ao seu bebê adequadamente durante o período de gravidez, assim como quando estiver amamentando.

Vitaminas

Vitamina A: Essa é uma vitamina solúvel em gordura necessária para o crescimento e o desenvolvimento dos olhos e da pele, e também necessária para função hormonal apropriada, produção de hormônios e cicatrização de ferimentos. Exposição a pesticidas ou poluição aumentam a necessidade de Vitamina A. Em alimentos não advindos de animais, ela aparece como precursora da Vitamina A, conhecida como caroteno. A exposição ao ar destrói o caroteno; então se estiver adquirindo sua quantidade diária de sucos ou vegetais espremidos, prepare-os na hora.

Vitamina A:
Não-grávida: 5.000 UI
Grávida: 5.000 UI. Cuidado: **Você não deve consumir mais do que 10.000 unidades diárias quando grávida. DOSES MAIS ALTAS PODEM VIR A CAUSAR DEFEITOS DE NASCENÇA.**
Amamentando: 6.000 UI

Fontes: vegetais verdes e amarelos, fígado, mamão, damascos, abóbora, salsa, manteiga, margarina.

Vitamina B: As Vitaminas B estão envolvidas no crescimento e desenvolvimento celular. Deficiência de Vitamina B pode resultar em fraqueza, depressão, falta de apetite e perda de peso. É especialmente importante tomar mais Vitamina B quando você estiver realmente estressada. (Qualquer combinação de vitaminas B — existem doze delas — é conhecida como complexo vitamínico B.) As vitaminas B funcionam melhor quando tomadas em conjunto. Também é importante combinar as vitaminas B com ácido fólico (veja abaixo). Todas as vitaminas B estão presentes na levedura, germe de trigo, melado e fígado. Outras fontes (listadas abaixo) estão disponíveis para vitaminas B específicas.
Todas as doses listadas abaixo são necessidades mínimas. O seu médico pode vir a recomendar doses mais altas de certas vitaminas B, se sua condição assim o pedir.

Niacina (B3)
Não-grávida: 15 mg
Grávida: 7 mg
Amamentando: 20 mg

Fontes: carne de porco, vísceras, amendoim, feijão, ervilha, grãos.

Riboflavina (B2)
Não-grávida: 1,3 mg
Grávida: 1,6 mg
Amamentando: 1,8 mg

Fontes: leite, carnes magras, grãos, queijo, folhas verdes.

Tiamina (B1)
Não-grávida: 1,1 mg
Grávida: 1,5 mg
Amamentando: 1,6 mg

Fontes: carne de porco, carnes, fígado, grãos integrais, legumes.

Piridoxina (B6)
A maioria das mulheres grávidas é deficiente no seu consumo de B6. Falta desta vitamina pode resultar em enjôos matinais, dores nas pernas, nervosismo, gases, hemorróidas e anemia.

Você não deve tomar mais de 50 mg de B6 diariamente quando estiver cuidando de seu recém-nascido, já que a abundância pode inibir a secreção de leite.

Não-grávida: 1,6 mg
Grávida: 2,2 mg
Amamentando: 2,1 mg

Fontes: cereais não processados, grãos, nozes, sementes, legumes, milho, abacate, banana, ameixa, carne, porco, fígado, galinha.

Cobalamina (B12)
Não-grávida: 2 mcg
Grávida: 2,2 mcg
Amamentando: 2,6 mcg

Fontes: leite, ovos, carnes, fígado, queijo.

Ácido Fólico: Deficiência de ácido fólico pode resultar em toxemia, parto prematuro, placenta abrupta, hemorragia após o parto, além de um tipo de anemia com sintomas tais como: boca e língua inflamadas e máscara de pigmentação marrom tanto na criança quanto na mãe. A deficiência no início da gravidez pode também causar defeitos na coluna e neurais no embrião em desenvolvimento.

A necessidade dessa vitamina solúvel em água dobra durante a gravidez.

Não-grávida: 400 mcg
Grávida: 800 mcg
Amamentando: 400 mcg

Fontes: fígado, vegetais verdes, suco de laranja fresco, feijão branco, soja.

Vitamina C: Já que o corpo está sob muito estresse durante a gravidez, é uma boa idéia aumentar seu consumo de Vitamina C neste período. Apesar da IDR (Ingestão Diária Recomendada) ser muito baixa (80 mg), a maioria dos nutricionistas sugere de 500 a 1.000 mg por dia durante a gravidez, e mais ainda enquanto você estiver amamentando, não excedendo as 4.000 mg diárias, no entanto.

Não-grávida: 60 mg
Grávida: 500-1.000 mg
Amamentando: 2.000 mg

Fontes: frutas cítricas, framboesa, melão, tomate, pimentas chili, vegetais verdes, batatas.

Vitamina D: A vitamina D é essencial para a utilização de cálcio e formação dos ossos —seus e do seu feto em crescimento. Geralmente, se você vive em clima que lhe fornece algum sol diariamente, estará suprida da necessidade desta vitamina, mas durante a gravidez e amamentação, precisará complementar. Se não receber Vitamina D o bastante, seu bebê corre o risco de deformidades nos ossos, maus dentes e fraca tonificação muscular. Naturalmente, você estará tomando complementos de cálcio junto com a sua Vitamina D.

CUIDADO: **Como a Vitamina A, doses excessivas de Vitamina D podem vir a causar defeitos de nascença.** Já que na maioria das vezes existe bastante desta vitamina em seu complexo pré-natal, você não deve tomar complementos adicionais.

Não-grávida: (25 anos ou mais) 200 UI, (24 ou menos) 400 UI
Grávida: 400 UI
Amamentando: 400 UI

Fontes: luz solar, leite fortificado e margarina, óleos de fígado de peixe.

Vitamina E: O antioxidante Vitamina E é essencial devido à sua capacidade de permitir que o corpo faça uso do oxigênio com eficácia. Reduz o risco de doença cardiovascular e também de formação de catarata nos olhos. Durante o trabalho de parto, a Vitamina E ajudará o bebê a fazer melhor uso do oxigênio.

Não-grávida: 320 UI
Grávida: 400 UI (especialmente se você tiver tendência a abortar)
Amamentando: 600 UI

Fontes: óleos vegetais, cereais, carnes, ovos, leite, nozes e sementes.

Vitamina K: A Vitamina K ajuda na coagulação do sangue, e deficiências podem levar a pesado sangramento no pós-parto. Apesar das necessidades desta vitamina serem quase as mesmas, esteja você grávida ou não, é melhor complementar e tomar de dois a seis tabletes de alfafa (que contém Vitamina K) diariamente durante as últimas semanas de gravidez na preparação para a perda de sangue durante o processo de nascimento.

Não-grávida: 60 mcg
Grávida: 65 mcg
Amamentando: 65 mcg

Fontes: interna, produzido pela flora intestinal, que você pode manter saudável comendo iogurte e culturas ativas; também nos tabletes de alfafa.

Minerais

Cálcio: Esse mineral é responsável pelo desenvolvimento satisfatório dos dentes e dos ossos. Em torno de 95 % de nosso cálcio se encontra dentro do tecido ósseo, e os 5 % restantes circulam pela corrente sanguínea. Se não obtiver cálcio o bastante durante a gravidez, você pode vir a sofrer de dores de cabeça, dores nas pernas, insônia, além de maior sensibilidade a dor, e o seu bebê pode ter deformidades nos ossos além de dentes tortos e moles. Carbonato de cálcio e citrato de cálcio são recomendados, mas você também poderá tomar duas cápsulas de 600 mg de Tums. Evite a dolomita e cálcio de concha de ostra, pois esses possuem altos níveis de chumbo.

Não-grávida: 1.200 mg
Grávida: 1.200 mg
Amamentando: 1.200 mg. Se você não consumir laticínios, no entanto, provavelmente necessitará complementar com até 2.000 mg diárias.

Fontes: laticínios, folhas verdes, peixes com cartilagem, grãos integrais, nabo.

Ferro: Quando você está grávida, aproximadamente 1/3 de seu suprimento de ferro é retirado pelo feto para formar seu sangue. Já que seu suprimento de sangue quase dobra, comparado ao seu estado antes de engravidar, você pode facilmente tornar-se anêmica se não estiver obtendo ferro o bastante, particularmente se for vegetariana. Tabletes de fígado são fonte natural de ferro, e você pode obtê-los em lojas de produtos de saúde. Escolha o ferro orgânico (aspartato, citrato ou picolinato), pois não causará constipação.

Não-grávida: 15 mg
Grávida: 30 mg
Amamentando: 15 mg

Fontes: fígado, carnes vermelhas, gema de ovo, grãos integrais, folhas vegetais, nozes, legumes, frutas secas, suco de ameixa e de maçã.

Fósforo: compreende parte dos ácidos nucléicos do corpo, sendo portanto essencial para o crescimento adequado e reparo dos tecidos corporais.

Não-grávida: 1.200 mg
Grávida: 1.200 mg
Amamentando: 1.200 mg

Fontes: leite, queijo, carnes magras.

Zinco: Necessário para o funcionamento adequado do sistema imunológico e integridade dos tecidos.

Não-grávida: 12 mg
Grávida: 15 mg
Amamentando: 19 mg

Fontes: carnes, fígado, ovos, frutos do mar (ostras), aves, amendoim, legumes, tangerina.

Iodo: Necessário para regular a função da tireóide e a quantidade de oxigênio nas células.

Não-grávida: 150 mcg
Grávida: 175 mcg
Amamentando: 200 mcg

Fontes: frutos do mar, sal iodado.

Magnésio: Necessário para a integridade do tecido e manutenção da célula. Ajuda o corpo na absorção de cálcio.

Não-grávida: 280 mg
Grávida: 500–600 mg
Amamentando: 500–600 mg

Fontes: nozes, cacau, vegetais verdes, grãos integrais, feijão seco, ervilha seca.

Selênio: Esse antioxidante protege o sistema cardiovascular e auxilia o sistema imunológico. Pode ser empacotado com complementos da Vitamina E.

Não-grávida: 55 mcg
Grávida: 65 mcg
Amamentando: 55 mcg

Outros minerais por traços: Boro, cromo, cobalto, cobre, flúor, manganês, molibdênio. Já que é difícil encontrar alimentos cultivados no solo que não sejam pobres em minerais, você pode querer complementar esses minerais essenciais para uma gravidez saudável. Cromo (100 mcg) ajudará a prevenir a diabete; cobre (2mg) ajudará a equilibrar o zinco complementar que estiver tomando.

EXERCÍCIO

Outro aspecto de seus cuidados pessoais é o exercício. Tanto exercícios aeróbios (o tipo que aumenta seu batimento cardíaco e faz com que respire mais forte) quanto anaeróbios (alongamento, treinamento de força, ioga e tai chi chuan) são necessários durante a gravidez. Estudos têm mostrado que mulheres em forma tendem a ter trabalho de parto mais curto e mais fácil. Exercício aeróbio é essencial para bombeamento do oxigênio por todo o seu sistema e o de seu bebê em crescimento. Exercício anaeróbio é essencial para tonificar seus músculos, tendões e ligamentos, além de fortalecer sua resistência para o trabalho de parto.

Certos tipos de exercício são especificamente terapêuticos. Existem certas posturas de ioga, direcionadas para que o sistema endócrino libere hormônios, que podem vir a assisti-la na hora de engravidar; existem certos tipos de respiração e movimentos do tai chi chuan que podem ajudá-la a estabelecer equilíbrio no estômago, ou livrar-se de uma dor de cabeça. Alongamento todos os dias criará facilidade de movimento, evitando quedas nos últimos meses, quando seu equilíbrio e centro de gravidade estão modificados.

O exercício promove boa alimentação, e boa alimentação faz com que você deseje manter seu programa de atividades. Quanto mais calorias gasta, tanto mais calorias nutritivas você internaliza. O exercício também promove a secreção de betaendorfina no cérebro, aqueles opiáceos naturais que não apenas bloqueiam a dor como também dão-nos o sentimento de bem-estar.

Apesar da maioria das mulheres hoje em dia compreenderem que quanto mais se movem, mais oxigênio elas e seus bebês recebem, algumas vezes torna-se difícil marcar um esquema diário de exercícios quando você está grávida. Se estiver sentindo-se fatigada, se começar a ter contrações tão logo comece a correr (essas são contrações Braxton Hicks que ocorrem intermitentemente durante toda a gravidez para ajudar a abrir o cérvix e preparar os músculos uterinos para o trabalho de parto), se sua barriga está tão grande que você não pode ver os dedos dos pés, muito menos tocá-los, o que você faz?

A resposta é que certas formas de exercício — andar, nadar, ioga, tai chi chuan, dançar ou aeróbica de baixo impacto — serão mais agradáveis do que outras. Idealmente, você deve encontrar duas atividades de que gosta para treiná-las alternadamente. Tudo o que precisa para a maioria dos esportes é a vontade de se envolver, e a permissão de seu médico. Se sentir náuseas ou tonteira durante o exercício, você deve sentar-se para fazer respiração concentrada.

Se você for uma atleta, pode ser que tenha de reduzir o tempo e esforço que gasta em sua atividade. Esportes que fazem uso de raquetes, corrida de maratona ou ciclismo, ou ainda artes marciais diárias ou aulas de dança podem ser muito pesados. Exercício demais criará rigidez nos músculos, e isto pode afetar sua habilidade para empurrar o bebê para fora quando for a hora. Aprender a relaxar — parte integrante do exercício — é a lição mais importante que você pode absorver durante a gravidez. Lembre-se de que seu corpo está engajado em uma atividade que gasta energia o tempo todo e que tem predominância sobre qualquer esporte que pratique.

Se você se conscientizar de seu tamanho e forma, faça aulas de exercício pré-natal onde todos possuem barriga grande. Você também pode comprar um vídeo com exercícios para usar, quando estiver sozinha em casa. Se não é disciplinada para exercitar-se sozinha, carregue seu parceiro ou amigo para uma caminhada, ou junte-se a um grupo de caminhada.

Devido à mudança em seu centro de gravidade enquanto cresce sua barriga, você pode vir a sentir-se estranha de pé, como se nunca tivesse certeza de estar equilibrada. É de vital importância usar bons sapatos e trabalhar vagarosamente, pois se sentir que vai cair, você pode apoiar-se antes da queda. É útil, particularmente se você não possui muita experiência com um programa regular de exercício, começar orientando-se com um profissional. Pode ser que encontre aulas pré-natais em uma academia ou associação, ou você pode pedir a seu médico que lhe indique algo.

Antes de sair para uma caminhada, para aulas de natação ou de dança, logo após despertar pela manhã, ou antes de dormir à noite,

pratique os seguintes exercícios para alongar e tonalizar seu corpo para a gravidez:
   1. Inclinações pélvicas. Apoiada em suas mãos e joelhos (de quatro), comece com sua cabeça para cima e suas costas retas. Vagarosamente arqueie suas costas como um gato, e deslize seu peitoral para fora e para baixo até que toque o solo, com seu traseiro no ar. Então apóie seu corpo em seus pés, semelhante a uma vaca deitada no campo. Faça dez dessas, três vezes ao dia. Então, levantando seu quadril de volta no ar, faça um círculo primeiro em uma direção, depois na outra. Após dois círculos, retorne à postura de "vaca". Faça dez desses três vezes ao dia.
   2. Levantamento e deslizamento da perna. Deite-se de costas com os joelhos dobrados, os pés bem apoiados no chão, parte superior das costas e cabeça apoiadas em um travesseiro. Permita que uma perna deslize até que fique esticada, no chão. Faça o mesmo com a outra perna. Deslize-as novamente para cima, uma de cada vez. Vire de lado, e vagarosamente levante a parte superior da perna no ar, mantendo o joelho levemente dobrado, e segure, contando até três. (Apenas levante na altura que for confortável para você.) Novamente ponha a perna sobre a outra perna. Vire-se para o outro lado, repita com o outro lado. Faça dez levantamentos e dez deslizamentos de cada lado.
   3. Postura de pé. Fique de pé com seus pés afastados, alinhados aos ombros e dobre seus joelhos, mantendo seu peso eqüidistante entre as bolas e calcanhares de seu pé. Levante seus braços como se estivesse segurando uma bola de praia em sua frente. Respirando profundamente, mantenha a postura por um minuto, permitindo que os músculos grandes de sua coxa — nunca seus joelhos — assumam todo o peso. Se você sentir tensão nos seus joelhos ou calcanhares, olhe para baixo e certifique-se de que seus joelhos não estejam se estendendo para além dos dedos do pé. Segure por um minuto durante sua primeira semana de prática, vagarosamente aumentando seu tempo na medida em que passam as semanas. Idealmente, você poderá segurar a postura por oito minutos. (Este exercício não é recomendado se você sofre de hipertensão.)
   4. Alongamentos respiratórios. Fique de pé, relaxada, com seus pés afastados, alinhados aos ombros e erga os braços, um após o outro. Não curve os ombros; tente alongar seus ligamentos e esticar os braços. Erga cada braço cinco vezes, e respire profundamente.

Agora dobre os joelhos levemente e estique os braços para frente, concentrando-se em manter seu centro de gravidade sobre seus pés (isso será um desafio, se você estiver em seu último trimestre). Veja como necessita deslocar seu peso para que não caia. Respire enquanto estica os braços para frente cinco vezes.

5. Agachamento de parto. Este é um exercício maravilhoso para qualquer mulher grávida e será de especial importância se você pretende acocorar-se no parto. Fique de pé diante de uma peça pesada de mobília ou de uma barra e segure enquanto se agacha, mantendo seus pés para fora e bem arraigados ao chão para melhor equilíbrio. Pense em abrir as coxas e área do períneo. Conte até dez, e vagarosamente comece a subir, sempre segurando na barra. Se você tiver dificuldade em voltar a ficar de pé, posicione alguns travesseiros atrás de si e delicadamente deixe-se repousar neles.

6. Exercícios *Kegel* para o tônus e elasticidade vaginal. Essas contrações, criadas pelo Dr. A.H. Kegel, fortalecem toda a área do períneo. Imagine estar sentada em um vaso, no banheiro, liberando um jato de urina, e então contraia os músculos em torno da vagina e ânus para cessar o jato. Essa seqüência de liberação e contração chama-se um Kegel.

Você deve fazer dez repetições pelo menos três vezes ao dia. Pratique variando a velocidade, fazendo alguns Kegels vagarosos e outros mais rápidos diariamente. Esses não são apenas importantes para o estabelecimento do bom tônus pélvico, mas também ajudam a prevenir qualquer rompimento durante o parto e também na prevenção de incontinência após a menopausa. Essas contrações certamente serão de ajuda no restabelecimento do tônus muscular após o nascimento de seu bebê, além de serem maravilhosas para sua vida sexual. Você pode fazê-las enquanto seu parceiro estiver dentro de você, o que fornecerá estimulação prazerosa para ambos. Você também pode ensiná-las a ele, que pode fazer *Kegels* enrijecendo os músculos em volta da próstata e ânus; ele deve imaginar estar tentando "levantar" os testículos enquanto contrai os músculos.

CUIDADOS MÚSCULO-ESQUELETAIS

É uma boa idéia procurar uma avaliação e ajustamento de um osteopata, quiroprata ou médico naturalista mesmo antes dos problemas, freqüentemente comuns, de dores nas costas durante a gravidez começarem. Dessa forma, você conhece sua própria predileção para bom ou mal alinhamento, e pode começar a trabalhar nos exercícios que o médico lhe prescrever.

Em minha segunda gravidez, quando estava estudando e trabalhando como enfermeira em meio-expediente, desenvolvi terríveis dores e espasmos agudos levantando pacientes.

Visitei uma médica naturalista que aplicou uma técnica de manipulação fazendo uso de bloqueios à minha área sacra, que aliviou as más posições dos ossos na parte inferior da coluna, assim como a dor. A médica também fez ultra-som no local das estruturas ósseas de minhas costas. Finalmente, ela me deu uma cinta para que usasse todo o tempo. A cinta era elástica e larga, posicionada sob o umbigo e fechava pela parte da frente. Em poucos dias, minha dor aguda havia sumido. Fiz uso da cinta durante quase todo o período de gravidez quando estava trabalhando, e agora aconselho minhas pacientes a fazerem o mesmo se estiverem sofrendo com dores nas costas, possivelmente forçando suas costas no trabalho ou em casa (especialmente se estiverem levantando ou carregando outras crianças!).

CUIDADOS EMOCIONAIS E PSICOLÓGICOS

Se estresses e problemas importantes não foram resolvidos antes de sua gravidez se iniciar, essa é uma época excelente para procurar aconselhamento a curto prazo. Pude ver muitos casos onde a tensão entre um casal vem à tona durante o trabalho de parto, podendo causar problemas durante o parto em si. Mulheres que se comunicam melhor com seus parceiros tendem a ter trabalho de parto mais curto.

Parte da preparação para seu bem-estar, no entanto, consiste em lidar com os problemas, explorando as alegrias que existem para vocês dois agora. Assim como necessita de uma dieta saudável e de um bom programa de exercícios, você também necessita obter um sentido mais equilibrado e harmonioso de si mesma e do outro. Se você tem assuntos mal resolvidos em seu relacionamento, que estejam causando atritos, fale sobre eles (sozinha ou na presença de um terapeuta ou conselheiro) antes de engravidar. Você também deve praticar meditação diariamente para descobrir exatamente como se sente tornando-se mãe, tendo de ficar em casa por algum tempo, lidando com mudanças, ou com qualquer outro aspecto da gravidez e do nascimento, que tenham significado para si.

O fato de estar carregando uma criança, além do parto em si, possui impacto emocional próprio. No capítulo 5 discutiremos as várias ramificações desses eventos no seu relacionamento.

DICAS BÁSICAS DE ESTILO DE VIDA PARA UMA GRAVIDEZ MAIS SAUDÁVEL

- Se você fuma cigarros ou consome nicotina sob qualquer forma — mesmo como adesivo, se você está tentando parar de fumar — pare imediatamente. A nicotina e o ato de fumar tendem a fazer com que os bebês nasçam com pouco peso, além de esgotarem o oxigênio disponível ao feto.

- Se estiver consumindo álcool ou drogas recreativas, pare imediatamente. Essas substâncias podem causar retardamento mental e defeitos de nascença.

- Descanse bastante. Isto não significa que você deva parar de trabalhar, mas sim reservar algum tempo todos os dias para você e o seu bebê poderem relaxar, meditar, ler, ouvir música ou simplesmente fazer nada.

- Esteja em contato com seu médico. Mesmo se sua gravidez estiver correndo sem problemas, é de vital importância que você o veja mensalmente até o sétimo mês, quinzenalmente no oitavo mês, e então semanalmente até nascer o bebê.

• Entre em contato com seu médico imediatamente se houver sangramento, dores, contrações, febre acima de 38 graus, fluido jorrando, inchaço súbito ou você sentir diminuição nos movimentos de seu bebê.

ENCONTRANDO UM MÉDICO E ESCOLHENDO UM LOCAL PARA O PARTO

Antes de poder determinar que tipos de terapias complementares desejará considerar, você deve primeiro encontrar a pessoa ou pessoas especialistas naquelas terapias e que também sejam profissionais em matéria de parto e gravidez. Se tem se consultado com um ginecologista ou obstetra alopata durante anos e agora pensa em engravidar, você deve ter uma conversa séria com ele ou ela sobre seus desejos e filosofias. Certamente existem médicos de mente aberta que acolherão com entusiasmo seu interesse em abrir as possibilidades de cuidados. Ao mesmo tempo, existem outros que, apesar de não serem contrários às terapias alternativas, provavelmente nada sabem sobre elas e nem estão interessados em aprender.

Então se você realmente estiver determinada a ter uma gravidez e parto naturais, talvez tenha de procurar em outro lugar para obter ajuda. (Você pode sempre retornar a esse médico após o nascimento do bebê, se vocês mantêm bom relacionamento.)

O médico que deseja será uma pessoa profissional na área de gravidez e parto que também possui conhecimentos práticos em vários ramos de medicina alternativa. Se isso não for possível, você pode encontrar alguém que tenha prática em nascimento em conjunto com outros que lhe darão os cuidados alternativos.

Aqui estão algumas orientações para que possa iniciar sua busca. Em primeiro lugar, você deve decidir o tipo de médico e o local para o nascimento de seu bebê que lhe trarão mais conforto:

• *Médicos*: obstetra/ginecologista ou médico de família, osteopata, naturalista, quiroprata. Osteopatas e alopatas provavelmente a atenderão em um hospital, enquanto os naturalistas e quiropratas geralmente lidam com o parto em casa ou em maternidades.

•*Parteira*: enfermeira parteira licenciada (CNM), parteira licenciada ou parteira leiga. Os primeiros dois tipos podem lidar com você em sua casa, em uma maternidade ou hospital em que estejam afiliadas. As parteiras leigas a atenderão em casa ou em uma maternidade; elas, no entanto, não possuem o privilégio de atender em hospitais. Se houver algum tipo de complicação e você tiver de ser levada a um hospital, terá de trocar a pessoa após ser admitida.

•*Atendentes*: Sua parteira ou maternidade poderá referi-la a uma atendente que poderá estar com você quando precisar de conforto e encorajamento, além de ajudar na tomada de decisões durante o trabalho de parto — ou você pode selecionar essa pessoa (uma amiga ou membro familiar) sozinha. Se quiser ter seu filho em um hospital, deve perguntar com antecedência se sua atendente será admitida para lhe assistir durante o trabalho de parto e o nascimento. Já que a maioria dos hospitais muda o contingente de enfermeiros a cada oito ou doze horas, e já que seu médico pode não estar ao seu lado a cada minuto, essa atendente será de muita ajuda.

Segue uma lista das perguntas que você deve fazer a seu médico:

1. Você tem licença estadual e/ou é afiliado a um hospital ou maternidade? Partos caseiros são permitidos neste Estado?
2. Quantos partos você já fez? De quantos bebês você cuida mensalmente? Posso falar com famílias que têm experiência com seu trabalho?
3. Como você determinaria se sou uma mãe de baixo ou alto risco, e em que instante de minha gravidez? Se eu optasse por um parto caseiro, quais seriam os critérios usados para tomar uma decisão sobre se isso seria apropriado ou não?
4. Você está familiarizado com terapias naturais e complementares para a gravidez, trabalho de parto e parto tais como aconselhamento nutricional, medicina herbácea, homeopatia, aromaterapia e massagem, quiroprática e acupressão? Como você as incorpora na sua prática de obstetrícia?
5. Se eu estiver dando à luz fora de um hospital, você teria condições de me transferir para um hospital se houvesse necessidade? Qual a distância do local de parto ao hospital? Como chegaríamos lá?

6. Você trabalha sozinho ou com outras pessoas? Será você a pessoa presente em meu parto?
7. Como posso encontrá-lo em caso de emergência?
8. Qual é o custo de seus serviços? Quando são esperados pagamentos? Quais são os custos adicionais para taxas de laboratório, complementos nutricionais e testes? Você aceita reembolso de terceiros?
9. Qual é o seu curso de cuidado pré-natal? Você oferece ou fornece acesso a testes de laboratório, aconselhamento nutricional e psicológico, testagem de estresse, sonogramas? Você oferece aulas de preparação para o parto?
10. Se planejarmos um parto caseiro, você leva consigo equipamento de emergência tal como oxigênio, máscara, laringoscópio e tubos endotraqueais, além de medicamentos em caso de complicações?
11. Você encoraja os parceiros a participarem da experiência do nascimento? Familiares e amigos podem presenciar o parto?
12. Como você determina o bem-estar do bebê durante o trabalho de parto?
13. Quais são suas crenças referentes a enemas, restrições alimentares, restrições de movimento durante o trabalho de parto, uso de banhos para relaxamento durante o trabalho, episiotomia, posições de parto, freqüência de exames pélvicos, tempo de cortar o cordão umbilical, gotas nos olhos dos bebês (hospitais são obrigados a usarem gotas pela lei estadual, mas os pais podem recusá-las se desejarem)? Você encoraja amamentação logo após o parto? Você encoraja afeto físico (segurar o bebê) logo após o parto?
14. Quanto tempo você ficaria comigo após o parto se eu optasse pelo parto caseiro? Você tem condições de continuar a cuidar de mim nos dias que se seguirem a meu parto?
15. Quanto tempo você ficaria comigo após o nascimento se estivéssemos em casa? Você poderia continuar a cuidar de mim nos dias seguintes ao parto?
16. Você pratica cuidados pediátricos ou indica um pediatra?

17.(Para médico alopata ou osteopata) Qual é a sua taxa de cesariana?

É essencial que você se sinta segura e confortável com a mulher ou homem que estará lhe ajudando a parir seu bebê. Ele ou ela deve ser de fácil acesso, estando sempre pronta a responder qualquer questão que você venha a ter. É importante evitar um relacionamento onde o médico é a autoridade e a mãe simplesmente uma seguidora de ordens. Ambos, idealmente, devem ser parceiros nos seus cuidados, com o médico ou parteira como guia profissional. Lembre-se de que a gravidez e o parto podem trazer riscos, até mesmo para a mãe mais saudável e preparada; logo, você quer certificar-se no início de que fez a escolha certa.

Local de Nascimento

Mesmo no início do período de sua gravidez, é importante considerar o lugar em que você terá seu bebê. Pense nas suas necessidades e decida onde estaria mais confortável. Se gostaria de ter um parto não-médico, com o mínimo de intervenção possível, com a liberdade de fazer o que desejar nas horas de trabalho de parto, você deve selecionar uma localidade alternativa ou mesmo um parto caseiro. Se você for uma mãe de alto risco, terá de parir no hospital. Muitos hospitais possuem salas de parto de baixa tecnologia, quase tão aconchegantes como a nossa casa. Se selecionar um hospital menor onde menos partos de alto risco são feitos, você pode esperar um ambiente mais caloroso e talvez uma taxa de cesariana mais baixa também.

Para que possa determinar o tipo de experiência de gravidez e parto que deseja, talvez você tenha de fazer alguma leitura preliminar e entrevistar vários médicos.

Uma referência pessoal é sempre melhor. Se você possui amigas que tiveram boas experiências de parto, seja no ambiente hospitalar tradicional, em uma maternidade ou em casa, peça referência de seu médico. Se não conseguir qualquer conexão em sua comunidade, tente o departamento de obstetrícia do hospital local ou ligue para o conselho de medicina para referências médicas.

Para encontrar parteiras ou maternidades, procure nas páginas amarelas. Veja também o capítulo 9, que oferece recursos para todas as facetas de sua experiência de parto.

Em casa: Sua casa é um ótimo lugar se você não tem complicações. Você não precisa ir a lugar algum quando entrar em trabalho de parto, não precisa reajustar-se a um novo ambiente, nenhum estranho entra para interromper e, após o parto, você e seu bebê podem dormir em sua própria cama. Você pode ter a presença de quem quiser durante o parto — pais, amigos ou família. Parteiras, além de alguns médicos, cuidarão de você em sua casa e trarão todo o material e medicamentos necessários para oferecer um parto seguro, além de confortável, dando-lhe com antecedência uma lista do que você pode vir a precisar. O prazer de estar em seu próprio ambiente pode aliviar grande parte do estresse da experiência de parto. Se, no entanto, precisar de cuidados de emergência, você deve ter consciência de que pode levar mais tempo para ser admitida em um hospital estando em casa do que estando em uma maternidade, de onde você poderá ser rapidamente transferida.

Maternidades Alternativas: A decisão de ter seu bebê em uma maternidade oferece um pouco dos dois mundos — aqui você pode dar a luz assistida por uma parteira em um ambiente relaxante e confortável, ainda assim tendo a segurança da possibilidade de ser transferida para um hospital, se necessário. Existem parteiras e médicos, além de serem oferecidas aulas de preparação para o parto.

No caso de precisar de uma cesariana ou tratamento perinatal especial para seu filho, entenda que você terá de ser transferida para um hospital.

Hospital: Se você é uma mãe de alto risco, deve dar a luz em um hospital. Se você for uma pessoa que se preocupa muito com emergências, talvez se sinta mais segura neste tipo de estabelecimento. Você encontrará médicos, enfermeiras e algumas vezes até parteiras, além de salas de parto com aparência de quartos de dormir. O benefício principal de um parto hospitalar é a disponibilidade do parto cirúrgico e de cuidados neonatais de emergência. Aulas preparatórias também são oferecidas.

VANTAGENS DE UM PARTO SEM INTERVENÇÕES

Liberdade para se movimentar, para dar a luz em qualquer posição, sem medicamentos; você pode comer e beber; não estará ligada continuamente a um monitor fetal; pode banhar-se; não há episiotomia de rotina; terá a escolha de ter ou não uma circuncisão; seu parceiro poderá amparar o bebê quando este nascer; você poderá aleitar tão logo tenha dado a luz, antes de ter sido cortado o cordão; você pode ficar em seu quarto com o bebê.

DESVANTAGENS DE UM PARTO SEM INTERVENÇÕES

Os profissionais envolvidos podem não ter a capacidade para cuidados quando houver complicação, e você terá de ser transferida para um hospital; se alguma coisa der errado, leva tempo para chegar ao hospital; haverá apenas um médico no recinto em vez de vários.

VANTAGENS DO PARTO EM HOSPITAL

Você estará rodeada por muitos profissionais treinados em nascimentos de alto e de baixo risco.

DESVANTAGENS DO PARTO EM HOSPITAL

Você será tratada como uma de muitas pessoas que buscam ajuda — raramente existe o interesse emocional em seu parto; o protocolo usual envolve medicamentos, monitoramento contínuo, freqüentes testes para medir o nível de dilatação, proibições alimentares, posição de litotomia (deitar-se de costas) na hora do parto; episiotomia é rotina; o médico ampara seu bebê. A freqüente falta de paciência por parte dos profissionais pode levar a uma aceleração do parto e a outras técnicas de intervenção, que podem gerar complicações.

Medindo os Altos e Baixos de sua Gravidez

Nenhuma gravidez é igual a outra, e por esse motivo, você pode vir a ter surpresas durante seus nove meses. Entretanto, você poderá lidar com os problemas muito melhor, quando obtiver o controle e aplicar as terapias complementares oferecidas nos capítulos que se seguem. Lembre-se de averiguar com seu médico sempre que estiver experimentando uma nova modalidade de cuidado.

Quatro

Engravidando

O desejo de ter um primeiro, um segundo ou um sétimo filho é uma motivação maravilhosa para melhorar sua condição física, mental e emocional. Se você estiver saudável antes de conceber, então sua gravidez, trabalho de parto e parto podem fluir tão suavemente quanto possível. Neste capítulo, indicaremos um bom programa de bem-estar para a concepção.

Esse é um bom período para consultar-se com um profissional, fazer um *check-up* e um exame físico, além de equilíbrio nutricional e de estilo de vida. Você pode utilizar esse tempo para reavaliar o que come e bebe, como se move, como e quando dorme, e se está abusando de nicotina, cafeína, álcool ou qualquer outra droga recreacional.

Apesar da maioria dos casais ter um período de concepção relativamente fácil, muitos tentam, sem sucesso, durante anos, engravidar. Sempre me impressiono com os indivíduos que observo em minha prática que tentam de tudo, onde os medicamentos são a primeira linha de ataque, onde a temperatura é controlada mais cuidadosamente do que por um meteorologista, e o ato de fazer amor monitorado até o último beijo.

E, freqüentemente, a infertilidade ou preocupação a respeito de problemas de nascimento são tratadas com métodos naturais. Minha paciente Célia, por exemplo, vinha tentando conceber sem sucesso por seis meses. Tudo parecia normal — ela estava um pouco abaixo de seu peso, então sugeri que comesse mais. Eu sugeri *kefir* (um iogurte contendo a bactéria *acidophilus*) como lanche várias vezes ao dia, e dentro de dois meses ela havia ganho em torno de dois quilos e estava grávida! Algumas vezes a coisa é mais fácil do que pensamos ser.

Com Jan, uma outra paciente, eu estava preocupada, pois apesar de sua primeira gravidez e parto terem ocorrido sem complicações, ela abortou no quinto mês de sua segunda gravidez. Foi descoberto que o feto era anencefálico (não possuindo o córtex do cérebro). A terceira gravidez ocorreu com sucesso, mas o bebê havia morrido logo após o parto — com o mesmo defeito no tubo neural. Quando ela me procurou querendo outro filho, já havia feito visitas a conselheiros em genética que estavam verdadeiramente horrorizados com a perspectiva quase nula de um bebê saudável. Imediatamente receitei-lhe 4 mg diárias de ácido fólico por vários meses antes de sugerir que ela concebesse. (A dose regular para uma mulher que não está grávida é de apenas 400 mcg, mas eu a queria em uma megadose devido ao seu histórico médico.) Também dei-lhe vitaminas e medicamentos pré-natais para uma infecção crônica que tinha. Ela engravidou rapidamente, dando à luz a um infante saudável — ela evidentemente sofria de alta deficiência de ácido fólico, em conjunto com vários outros problemas que tivemos de resolver antes de termos relativa certeza de um bom resultado.

É geralmente uma combinação de elementos físicos e psicológicos que determina a facilidade na concepção. Você pode estar fazendo tudo o que for possível — alimentando-se corretamente, tomando vitaminas, exercitando-se diariamente, mas se não estiver em sincronia com seu parceiro, pode ser que não engravide.

Você deve conversar regularmente com seu parceiro a respeito dessa decisão importantíssima. Fico sempre aflita quando encontro casais que não sabem o que cada um pensa a respeito dessa decisão de vida tão importante. Mesmo antes de começar a tentar fisicamente, vocês devem tentar resolver os assuntos emocionais pendentes que possuem como casal, considerando como serão suas vidas quando tornarem-se uma família, ou expandirem em um membro sua família já existente. Quanto mais vocês dois cooperarem, mais fácil será o período de gravidez e parto.

É útil que você compreenda algo sobre sua anatomia e bioquímica básicas para que possa ter alguma confiança no estado de seu corpo quando decidir ativamente ter um bebê.

O QUE SE PASSA NO INTERIOR DE SEU CORPO?

O ciclo reprodutor da mulher é um evento mensal dividido em duas fases. Durante a primeira metade do ciclo, a *fase folicular*, a glândula pituitária, em seu cérebro, produz um hormônio chamado FSH (hormônio estimulante do folículo), que ordena a seus ovários que produzam o hormônio estrógeno. Sob a influência do estrógeno, em torno de oito ou nove óvulos no ovário começarão a amadurecer, e nos dias 12 a 15 de seu ciclo, um dos óvulos estará maduro o bastante para ovular.

Então, durante a *fase luteínica* de seu ciclo, a pituitária reduz a produção de FSH e começa a produzir LH (hormônio luteinizante), que leva o folículo a liberar o óvulo, em um processo denominado *ovulação*. Após a liberação do óvulo pelo folículo, este começa a produzir progesterona, que será o hormônio mais influente no primeiro período de gravidez. A progesterona prepara o útero para a possível implantação de um óvulo, criando um meio nutritivo onde o óvulo possa crescer.

O óvulo, nesse meio tempo, é transportado pela ação de filetes chamados *fímbrias*, na abertura do tubo falopiano. É movido por meio do tubo em direção ao útero pelos cílios no tubo. Se a gravidez ocorrer, acontecerá dentro de 12 a 18 horas após a ovulação.

O macho não possui ciclo reprodutivo. Seu esperma, no entanto, deve entrar pelo canal cervical no tempo correto se a fertilização for ocorrer. Uma ejaculação contém em torno de 200 a 400 milhões de espermatozóides, e ainda assim não é fácil para um desses espermas encontrar o caminho. Após a ejaculação, os espermatozóides nadam ao acaso, movidos pelas contrações musculares do útero e pela força da gravidade. O muco cervical age como guia para permitir o ingresso de alguns espermas no útero e depois no tubo falopiano. A qualquer hora, de cinco minutos a dois dias após o ato sexual, alguns espermas podem estar na posição correta para fertilizar um óvulo que pode estar descendo pelo tubo.

CUIDADOS BÁSICOS PARA A CONCEPÇÃO

Não é apenas o sistema reprodutor, naturalmente, que se envolve na criação de vida nova. Nem é preciso dizer que você necessita de corpo e mente sadios para que possa ter um bebê. O que você precisa fazer para estar em melhor forma para engravidar?

EXAME FÍSICO E *CHECK-UP*: Você provavelmente já terá decidido, sozinha ou com seu parceiro, quem você quer que a assista durante sua gravidez e parto. (Se não, veja capítulo 3 sobre como selecionar um médico.) Nesta época você já deverá ter feito testes sanguíneos para identificar quaisquer problemas de saúde. A maioria dos médicos também fará testes de doenças sexualmente transmissíveis, tais como *chlamydia* e gonorréia.

Se você tiver mais de 35 anos ou se seu parceiro tiver mais de 50 anos, você deve aconselhar-se com um geneticista para considerar uma amniocentese (extração e testagem do líquido amniótico durante seu terceiro ou quarto mês) ou amostragem de vílios coriônicos (uma sonda é introduzida através do cérvix e um pedaço de placenta extraído para exame com 8 a 10 semanas de gestação). Um desses testes deve definitivamente ser executado, se você já tiver dado à luz a crianças com defeitos genéticos.

É importante que o seu médico averigue suas deficiências nutricionais. Se estiver vivendo uma vida muito pouco exemplar e exibir falta crônica da mistura correta de vitaminas e minerais, você provavelmente terá pouca energia, além de um sistema imunológico deficiente que pode criar tendências para gripes, resfriados e alergias. É muito mais difícil para uma mulher que não esteja consumindo uma dieta equilibrada de nutrientes engravidar ou manter a gravidez.

Faça também uma visita a seu dentista para fazer qualquer trabalho rotineiro antes de engravidar.

NUTRIÇÃO: Siga o programa básico de nutrição básica preventiva no capítulo 3.

Mulheres com nutrição pré-natal inadequada têm bebês abaixo do peso que podem vir a nascer com certas deficiências ou defeitos de nascimento.

Existem estudos, por exemplo, que mostram que a falta de Vitamina C, durante a gravidez, pode resultar em escorbuto na criança. É vital, então, que você se alimente de forma correta, para que seu bebê tenha todas as vantagens para começar bem a vida. Mantenha um diário por uma semana, escrevendo tudo o que consome, orientando-se em detalhes com seu médico para identificar qualquer problema que você possa ter com equilíbrio nutricional. Pode ser que você tenha de cortar gorduras e aumentar os carboidratos complexos, por exemplo. Você terá sem dúvida de se afastar da cafeína, açúcar refinado, comidas processadas, gorduras hidrogenadas, corantes artificiais, além de todos os preservantes.

Você também terá de aumentar o consumo de líquidos quando estiver tentando engravidar. Essa é a época de tomar bastante sucos, água gaseificada, chás herbáceos e água mineral.

COMPLEMENTAÇÃO:
Tome diariamente os seguintes complementos:

Vitamina A: 5.000 UI
Vitamina B1: 1,5 mg
Vitamina B2: 1,6 mg
Vitamina B3: 17 mg
Vitamina B6: 2,2 mg
Vitamina B12: 2,2 mcg
Ácido fólico: 800 mcg
Vitamina C: 500-1.000 mg
Vitamina D: 400 UI
Vitamina E: 400 UI
Vitamina K: 65 mcg
Cálcio: 1.200 mg
Magnésio: 500 mg
Ferro: 30 mg
Fósforo: 1.200 mg
Iodo: 175 mcg
Selênio: 65 mcg

Uma boa vitamina pré-natal é essencial mesmo antes de você engravidar. Esteja consciente de que nunca deve tomar mais do que 10.000 unidades de Vitamina A diariamente após ter engravidado.

Se sua vitamina pré-natal não tiver pelo menos 800 mcg de ácido fólico, você deve complementar a quantidade de ácido fólico diariamente para garantir o desenvolvimento do sistema nervoso de seu bebê. É mais essencial ainda se você tiver um histórico de bebês com defeitos no tubo neural, tal como spina bifida. Também é crucial se esteve tomando pílulas anticoncepcionais. Pesquisa indica que anticoncepcionais orais esgotam o ácido fólico e a vitamina B6 do corpo.

ERVAS: Tônicos herbáceos aumentarão seu apetite e fortalecerão seu corpo por inteiro para a gravidez que se seguirá. Qualquer uma das seguintes ervas, só ou em combinação, pode ser tomada como tônico uma ou duas vezes ao dia. A maioria das ervas listadas abaixo também dá apoio ao fígado, que bloqueia as toxinas que ingerimos.

Você pode tomar chás (três copos), extratos (60 gotas), infusões (1 copo) ou 2 ou 3 cápsulas das seguintes ervas diariamente: alfafa, cardo-santo, labaça amarela, bardana, dente-de-leão, urtiga e stellaria (ou outra alga), e framboesa vermelha. (Veja capítulo 2 para aprender a preparar as ervas.)

AROMATERAPIA: Veja o capítulo 2 para aprender a usar os óleos essenciais.

Uma massagem com óleo de jasmim misturado a um óleo transportador encorajará o otimismo e a confiança, além de estabelecer equilíbrio hormonal.

Uma massagem com óleo de lavanda misturado ao óleo transportador pode estimular o sistema imunológico.

EXERCÍCIO: Siga o programa básico de exercícios exposto no capítulo 3. É crucial que você saia e *faça* algo todos os dias, como caminhar, andar de bicicleta, nadar ou mesmo dançar. Um bom programa de exercícios complementa uma dieta excelente — mantendo um, você tende a manter o outro.

Se você se exercita em excesso compulsivamente, é essa a hora para diminuir, se quiser engravidar. Quando o corpo está estressado devido a exercícios em excesso, acaba for fechar a função ovariana como mecanismo de sobrevivência. Você não ficará fora de forma, porque estará se exercitando diariamente, e poderá sempre voltar ao seu ritmo de atividade normal após o nascimento de seu bebê.

ESTILO DE VIDA: Se já não o tiver feito, *pare* de fumar antes de tentar engravidar. O cigarro afeta o peso do recém-nascido e capacidade pulmonar do feto. É extremamente perigoso para sua própria saúde, assim como a de seu bebê.

A sua vida sexual pode exacerbar-se neste ponto mas, ainda assim, para muitos casais, o encontro sexual é carregado de significado. Não é fácil sentir que está em sincronia com seu parceiro quando estiver tentando engravidar, especialmente se estiver demorando muito. Enquanto o ato sexual costumava ser excitante e divertido, agora vem carregado de expectativa. Conseguiremos conceber dessa vez? O que temos de fazer para que funcione? Quanto tempo esperamos antes de consultar um profissional? Tente não tentar tanto juntos. Relações muito freqüentes (diariamente ou mais freqüentes ainda) diminuirão a contagem de esperma do homem e o número de espermatozóides móveis que podem vir a fertilizar um óvulo.

Se você estiver sob grande dose de estresse, é uma idéia excelente começar um programa organizado de gerenciamento de estresse ou começar a praticar ioga ou tai chi chuan, que acalmarão a mente enquanto tonificam o corpo.

Finalmente, você deve fazer meditações ou visualizações diárias imaginando uma gravidez fácil e um bebê saudável. O que prevemos com muita freqüência se realiza, e quanto mais positiva for sua atitude em relação a essa mudança em sua vida, melhor será o resultado.

Onde Há Força de Vontade, Geralmente Há uma Saída

Pode ser que não aconteça da primeira vez que tentar, ou na terceira, ou mesmo na quinta, mas porque está motivada para ter um filho, você já cruzou a primeira barreira. Se puder simplesmente sentar e aproveitar o processo, pode ser que chegue a seu destino muito antes do que imagina. Quando desistimos de tentar algo, essa coisa freqüentemente vem a nós.

Cinco

Um Guia de A a Z para Possíveis Problemas e Complicações da Concepção

Faça uso do seguinte guia para compreender e lidar com quaisquer problemas possíveis da concepção, fazendo referência ao capítulo 2 quando necessário para uma explicação mais detalhada de determinado tipo de tratamento. Todas as condições potencialmente sérias, que serão claramente indicadas no texto, devem ser imediatamente comunicadas a seu médico.

ANEMIA

A anemia é uma diminuição de seus glóbulos vermelhos e/ou conteúdo diminuído de hemoglobina no sangue. Já que os glóbulos vermelhos são responsáveis pelo transporte de oxigênio para as células por meio das hemoglobinas, uma quantidade menor significaria baixo nível de oxigênio em todos os tecidos de seu corpo. A anemia pode ocorrer devido à perda de sangue, produção falha de glóbulos vermelhos ou destruição excessiva de glóbulos vermelhos. Muitas mulheres com uma dieta inadequada sofrem de anemia.

A forma mais comum é a anemia de deficiência de ferro; entretanto, você também ficará anêmica se não ingerir bastante proteína ou se estiver deficiente em Vitamina B12, Vitamina C, ácido fólico e/ou cobre.

Os testes que o seu médico desejará fazer incluem exame de sangue para descobrir o conteúdo de ferro, capacidade para absorver o ferro, Vitamina B12 e/ou níveis de ácido fólico. Apenas tomando ferro extra não é sempre a resposta, mas pode ajudar, especialmente se você já estiver tomando um bom complemento pré-natal (o que significaria que suas necessidades vitamínicas estariam sendo supridas).

Sintomas: A anemia fará com que você se sinta muito cansada, sem vitalidade. Se for um caso severo, você pode vir a vivenciar tonteira ou falta de ar. Se esta condição não for corrigida antes ou durante a gravidez, você pode estar correndo sério risco de entrar em choque devido à perda excessiva de sangue na hora do parto. O seu bebê pode também sofrer de falta de ferro durante os primeiros meses de vida.

Tratamento

NUTRIÇÃO: Siga o programa preventivo básico exposto no capítulo 3. Além disso, tenha certeza de estar comendo bastante alimentos ricos em ferro, incluindo fígado, folhas verdes, beterraba, frutas secas, farelo de trigo, feijão, ostras, arroz integral, lentilhas e melado. Evite café, chás e antiácidos, pois esses diminuem a absorção de ferro. Cozinhe em panelas de ferro, se possível, já que isto pode aumentar significativamente a quantidade de ferro nos alimentos.

COMPLEMENTAÇÃO:
Tome os seguintes complementos diariamente:

Vitamina A: 5.000 UI
Vitamina B1: 1,5 mg
Vitamina B2: 1,6 mg
Vitamina B3: 17 mg
Vitamina B6: 2,2 mg
Vitamina B12: 2,2 mcg
Ácido fólico: 800 mcg
Vitamina C: 500-1.000 mg
Vitamina D: 400 UI
Vitamina E: 400 UI
Vitamina K: 65 mcg

Cálcio: 1.200 mg
Magnésio: 500 mg
Ferro: 30 mg
Fósforo: 1.200 mg
Iodo: 175 mcg
Selênio: 65 mcg

Tome, além disso:
Uma forma orgânica de ferro (quelato de aminoácido): 100 mg de ferro elemental diariamente — *aspartato, citrato ou picolinato de ferro*, e não o sulfato mal absorvido, que pode deixá-la com enjôo e constipação.
Vitamina C: 500 mg diariamente. Tome em conjunto com o ferro (veja ao lado) para melhor absorção desta vitamina.
Tabletes de fígado dessecado podem ser tomados também.
Complemento de ácido fólico, com vitaminas B12 e B6.

ERVAS: raiz de labaça amarela, ½ a 1 colher de chá de tintura, três vezes ao dia. Folha e raiz de dente-de-leão, ½ a 1 colher de chá de extrato ou duas cápsulas duas vezes ao dia; misturar as partes verdes na salada.

HOMEOPATIA: Tome duas doses de potência 6C ou 30C que estiverem de acordo com seu sintoma dentro do espaço correto de tempo (a cada dez minutos, por até uma hora), seguindo as instruções no frasco. Se não encontrar alívio para seus sintomas, esse não é o medicamento apropriado para sua condição. Faça um exame cuidadoso de si, cheque novamente a lista e selecione um medicamento diferente. Se, ainda assim, não obtiver alívio, consulte um médico homeopata para mais orientações.

Calcarea phosphorica: se você estiver com aparência pálida ou esverdeada.

China: para perda de fluidos (anemia devido à perda de sangue).

Ferrum acet: se você aparentar estar corada, e então sua face tornar-se pálida e suas extremidades inchadas.

Ferrum phosphorica: para melhorar a qualidade dos glóbulos vermelhos; pode ser tomado em conjunto com *Calcarea phosphorica*, devendo ser utilizado em potência de 3X para ajudar a aumentar o nível de hemoglobina.

Grafite: membranas mucosas pálidas, palpitações quando deitar-se à noite, tendência de sangue que sobe à cabeça.

Natrum muriaticum: para perda de fluidos (anemia devido a perda de sangue, especialmente em desordens menstruais), se estiver sentindo frio ou estiver com calafrios.

Pulsatilla: se estiver desgastada, com calafrios, sem sede; a condição melhora ao ar livre.

ACUPRESSÃO:
TA 17 na base da orelha.
C 7 no ponto central da parte inferior do pulso.

CHLAMYDIA

Essa doença, causada pela bactéria *Chlamydia trachoma*, é uma infecção sexualmente transmissível que pode vir a causar danos severos aos tubos falopianos e diminuir sua fertilidade, ou até mesmo extingui-la. É algumas vezes assintomática, mas se você tiver seu bebê estando com a doença, sua criança pode vir ao mundo com pneumonia e/ou conjuntivite. Por esses motivos, é imperativo tratar essa infecção comum — é seis vezes mais freqüente do que a gonorréia. Você deve fazer testes para *chlamydia* e para gonorréia antes ou assim que engravidar.

Tratamento

INTERVENÇÃO MÉDICA: NÃO TENTE A AUTOMEDICAÇÃO. PROCURE SEU MÉDICO. Devido à grande importância que o tempo tem no tratamento desta bactéria, essa não é uma condição para ser tratada com terapias complementares. Pode ser muito perigoso esperar que o corpo reaja por si, porque a *chlamydia* pode espalhar-se para os tubos falopianos e danificar as possibilidades de fertilidade. Ambos os parceiros devem fazer terapia antibiótica para terem certeza da total erradicação da bactéria. A erva hydrastis (curcuma, ou hidraste) pode ser útil na eliminação da bactéria da vagina, mas provavelmente não nos tubos.

NUTRIÇÃO: Coma iogurte contendo culturas ativas e/ou tome cápsulas de *acidophilus* durante uma semana após qualquer ingestão de antibióticos, para restaurar as bactérias originalmente presentes em seus tratos gastrointestinal e vaginal.

DESORDENS DA TIREÓIDE

A glândula tireóide, que está posicionada na base da garganta, é a maior glândula endócrina no corpo, e é responsável pela taxa de metabolismo da maioria das células. Essa glândula vital é o regulador de energia e do metabolismo de proteínas. Logo, se estiver com atividade excessiva ou diminuída, pode vir a influenciar no desenvolvimento e crescimento. Essa glândula pode também influenciar a liberação hormonal de outras glândulas e, se ativa em excesso ou em falta, pode fazer com que a gravidez seja difícil ou mesmo impossível.

Diagnóstico: Qualquer condição, especialmente a diminuída, pode interferir com a possibilidade de uma gravidez. Seu médico começará avaliando sua condição pela checagem de sua temperatura corporal. Se estiver abaixo de 36,5 graus, você provavelmente necessitará de sustento para a tireóide. Além da medição de temperatura, você fará testes de sangue para determinar seus valores de tireóide.

Sintomas: HIPERTIREÓIDE: Quando a glândula estiver hiperativa, pode ser que você apresente olhos esbugalhados, perda rápida de peso, nervosismo intenso, pulso rápido, transpiração e tremores, enquanto seu metabolismo acelera. A doença de Graves é causada por uma condição hipertireóide.

HIPOTIREÓIDE: Quando a glândula está em atividade baixa, você pode sentir-se sem energia e cansada o tempo todo, podendo criar tendência para aumentar o peso, com dificuldade para emagrecer; pode vir a sofrer de constipação, pode sentir frio e seu cabelo e pele podem vir a ressecar.

Tratamento

NUTRIÇÃO: Siga o programa básico de nutrição preventiva apresentado no capítulo 3. Alguns tipos de hipotireoidismo são causados por deficiência de iodo na dieta. Uma boa idéia seria aumentar seu consumo de alimentos com alto teor de iodo, tais como frutos do mar, algas e, em moderação, sal iodado.

COMPLEMENTAÇÃO:
Tome os seguintes complementos diariamente:

Vitamina A: 5.000 UI
Vitamina B1: 1,5 mg
Vitamina B2: 1,6 mg
Vitamina B3: 17 mg
Vitamina B6: 2,2 mg
Vitamina B12: 2,2 mcg
Ácido fólico: 800 mcg
Vitamina C: 500-1.000 mg
Vitamina D: 400 UI
Vitamina E: 400 UI
Vitamina K: 65 mcg
Cálcio: 1.200 mg
Magnésio: 500 mg
Ferro: 30 mg
Fósforo: 1.200 mg
Iodo: 175 mcg
Selênio: 65 mcg

Tome, além disso: glandulares da tireóide (extraídos das glândulas de animais). Esse complemento, embalado por Tyler com o nome de "Avail" é conhecido como "TBM (Taxa Básica de Metabolismo)"; oferece apoio nutricional para a tireóide (também contém tirosina e vitamina C).

ERVAS: Tome uma dose diária de *Rhodymenia* ou outra alga.

HOMEOPATIA: Extrato de tireóide homeopático (3X ou 6X), tomado diariamente.

INTERVENÇÃO MÉDICA: Hormônio tireóide, preferivelmente a variedade natural (tireóide dissecada *Armour*) em vez da forma sintética, Sintróide.

Fortalecendo seu Corpo, Mente e Espírito para a Gravidez

Se você já treinou para um evento de atletismo, lembrará dos sentimentos de alegria e triunfo quando realmente ficou em forma, quando você sabia, sem sombra de dúvida, que nada podia derrotá-la. O mesmo acontecerá enquanto trabalha em seus órgãos e sistemas corporais na preparação para a gravidez. Durante os meses que virão, você poderá colher a recompensa de todo o bom trabalho que fez neste capítulo. Agora está realmente pronta para carregar sua criança.

DIP (DOENÇA INFLAMATÓRIA DA PÉLVIS)/SALPINGITE

Essa é uma infecção do útero e dos tubos, mais comumente causada pelas doenças sexualmente transmissíveis chlamydia e gonorréia, mas pode também resultar de uma infecção por *streptococcus*, *staphylococcus* ou outros organismos.

Sintomas: Infelizmente, muitos casos não exibem sintomas, o que significa que uma grande dose de dano pode ser feita ao sistema reprodutor antes que você se dê conta de que está infectada. A maioria das mulheres, no entanto, sofre de dor na parte inferior do abdômen, sensibilidade e febre.

Tratamento

INTERVENÇÃO MÉDICA: DIP deve ser tratada com antibióticos porque é importante livrar-se dos organismos antes que sérias complicações tais como cicatrização e infertilidade possam resultar-se. Um possível problema é que a infecção pode espalhar-se para os tubos falopianos, causando aí uma infecção (salpingite).

COMPLEMENTAÇÃO: Você deve seguir o tratamento com antibióticos com uma substituição de *lactobacillus* para impedir distúrbios na flora. Você pode comer iogurte com culturas naturais, ou tomar cápsulas de acidófilo, disponíveis nas lojas de produtos naturais.

DOENÇA OVARIANA POLICÍSTICA

É bastante comum para as mulheres terem múltiplos cistos na superfície e dentro do ovário. Esses ovários não ovulam apesar de haver um nível muito alto de hormônio luteinizante presente no corpo. (Consulte infertilidade no capítulo 5 sobre hormônios do ciclo reprodutivo feminino.)

Sintomas: Manchas ou padrões mucosos incomuns pode ser indicação desta condição. Podem não haver sintomas aparentes, mas um médico pode ser capaz de sentir os cistos durante um exame ginecológico. Se uma mulher com esta condição sangrar, ela provavelmente terá não mais de um a três períodos reduzidos durante um ano, e esses quase sempre representam sangramento sem ovulação. Sem intervenção cirúrgica, ela provavelmente se tornará infértil.

Tratamento

INTERVENÇÃO CIRÚRGICA: Com muita freqüência, essa condição é tratada como a endometriose — com medicamentos e cirurgia — mas o tratamento pode vir a ser mais complicado para aqueles que estão tentando engravidar. Já que mulheres com doença ovariana policística tipicamente não ovulam, você pode precisar de intervenção cirúrgica no seu ovário para que ocorra a ovulação e para que você tenha chances de engravidar.

TERAPIAS COMPLEMENTARES: Não há terapias complementares antes da cirurgia; entretanto, se você ainda não tiver engravidado depois de sua intervenção cirúrgica, você deve seguir o programa para ENDOMETRIOSE, abaixo.

ENDOMETRIOSE

Essa é uma doença em que o tecido do endométrio — o revestimento do útero — que deveria ter-se desprendido durante um período menstrual, migra e se implanta nos ovários, tubos, ligamentos uterinos, vesícula, intestinos e até em áreas distantes tais como os pulmões. Sob influência hormonal normal, enquanto o tecido sangra em conjunto com o período menstrual a cada mês, a endometriose causa dor e cicatrização. A doença também pode vir a afetar a fertilidade.

Médicos naturalistas consideram essa doença o resultado de um estado hiperestrogênico. Ou o corpo está produzindo estrógeno demais, produzindo progesterona de menos ou, mais provavelmente, há um atraso da quebra de estrógeno ativo pelo fígado. (O fígado possui muitas funções — processamento e estocagem de nutrientes, quebra de toxinas internas e externas, manufatura de compostos importantes, etc.) Se houver sobrecarga no fígado, o estrógeno no corpo pode não ser quebrado. Além disso, se você come carne ou laticínios diariamente, a prevalência de estrógeno utilizado pela indústria de alimentos para estimular o crescimento animal adiciona ainda mais hormônio ao seu corpo.

Sintomas: A indicação de que talvez tenha essa doença é a dor pré-menstrual e menstrual que piora a cada mês. Pode ser também que você vivencie dor durante o ato sexual e defecação. Essa dor pode espalhar-se para as coxas e geralmente não é aliviada por meio de descanso ou analgésicos. Finalmente, você pode ter dificuldade em engravidar.

Tratamento

Apesar dos médicos alopatas tratarem a condição com cirurgia e hormônios poderosos tais como pílulas anticoncepcionais, progestogênios ou Danazol (um supressor do hormônio pituitário), a abordagem dos médicos naturalistas é bem diferente. Obtemos bons resultados dando apoio ao fígado e ao sistema digestivo por meio de dieta, ervas e complementação nutricional, melhorando a circulação pélvica com tratamentos locais e diminuindo o estado hiperestrogênico com ervas. A função tireóide também deve ser avaliada, já que a tireóide afeta outras secreções glandulares por todo o corpo.

O processo de gravidez em si oferece uma pausa no ciclo menstrual, já que não há fluxo e refluxo dos hormônios que causam sangramento nos "remendos" endometriais. Se conseguir conceber, seu corpo pode descansar por nove meses, e mais tempo ainda se você escolher amamentar seu filho. Muitas mulheres descobriram que sua endometriose não mais ocorria após o nascimento de seu primeiro filho.

NUTRIÇÃO: Siga o programa básico de nutrição preventiva exposto no capítulo 3. Além disso, diminua seu consumo de carne e de laticínios, ou utilize apenas variedades livres de hormônios. Elimine alimentos refinados, café e outras bebidas que contêm cafeína, assim como todas as fontes de gorduras hidrogenadas.

Faça refeições regulares, mas consuma a maioria de suas calorias no café da manhã e almoço, jantando apenas levemente à noite.

É uma boa idéia pedir a seu médico ou nutricionista licenciado que faça uma análise sanguínea química para descobrir suas necessidades nutricionais individuais.

COMPLEMENTAÇÃO: Você deveria estar ingerindo as seguintes quantidades diárias de vitaminas:

Vitamina A: 25.000 UI (diminua para 10.000 UI após a ovulação, se você estiver no processo de tentativa de engravidar)
Vitamina B6: 50-100 mg
Cálcio: 1.200 mg
Magnésio: 600 mg
Vitamina E: 600 UI

Ácido fólico: 800 mcg
Ácidos adiposos essenciais (óleo de fibra de linho): 1 colher de sopa

ERVAS: Algumas preparações herbáceas são excelentes na complementação para seu fígado e sistema digestivo. Essas são curcuma, dente-de-leão (folhas frescas podem ser utilizadas na salada), alcachofra, *Silybum*, que pode ser comida, ou você pode usar o extrato concentrado, e bardana (a variedade conhecida como raiz gobo pode ser ingerida). Tome essas ervas sozinhas ou em combinação duas vezes ao dia (30 gotas de extrato, 1 a 2 cápsulas ou infusão com 1 copo).

Para melhorar a circulação pélvica, use freixo (*xanthoxylon*), *fouqueria*, *silybum*, curcuma, e/ou noz-das-feitiçeiras. Tome essas ervas duas vezes ao dia (30 gotas de extrato, 1 a 2 cápsulas ou infusão com ½ copo).

Para diminuir a produção de estrógeno em seu corpo, você deve tomar milefólio e Vitex. Tome essas ervas duas vezes ao dia (60 gotas de extrato, 2 a 3 cápsulas ou infusão com 1 copo).

Para acalmar a dor, você pode utilizar viburno, valeriana e cará. Tome essas ervas a cada 2 ou 3 horas, dependendo da necessidade (30 gotas de extrato, 1 a 2 cápsulas ou infusão com ½ copo).

Você pode fazer uso de qualquer das ervas acima como chá, infusão, decocção, cápsulas ou extrato líquido. Consulte o capítulo 2 para aprender a preparar ervas.

Tratamento

Faça exercícios *Kegel*, 50 a 100 diariamente em séries de 10 repetições a cada vez. (Consulte o capítulo 3, EXERCÍCIO, para aprender a executar um *Kegel*.) Esses exercícios enrijecerão e tonificarão os músculos pubococcigeais e o períneo, além dos músculos anais. Também melhoram a circulação de sangue e linfa na pélvis.

Banhos de assento, alternando água quente e fria, podem servir de complemento para o cuidado da endometriose. Sente-se em água quente cobrindo seu quadril por quatro minutos, depois em água fria por um minuto; alterne quatro ou cinco vezes, terminando com a fria. Faça isso uma ou duas vezes ao dia por pelo menos 15 dias.

Óleo de rícino aquecerá a área e encorajará o sangue a fluir, além de poder ajudar no tratamento da infertilidade causado pela cicatrização endometrial. Aplique óleo de rícino no abdômen inferior, cubra com um pano de lã, aplique uma compressa quente por 30 a 40 minutos durante pelo menos 15 dias. Não faça uso do tratamento durante a menstruação.

Aplicações de argila também produzem calor. Misture a argila com água para fazer uma pasta densa, aplique ao abdômen uma camada de ½ a 1 centímetro, cubra com uma toalha, deixe secar e então lave, retirando. Faça isso uma vez por dia durante 15 dias. Não utilize o tratamento durante a menstruação.

HOMEOPATIA: Apesar da homeopatia ser útil no tratamento da endometriose, uma simples sugestão de medicamentos possíveis não é de ajuda. Para esta condição, que é dependente de um exame da pessoa como um todo em vez dos sintomas, é melhor consultar um médico homeopata diretamente.

ACUPRESSÃO:
Consulte as tabelas no capítulo 2, para localizar esses pontos.

- R 3, no ponto central entre a parte interior do osso do tornozelo e o tendão de Aquiles na parte detrás do tornozelo.
- E 36, quatro dedos abaixo da rótula do joelho, um dedo afastado da tíbia.
- VC 4, quatro dedos abaixo do umbigo.
- B 27 e B 34, pontos sacros na base da coluna.
- VC 6, três dedos abaixo do umbigo.
- BP 12 e BP 13, no meio da junção pélvica, onde a perna se liga ao tronco.

REDUÇÃO DO ESTRESSE: O estresse é responsável por muitas doenças e, apesar de não ser o causador da doença, certamente influencia no ocorrimento da endometriose. É uma boa idéia se engajar em algum tipo de redução do estresse, tal como ioga ou tai chi chuan, técnica Alexander ou Feldenkrais, além de meditação. (Consulte o capítulo 2 para uma descrição mais detalhada desses métodos.)

VISUALIZAÇÃO: Consulte o capítulo 2 para uma explicação da maneira como funciona a visualização. Todas as visualizações podem ser executadas individualmente ou com seu parceiro. Escolha um lugar confortável e silencioso onde você não será perturbada. Relaxe completamente, liberando todos os pensamentos que possam distraí-la. Feche os olhos e permita que você sinta seus membros soltos e pesados. Comece por focalizar em sua respiração, estando consciente da inalação e exalação. Então imagine que você pode deslocar o ar para os ovários, tubos, útero e vagina. Pense no calor do ar que respira preenchendo essa área, ajudando na cura. Agora imagine os pequenos "remendos" endometriais espalhados por todo o seu sistema reprodutor. Enquanto pensa neles, compreenda que você possui o poder em seu interior para controlar seu crescimento. Agora, sua respiração os toca como o sol toca as poças em um dia quente. Eles começam a reduzir em tamanho, até secarem. Pense neles como sendo absorvidos pelo resto de seu corpo, apenas células adicionais que um dia desaparecerão, pois você não necessita mais delas. Agora pense em movimentar essas células para fora de seu corpo com a próxima exalação. Vagarosamente, retorne a seus pensamentos de calma e de paz e, quando estiver pronta, permita que seus olhos se abram.

ESTRESSE

O estresse, provavelmente, está na raiz de muitos problemas em muitos relacionamentos e pode influenciar sua capacidade para engravidar ou concluir sua gravidez. O estresse afeta o hipotálamo, que é a chave-mestra para todas as glândulas no corpo — incluindo as gônadas, que produzem os hormônios necessários à gravidez.

Se você estiver sob pressão, ou doente, viajando muito, ou excessivamente preocupada sobre algo, poderá notar que seu período pode estar atrasado, ou você pode até mesmo chegar a perder um período. (Você ainda deve checar seu muco para os dias férteis — pode não estar afetado pelo estresse, apesar de suas mensagens hormonais não estarem passando para os ovários).

O estresse é parte da vida e, portanto, impossível de se evitar; entretanto, o estresse pode ser gerenciado de forma sistemática e positiva. Lembre-se de que incidentes e pensamentos alegres, tais como estar apaixonado ou ter um bebê, também produzem estresse, mas esse tipo de estresse bom é um desafio que nos fortalece física, mental e espiritualmente. O outro lado da moeda — a angústia ou o sofrimento, ou estresse além da capacidade da pessoa para adaptar-se —, é o que causa a doença. Somos todos afetados por quatro tipos principais de estresse, que podem influenciar em nossa capacidade para engravidar e manter a gravidez: físico, químico, eletromagnético e mental/emocional/espiritual.

Sintomas: Ansiedade crônica, estômago embrulhado, dores de cabeça, palmas transpirando, formigamento nas mãos ou pés, falta de apetite, falta de libido, um sentimento de destino avassalador. Estresse sem tratamento pode levar a doença cardiovascular, sistema imunológico afetado, alergias, certos tipos de câncer, depressão e outros males crônicos.

Tratamento

NUTRIÇÃO: Siga o programa básico de nutrição preventiva exposto no capítulo 3. Elimine a cafeína e o açúcar de sua dieta. Além disso, um copo de leite morno antes de dormir irá relaxá-la, fazendo com que você adormeça mais rapidamente. (O leite contém *tryptophan*, um aminoácido que ajuda a deixar-nos sonolentos.)

ERVAS: Para reduzir o estresse, você pode tomar um tônico tal como dente-de-leão, bardana, labaça amarela ou urtiga. Essas ervas podem ser usadas sozinhas ou em combinação. Tome ½-1 colher de chá de extrato diariamente ou ½ copo de infusão feita com as ervas.

Chá de camomila ou limão (um copo sempre que quiser) também são relaxantes.

Você pode também experimentar aveia, coifa ou valeriana para ansiedade, ½ colher de chá de extrato 2 ou 3 vezes ao dia ou 1 copo de infusão duas vezes ao dia.

HOMEOPATIA: Tome duas doses de potência 6C ou 30C que estiverem de acordo com seu sintoma dentro do espaço correto de tempo (a cada dez minutos, por até uma hora), seguindo as instruções no frasco. Se não encontrar alívio para seus sintomas, esse não é o medicamento apropriado para sua condição. Faça um exame cuidadoso de si, cheque novamente a lista e selecione um medicamento diferente. Se, ainda assim, não obtiver alívio, consulte um médico homeopata para mais orientações.

Dependendo de seus sintomas, ou se você torna-se agitada quando estressada, você pode querer considerar os seguintes remédios homeopáticos:

Arsenicum album: fraqueza, exaustão após esforço mínimo, ansiedade, melancolia, inquietação.

Bryonia: irritação, sofrendo de secura (boca, garganta e pele secas), dores em todos os músculos, dores nas costas e órgãos.

Camomilla: irritação, impaciente, dor de ouvido, dor de estômago, menstruação excessiva, sem capacidade para suportar dor, insônia.

Gelsemium: dores generalizadas, fraqueza muscular, medo de palco, dismenorréia com dor de cabeça.

Ignatia: sem esperanças, desgostosa, introvertida, alternando choro com risos, calafrios, dores de cabeça, irritação.

Nux vomica: Nervosismo, tensão pré-menstrual, irritação, constipação; não suporta odores, barulho, luz.

Pulsatilla: Desgaste, calafrios.

AROMATERAPIA: Consulte o capítulo 2 para aprender a misturar óleos essenciais.

• Para massagem nas costas e barriga: lavanda, néroli, patchouli, camomila e olíbano misturados a um óleo transportador.

• Você pode pôr óleo de gerânio no banho ou usar como perfume para reduzir a tensão.

• Um banho de *ylang-ylang* aliviará a depressão.

MASSAGEM: O processo de deitar-se sobre as mãos tem sido um paliativo para o estresse por séculos. Você pode, naturalmente, massagear a si mesma, mas o toque amoroso de seu parceiro fará uma enorme diferença no alívio de tensão em seu corpo. Você pode também consultar um terapeuta massagista profissional, que poderá detectar áreas do seu corpo que precisam de alívio.

MANIPULAÇÃO: Já que o estresse físico pode resultar de má postura ou alinhamento, um velho machucado ou falta de exercício, é uma boa idéia ter uma avaliação e tratamento por um médico naturalista, um quiroprata ou osteopata. Se você aprender a controlar o estresse físico descobrindo a maneira certa de ficar de pé, como se exercitar ou como descansar, poderá evitar muitas das dificuldades do mal alinhamento durante a gravidez, quando o corpo está naturalmente deslocado para acomodar o bebê. Dor é freqüentemente o último sintoma do estresse físico — conseguindo as ferramentas de que precisa agora, você poderá vir a economizar uma grande dose de desconforto no futuro.

ESTILO DE VIDA: É importante evitar todas as toxinas para reduzir os níveis de estresse. Isso pode ser difícil, se você mora em uma cidade e tem de lidar diariamente com barulho, poluição do ar e trânsito. Seja extremamente cuidadosa com o que comer ou beber. Evite medicamentos e drogas recreacionais, álcool e cafeína, açúcar e conservantes ou químicos nos alimentos. Tome um banho morno antes de deitar-se; isto a ajudará a dormir.

Para contrabalançar o estresse eletromagnético, tente evitar ou reduzir o tempo gasto em frente a monitores de vídeo, microondas, ou perto de fios de alta-tensão, ou sob cobertores elétricos. Tenha certeza de que está exposta a boa ventilação, e passe bastante tempo ao ar livre, na luz natural do sol. Não durma em colchões d'água e não use roupas feitas de material sintético.

GERENCIAMENTO MENTAL: Focalize em sua própria nutrição e pare de tentar com tanto afinco, apesar de ser ótimo adquirir controle sobre sua vida por meio da busca de metas, é melhor substituir os "deveria" pelos "gostaria".

Faça duas listas, uma com suas metas e outra com seus valores, e então compare as duas. Veja se suas escolhas de vida coincidem com seus valores. Se estiverem em oposição, isto causará muito estresse em sua vida. Se você tem um parceiro, é importante que façam isso juntos para compararem suas anotações; ter uma criança é um dos eventos mais estressantes que você vivenciará; comece, portanto, com equilíbrio e harmonia, se não quiser perder seu caminho.

TRABALHO RESPIRATÓRIO: (Consulte o capítulo 2 para uma descrição detalhada sobre o trabalho respiratório.) Abra algum espaço todos os dias para focalizar e respirar, o que causará a circulação de energia, relaxando sua mente assim como seu corpo. Tenha certeza de que você esteja circulando o ar da cura por todas as partes que sentir estarem criando tensão.

VISUALIZAÇÃO: (Consulte o capítulo 2 para uma explicação da maneira como funciona a visualização.) Todas as visualizações podem ser feitas individualmente ou com o seu parceiro.

Sente-se em um local silencioso e confortável, e simplesmente visualize seus pensamentos enquanto mudam. Escute cuidadosamente a sua conversa interior e tente limitar os pensamentos negativos. Aprenda a fazer com que sua conversa interior seja construtiva; por exemplo, diga a si mesma que é perfeitamente possível para você ter uma família e imagine como será quando você estiver segurando seu bebê, com os outros membros da família à sua volta.

Veja as faces dos entes amados formando-se como nuvens que tomam forma, e então permita que passem sobre você. Respire lenta e uniformemente enquanto identifica as metas ou resultados que realmente quer — "Quero uma criança, quero solidificar meu relacionamento com meu parceiro, quero sentir-me confortável controlando minha casa, família e profissão".

Você não precisa tentar fazer nada disso — tudo virá a você. Quanto mais relaxada você estiver em seu interior, mais potencial terá. Agora pense em seu corpo como estando pesado e sólido, perfeitamente alinhado e pronto para qualquer coisa que vier.

ACUPRESSÃO: Utilize as tabelas nas páginas 58/60 para encontrar os seguintes pontos de acupressão:

Para irritabilidade e tensão:

- IG 4, topo da mão no músculo entre o polegar e indicador
- IG 3, atrás e entre as juntas do dedão do pé e segundo dedo
- VB 21, centro do músculo do trapézio entre o pescoço e o ombro

Para ansiedade e insônia:

- C 7, no interior da junta do pulso alinhado com o dedo mínimo
- BP 6, no interior da tíbia, quatro dedos acima do osso do tornozelo, no músculo atrás da extremidade da tíbia.

Para fraqueza e fadiga:

- R 7, dois dedos acima do R 3, na parte interior da perna acima do tornozelo
- E 36, quatro dedos abaixo da rótula, um dedo para fora da tíbia.

TRABALHO CORPORAL: Qualquer uma das disciplinas mencionadas no capítulo 2 — ioga, tai chi chuan, Técnica Alexander, Feldenkrais, etc., será de utilidade na redução de estresse em sua vida.

INFERTILIDADE

Infertilidade, ou a inabilidade para conceber uma criança, é um dos mais desagradáveis problemas obstétricos, que parece ter-se tornado uma epidemia nas últimas décadas do século vinte. Se tratado adequadamente, no entanto, os problemas de um ou dois parceiros podem freqüentemente ser diagnosticados e tratados. Muitos casais têm tanta vergonha do que eles consideram como "fracasso" que não consultam um profissional, tentando por muitos e difíceis anos conceber em vão. Muitos outros correm em busca de assistência médica e acabam por se encontrarem em uma rotina de medicamentos e coitos organizados. O fato é que não existe um só tratamento para todos. Cada casal é diferente, e seu problema deve ser abordado de maneira sistemática para evitar testagem, tratamento e custos desnecessários (além da dissolução da vida sexual e do casamento!).

Sintomas: Um casal é considerado infértil, se estiver praticando o ato sexual sem qualquer proteção durante pelo menos um ano (seis meses se estiverem acima dos 35 anos de idade) e não concebem.

Tratamento

DIAGNÓSTICO: Um profissional especializado em infertilidade desejará averiguar o seguinte:

- Você está praticando sexo com freqüência bastante na época da ovulação?
- A penetração na vagina está ocorrendo? (Vários estudos mostram que existem casais inexperientes que não compreendem como posicionar o pênis dentro da vagina no ponto crucial, quando o homem ejacula.)
- A mulher se levanta na mesma hora ou toma uma ducha?

VERIFICANDO A OVULAÇÃO: uma vez que um bom histórico sexual tenha sido levantado, os primeiros passos clínicos serão a verificação da ovulação na mulher e contagem adequada de esperma no homem. Isto significa que a mulher deve registrar sua temperatura corporal precisa, além de manter uma tabela do muco durante vários meses, e o homem deve levar ao laboratório uma amostra de sêmen.

Sua temperatura é mais baixa entre o período de sua menstruação e a próxima ovulação. Então, enquanto aumenta o nível de progesterona no corpo, sua temperatura também aumenta. Ela sobe radicalmente no período de ovulação e mantém-se alta por aproximadamente duas semanas, até logo antes do seu período menstrual seguinte.

Sua secreção mucosa segue um padrão diferente. Durante seus dias de infertilidade, qualquer secreção que sentir em sua vagina será densa, rígida ou esfarelada, formando picos pontudos em seus dedos. Ela será de cor amarela ou branca com um odor rançoso e gosto salgado. Mas o "muco fértil" deve ser úmido e escorregadio e um tanto pegajoso quando você o segura entre os dedos, como a clara do ovo. A sua cor normalmente é o branco, fosco, ou amarelo claro, tendo odor e sabor doces. Esse muco prevalece logo *antes* da ovulação (antes de sua temperatura subir). Durante a primeira metade de seu ciclo, os altos níveis de estrógeno incitam o cérvix a produzir esse muco, que é um sinal de que um de seus óvulos está para amadurecer e ser liberado do ovário para a sua viagem pelos tubos falopianos em direção ao útero. Você pode estar fértil em qualquer dia durante o período de produção do muco, assim como nos três dias que se seguem à produção de muco pegajoso.

Como Manter um Registro da Temperatura e de Tabelas de Muco

O seu padrão de ovulação deve ser aparente após aproximadamente dois meses de controle através das tabelas. Consulte seu médico se seu padrão não estiver claro, ou se precisar de interpretação para os sinais.

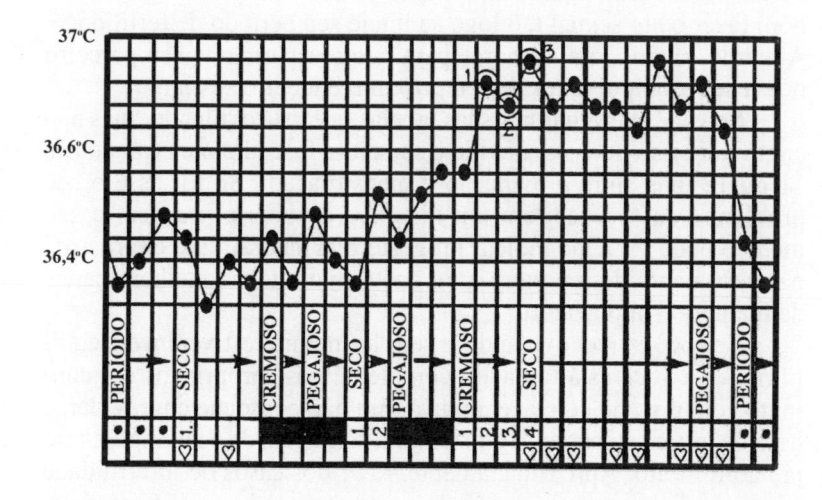

Na noite da terceira temperatura acima da linha, o período de infertilidade começa, a menos que seu muco sinalize fertilidade.

Para que possa construir sua tabela, encontre as seis temperaturas baixas seguidas antes de um aumento. Desenhe uma linha um décimo de grau acima dessas temperaturas. Na noite da terceira temperatura seguida acima de sua linha, você já perdeu a oportunidade para aquele mês porque provavelmente não está mais fértil.

Mantenha um termômetro ao lado da cama e tire sua temperatura logo que acordar pela manhã, antes de levantar e de urinar. (Se você dormiu mal na noite anterior, se está com resfriado ou com uma infecção, sua temperatura pode mostrar-se mais alta do que o normal. Se você tiver muitos dias de temperatura anormal durante determinado mês, não poderá obter uma idéia precisa de seu padrão de fertilidade.)

Tome sua temperatura oralmente ou pela vagina por três minutos. Você pode estar com uma temperatura em torno de 36,4 a 36,6 graus durante seus dias de infertilidade, por exemplo, mas pode aumentar para 37 graus no dia da ovulação ou no dia após a ovulação.

O seu muco estará escorregadio e pegajoso por seis ou sete dias antes da ovulação. Você pode estar fértil a qualquer momento durante esses dias, e também durante os três dias secos seguintes. É bom fazer o ato sexual tão logo se inicie seu período de fertilidade. Aguarde, então, 24 a 48 horas para que o esperma de seu parceiro possa se recompor antes de seu próximo encontro sexual.

Se você averiguar nas suas tabelas que está ovulando, mas não engravida, isso pode ser devido à sua curta fase luteínica (menos de 11 ou 12 dias entre a ovulação e menstruação). Se for esse o seu problema, ou se você tem um histórico de aborto precoce, o seu médico pode vir a lhe indicar progesterona natural. Isso engrossará o revestimento de seu útero para que o óvulo tenha melhor chance de manter-se implantado.

Se você estiver ovulando, e seus hormônios estiverem em equilíbrio, e se você está tomando complementos apropriados em conjunto com uma boa dieta, e ainda assim não consegue engravidar, é hora de testar seu parceiro e fazer uma contagem de esperma, se isso já não foi feito. Aproximadamente 40 % dos casos de infertilidade ocorre no lado masculino; infelizmente, muitos homens ficam horrorizados ao descobrir que são os responsáveis e recusam-se a fazer o teste. Não há vergonha em ter uma contagem baixa de esperma, e muito pode ser feito para aumentar as chances de concepção, mas, primeiro, o teste é essencial.

Se os testes mostram que ambos os membros do casal são completamente funcionais, ou se você não consegue obter uma leitura precisa de suas tabelas, o próximo passo seria um teste de ovulação simples (*kits* estão disponíveis em qualquer farmácia, para apontar com precisão a ovulação e tempo de relação sexual para aquele período menstrual. Pode ser que você tenha uma ovulação atrasada apenas porque está se preocupando demais com o fato de engravidar!

Se a Ovulação não Estiver Ocorrendo:

Você saberá que não está ovulando porque sua tabela de temperatura permanecerá relativamente baixa, ou flutuará para cima e para baixo, sem aumento claro no meio do ciclo. O seu muco estará aguado, muito fino para se alongar.

TERAPIA HERBÁCEA: Ervas estrogênicas (bardana, *dong quai*, cimicífuga) devem ser administradas na primeira metade do ciclo e alguns tipos de ervas progesterônicas (cará ou Vitex) na segunda metade do ciclo. *Vitex*, um produto disponível em lojas de produtos naturais e que possui efeito progesterônico, ajuda a balancear hormônios pituitários durante todo o ciclo. Use ¼ de copo de decocção, 60 gotas de extrato líquido ou de 2 a 3 cápsulas duas vezes ao dia. Consulte o Capítulo 2 para aprender a preparar ervas.

AROMATERAPIA E MASSAGEM: Você poderá fazer uso desses óleos misturados a um óleo transportador separadamente ou em conjunto para massagear seu corpo diariamente. Tratamentos devem ser feitos durante as três semanas de seu ciclo quando você não estiver menstruando. Quando começar o seu período, pare com os tratamentos durante sete dias (contando o primeiro dia a partir do primeiro dia de seu ciclo).

• Para massagem nas costas ou barriga, use néroli, rosa e jasmim para equilibrar as emoções e hormônios.
• Para massagem nas costas ou barriga, sálvia tem ação purificadora e tônica no útero.
• Para seu parceiro, massagem nas costas ou barriga com sândalo, patchouli ou olíbano.

TERAPIA LUNAR: Devido à crença de que o ciclo menstrual da mulher é influenciado pelas fases da lua, é possível usar a luz e a escuridão para influenciar o tempo de ovulação. Apesar desse conceito parecer um tanto extremo, foi provado cientificamente que galinhas botam ovos maiores e mais freqüentemente quando a luz no galinheiro é regulada. Para o uso de técnicas de lunacepção, mantenha o quarto de dormir absolutamente escuro à noite exceto no meio do ciclo menstrual, quando a ovulação deve ocorrer. Neste ponto, durma com uma luz noturna acesa. Isso ajuda a regular o ciclo e a estimular a ovulação.

POSIÇÕES SEXUAIS: Posições diferentes irão assegurar a penetração e ajudar a depositar o sêmen perto da cérvix. A posição com o homem por cima é excelente, assim como a posição em que a mulher fica de quatro. A posição com a mulher por cima ou lado a lado não são tão úteis para reter o esperma.
Não se levante ou tome uma ducha após o ato sexual! Não é uma má idéia erguer seu quadril com um travesseiro ou posicionar as pernas na guarda da cama ou nos ombros de seu parceiro após fazer amor. E, é claro, tenha certeza de estar praticando o ato sexual em dias alternados durante seu período fértil! (A contagem de esperma de seu parceiro não será tão alta se fizerem amor todos os dias.)

ESTILO DE VIDA: Ambos os parceiros devem parar de fumar e de usar drogas recreacionais, se já não o fizeram. Os homens devem evitar banhos quentes e calças justas, já que o calor mata os espermatozóides.

NUTRIÇÃO: Ambos os parceiros devem seguir o programa básico de nutrição preventiva exposto no capítulo 3. Além disso, devem diminuir o consumo de carne e de laticínios, ou fazer uso de variedades livres de hormônios. Elimine todos os alimentos refinados, café e outras bebidas contendo cafeína, assim como todas as fontes de gorduras hidrogenadas.
Faça refeições regulares, mas consuma a maioria de suas calorias no café da manhã e no almoço, jantando levemente à noite.
Algumas mulheres são inférteis devido à gordura corporal insuficiente; logo, ganho de peso apropriado pode ajudar. Você deve estar dentro dos limites da proporção de seu peso corporal para sua altura, de acordo com tabelas comuns.

COMPLEMENTAÇÃO:
Tome os seguintes complementos diariamente:

Vitamina A: 5.000 UI
Vitamina B1: 1,5 mg
Vitamina B2: 1,6 mg
Vitamina B3: 17 mg
Vitamina B6: 2,2 mg
Vitamina B12: 2,2 mcg
Ácido fólico: 800 mcg
Vitamina C: 500-1.000 mg
Vitamina D: 400 UI
Vitamina E: 400 UI
Vitamina K: 65 mcg
Cálcio: 1.200 mg
Magnésio: 500 mg
Ferro: 30 mg
Fósforo: 1.200 mg
Iodo: 175 mcg
Selênio: 65 mcg

Além disso:

- O homem deve estar tomando uma multivitamina básica, 1 a 3 gramas de vitamina C e 15 mg de zinco para garantir uma contagem adequada de esperma e movimentação. A vitamina A/caroteno é o precursor dos hormônios sexuais, e é necessária para a síntese daqueles hormônios para ambos, homem e mulher.
- A vitamina E ajuda o homem e a mulher a aumentarem o nível de fertilidade.
- Você deveria estar tomando uma vitamina pré-natal, pelo menos 800 mcg de ácido fólico, além de 1 colher de sopa de óleo de fibra de linho diariamente.

HOMEOPATIA: Tome duas doses de potência 6C ou 30C que estiverem de acordo com seu sintoma dentro do espaço correto de tempo (a cada dez minutos, por até uma hora), seguindo as instruções no frasco. Se não encontrar alívio para seus sintomas, esse não é o medicamento apropriado para sua condição. Faça um exame cuidadoso de si, cheque novamente a lista e selecione um medicamento diferente. Se, ainda assim, não obtiver alívio, consulte um médico homeopata para mais orientações.

Ácido fosfórico: Recomendado para fertilidade baixa após uma doença prolongada, para fortalecer. Útil para o homem com contagem baixa de esperma e problemas ejaculatórios; também para ereções fracas e disfunção sexual.

Agnus castus: Recomendado para apetite sexual fraco e função ovariana vagarosa, ou onde houver desenvolvimento retardado sexual ou genital. Pode haver uma secreção vaginal da cor da gema do ovo. Útil para disfunções em ambos os sexos.

Baryta carbonica: Um remédio mais geral para imaturidade da função ovariana e produção hormonal. Também de utilidade para ejaculação precoce masculina.

Conium maculatum: Recomendado para deficiência ovariana, especialmente quando também houver rigidez ou sensibilidade nos seios. No homem, pode ser de valor se ele tiver ereções fracas ou parciais.

Iodium: Esse medicamento age na tireóide e nos ovários, especialmente se o ovário direito estiver dolorido ou sensível. É usado como tônico para problemas de fertilidade em geral.

Lycopodium: Recomendado quando o tubo ou ovário direito estiver inflamado ou o ovário sensível. Secura vaginal está aparente. Também é de utilidade para ejaculação precoce no homem, além de disfunções sexuais.

Nux vomica: Recomendado quando houver um longo histórico de períodos irregulares com função ovariana dúbia. A mulher pode estar constipada e irritável, expelindo muco amarelado.

Platina: Recomendado quando a área vaginal estiver sensível ou quando a mulher estiver sofrendo de espasmos ou vaginismos. O ovário esquerdo pode estar sensível e a função ovariana diminuída.

Sabina: Indicado para aborto recorrente na décima-primeira semana. Também recomendado como tônico geral para o útero para ajudar em casos de infertilidade.

Sepia: Recomendado para libido masculina baixa, e para períodos femininos irregulares. Ela pode exibir secreção vaginal amarelada com relações doloridas, dores na parte baixa do abdômen, falta de desejo e constipação.

ACUPRESSÃO: Consulte as tabelas no capítulo 2 para localizar os seguintes pontos de pressão; IG 4 e E 36.

Se Você não Estiver Grávida Após Seis Meses

DIAGNÓSTICO, INTERVENÇÃO MÉDICA E CIRÚRGICA: Se tudo parecer normal, mas ainda não ocorrer a gravidez, é hora de fazer testes médicos mais sofisticados. Vale a pena pedir a seu médico para averiguar amostras de seu revestimento uterino e de seu muco cervical para investigar possíveis infecções cervicais. Também é importante fazer testes pós-coito para ver como os espermatozóides sobrevivem em seu muco. (Isto envolve um exame microscópico do muco cervical imediatamente após a relação para observar a sobrevivência dos espermatozóides.) Se o esperma não sobreviver, é possível que você esteja fabricando anticorpos contra o esperma de seu parceiro. O tratamento é o uso de preservativos durante os próximos seis meses para permitir a diminuição do nível de anticorpos.

Mas se o esperma sobreviver ao teste, é hora de checar para ver se o seu útero e tubos estão bloqueados. Neste ponto, um histerosalpingograma é feito. Esse é um teste onde uma tintura é injetada dentro dos tubos falopianos e monitorada em uma tela de raiosX, enquanto se move acima pelo útero. Se houver bloqueio, cirurgia, geralmente, é a única solução.

Antes da cirurgia, o corpo pode ser sustentado com complementos diários de 25.000 UI de Vitamina A, 2 ou 3 gramas de Vitamina C e 15 mg de zinco para ajudar na cura antes e depois da cirurgia. Você também pode tomar 600 UI de vitamina E para impedir que fiquem cicatrizes.

Se Você Engravida, Mas Aborta Continuamente

COMPLEMENTAÇÃO HORMONAL: É importante descobrir (novamente por meio do uso de tabelas de temperatura) se o seu problema está relacionado a uma fase luteínica curta, e portanto a uma insuficiência de progesterona. Se seu corpo não estiver produzindo bastante deste hormônio, o revestimento uterino não se desenvolverá suficientemente para manter a gravidez. Nesses casos, progesterona natural é tomada via vagina durante todo o primeiro trimestre. (Seu médico terá de receitar esses supositórios.)

VISUALIZAÇÃO: Consulte o capítulo 2 para uma explicação da maneira como funciona a visualização. Todas as visualizações podem ser feitas por você sozinha ou com seu parceiro.

Sente-se ou deite-se em uma sala silenciosa com pouca luz onde você possa estar confortável. Permita que seu corpo relaxe no chão; posicione suas mãos levemente em seu colo ou aos seus lados. Pense em toda a tensão, que sai de seu corpo.

Inale delicadamente, encolhendo a barriga. Exale e sinta a respiração movendo-se por seu corpo, dando nova vida a cada órgão. Pense em seu útero como um molde receptivo que logo conterá um germe de vida. Pense em sua vagina e cérvix, seus tubos falopianos, útero e ovários brilhando com saúde. Veja cada célula em seu interior como potencial aliada, com a integridade para ajudá-la a conceber.

Agora imagine seu bebê. Não escolha o sexo, tamanho, cor ou forma, mas veja um bebê que é todos os bebês: ansioso para ver o mundo pela primeira vez. Sinta que possui a capacidade para trazer essa criança para o mundo. Veja a si mesma como um guia para seu bebê, e dê tempo e paciência a si mesma, além de todo o espaço que deseja. Deixe que sua respiração seja a luz calorosa que acende os primeiros sinais de vida.

Agora vagarosamente deixe que seus olhos se abram.
Sorria para seu bebê.

Seis

Cuidados e Bem-Estar para o seu Corpo e Mente durante a Gravidez

É importante saber o que esperar durante essa época de muitas mudanças físicas, mentais e emocionais. Dessa forma, você poderá compreender quando as coisas estiverem normais e quando deverá consultar seu médico. Pode ser que você passe todo o seu período de gravidez sem um só problema, mas pode ser que tenha complicações. Esses desconfortos podem parecer insignificantes em qualquer outra época de sua vida, mas podem estar exacerbados agora porque você está intensamente consciente do que está acontecendo consigo a cada dia e mês.

Em minha prática, tenho pacientes que desenvolvem algum tipo de problema durante a gravidez e se preocupam se poderão ter o parto natural que haviam planejado. E, ainda assim, apenas uma mudança na dieta ou programa de terapia herbácea ou homeopatia freqüentemente resolve o que poderia, de outra forma, tornar-se uma condição séria.

Lembro-me de uma de minhas pacientes, Betty, que estava afligida por vaginite. Ela era cozinheira em um restaurante de alimentos naturais e sabia exatamente o que comer. Ela era vegetariana, não comia açúcar refinado, mas ainda assim exibia problemas — ela simplesmente não se adequava a remédios preparados, mesmo Nistatina, que é um medicamento derivado de fontes naturais.

Estava se aproximando do fim de sua gravidez, e ela se sentia muito mal. Eu estava preocupada com ela, porque poderia infectar o bebê enquanto passasse pelo canal de nascimento. Tentei supositórios homeopáticos, mas não funcionaram. Finalmente, quando estava com 35 semanas de gravidez, dei-lhe supositórios de curcuma (hydrastis). Você não pode fazer uso de qualquer tipo de curcuma antes deste período, já que pode causar contrações uterinas. Raciocinei, portanto, que se ela tiver alívio de sua condição e entrar em trabalho de parto agora, estará tudo bem. Mas Betty não exibia contrações, e a vaginite começou a melhorar. As ervas não aliviaram completamente a condição, mas funcionaram o suficiente para que se sentisse confortável até entrar em trabalho de parto e seu bebê estar a salvo da infecção.

Existem algumas questões gerais que você deve considerar antes de pensar em tratar seus problemas e reclamações. Quanto mais souber, mais chances terá de passar por uma gravidez confortável.

OS TRÊS TRIMESTRES: O QUE SE PASSA COM SEU CORPO

O período de gravidez é contado em semanas a partir do primeiro dia de sua última menstruação, terminando aproximadamente 38 semanas depois da concepção ou 40 semanas depois de seu último período de menstruação.

Primeiro trimestre, BEBÊ: Assim que o óvulo é penetrado pelo espermatozóide, começa a dividir-se e, enquanto isso acontece, o óvulo fertilizado viaja durante aproximadamente sete dias por meio do tubo falopiano em direção ao útero, onde se implanta. Seu corpo libera hormônios e enzimas que terão o efeito de engrossar o revestimento do útero para fornecer um ninho seguro para o embrião.

Durante a segunda semana de gravidez, as células se diferenciam em saco amniótico, placenta, saco embrionário que desenvolverá corpúsculos de sangue, além do bebê. Na oitava semana, o bebê já possui um coração com quatro câmaras, e minúsculos botões de órgãos. O bebê está do tamanho da extremidade de seu dedo mínimo.

Durante o terceiro mês, todos os órgãos e traços estão desenvolvidos, apesar da cabeça ainda ser muito grande em relação ao resto do corpo. O cordão umbilical agora começa a permitir circulação de sangue para o bebê, e a placenta fornece os nutrientes. O embrião torna-se, então, um feto.

Primeiro trimestre, MÃE: Você não mais menstruará (ou não mais mudará o revestimento de seu endométrio, que é agora o domicílio de seu bebê em crescimento), enquanto seu equilíbrio hormonal se desloca. Com uma quantidade maior de progesterona em seu sistema para engrossar o revestimento uterino para implantação, seu músculo contrairá e relaxará mais vagarosamente. O ritmo de digestão, como conseqüência, diminuirá, causando uma variedade de sintomas tais como indigestão, flatulência e constipação. A mudança nos hormônios pode causar-lhe náuseas, além de aumentar a produção de urina. Você terá de ir ao banheiro com mais freqüência, mesmo antes do embrião ser grande o bastante para pressionar sua bexiga. Seus seios aumentarão, os mamilos podem arder, e a auréola estará mais escura.

Segundo trimestre, BEBÊ: Com doze semanas, os órgãos sexuais estão começando a se formar, e as costelas e coluna começam a se tornar ossos. O bebê, agora um pouco menor do que seu punho, nada em seu líquido amniótico. Dentro de quatro semanas adicionais, você poderá senti-lo chutar. Com 20 semanas, o cabelo começa a formar-se em sua cabeça, e ele pode ter coordenação muscular o bastante para chupar o polegar. Com 24 semanas, o bebê desenvolve uma cobertura mucosa conhecida como vernix, que protege a pele quase como um impermeabilizante. Neste estágio, o feto responde ao som e vibração — se você tocar música pela casa, certamente sentirá alguma reação. De 24 a 28 semanas (varia de estado para estado), o feto é legalmente considerado uma criança — se houver trabalho de parto prematuro, existe boa chance de salvar o bebê, apesar de seus pulmões não estarem ainda totalmente desenvolvidos e de não haver muita gordura sob a pele.

Segundo trimestre, MÃE; Seus ossos e ligamentos começarão a amaciar em preparação para o nascimento; seu volume de sangue terá aumentado em aproximadamente 40% comparado a seu estado antes da gravidez, trazendo várias condições tais como edema, dores nas pernas e tecidos frágeis (mesmo em sua boca e gengiva). Seu centro de gravidade se deslocará, enquanto seu bebê cresce, e você pode vir a se sentir tonta e desequilibrada, especialmente se se levantar com muita rapidez. Enquanto seus órgãos internos se deslocam para criar espaço para o feto, haverá mais pressão em seus rins e costas. Pode ser também que você desenvolva uma *linea negra*, uma linha escura saindo de seu umbigo em direção ao monte púbico.

Terceiro trimestre, BEBÊ: Durante o sétimo mês, o bebê geralmente vira de cabeça para baixo e você poderá distinguir partes do corpo enquanto sente sua barriga ou vê o bebê chutando. Os movimentos estão agora muito definidos, e se seu bebê ingerir líquido amniótico em excesso, pode desenvolver soluços. Entre as 36ª. e 40ª. semanas, a cabeça do bebê ocupará sua pélvis. Agora, o bebê pesa em torno de 2,5 a 5 quilos, tendo comprimento de 7 a 9 centímetros, então não haverá muito espaço para movimento — exceto aqueles que inevitavelmente levarão ao trabalho de parto e ao parto.

É claro que você estará consciente de uma certa diminuição no movimento após 32 semanas, e isto é perfeitamente normal. Se quiser averiguar se está tudo bem com seu bebê, você pode tentar contar movimentos fetais, sempre na mesma hora do dia, talvez após o jantar quando o bebê normalmente está ativo. Se o bebê estiver realmente mais ativo durante um período maior do que duas horas, isto pode significar que seu suprimento de oxigênio diminuiu subitamente. Pode haver pressão no cordão, e o bebê pode estar tentando encontrar uma posição para corrigir isso. (Se o bebê não estiver movendo-se, pode estar dormindo. Ligue para **seu médico se o bebê não mostrar atividade por um período contínuo de doze horas**.)

Terceiro trimestre, MÃE: Seu metabolismo acelerado e o fato de que está carregando mais peso farão com que você transpire enquanto se esforça mais durante qualquer atividade. Você pode vir a sentir o resultado de estar carregando tanto peso em suas costas, suas pernas e tornozelos, e sua pele, quando aparecerem estrias. Devido à dificuldade em encontrar uma posição confortável enquanto estiver deitada, pode ser difícil dormir ou manter-se dormindo, especialmente se seu bebê estiver ativo quando você estiver tentando relaxar. Já que as veias se fecham para a superfície de sua pele e estão agora transportando mais sangue, as varizes podem aparecer, e você notará hemorróidas, possivelmente.

QUESTÕES EMOCIONAIS E PSICOLÓGICAS

Não é só o seu corpo que está em rápida metamorfose nesta época. Existem muitas questões emocionais e psicológicas que vêm à tona durante os três trimestres.

Após a gravidez ter-se estabelecido, após os primeiros momentos delirantes de alegria ao compartilhar a novidade, seu relacionamento pode mudar de rumo. Existem, freqüentemente, problemas implícitos. Não querendo machucar uns aos outros, casais evitam muitas vezes falar sobre questões mais profundas: medo de que não tenham crescido completamente, imaginando, então, como podem tornar-se pais; medo de perder a base que construíram ou que estão construindo em suas carreiras quando vierem as crianças; medo da mulher de perder a auto-estima, deixando de ser atraente; e medo do homem de não estar incluído no processo de nascimento — além de não ter certeza de que quer ser incluído!

Se problemas significativos e estresses não foram resolvidos antes de você engravidar, essa é uma ótima época para buscar aconselhamento a curto prazo. Já presenciei muitos casos onde a tensão entre o casal vem à tona durante o trabalho de parto, podendo causar problemas durante o parto em si. Foi descoberto que mulheres que mantêm melhor nível de comunicação com seus parceiros tendem a ter trabalho de parto com menor duração. Se você puder externalizar esses sentimentos escondidos, sua relação só tem a ganhar.

E para aquelas de vocês que não têm parceiros, tornando-se mães solteiras, é vital proteger sua privacidade, mas não se tornar isoladas. Essa é a época em que você mais precisa dos amigos e da família — pessoas que serão seu grupo de apoio enquanto sua vida muda abruptamente. Tenha você um parceiro ou não, o estado de sua mente pode afetar enormemente a natureza de sua gravidez e parto.

Louis Mehl, um médico que estudou as ramificações psicológicas da gravidez e parto, descobriu que, algumas vezes, mulheres de alto risco tinham parto mais fácil do que mulheres de baixo risco — dependendo de sua atitude. Se uma mulher estiver bem ajustada e realmente confortável com a idéia de sua gravidez, até mesmo riscos sérios nem sempre resultarão em complicações. Existe uma multitude de fatores complexos na equação de cada mulher, e muito do resultado do trabalho de parto, parto e período pós-parto depende da condição psicológica da mãe.

Sempre aconselho minhas clientes a trabalharem em sua área de maior fraqueza — o físico, emocional e o mental — e para que possam fazer isso, elas têm de se examinar com muito cuidado para descobrirem exatamente onde são fortes e onde necessitam de ajuda. Um nascimento, afinal, é o reflexo da vida de uma mulher, então é realmente importante procurar sentir que partes de você respondem e como. Isso pode fornecer-lhe pistas sobre o que esperar.

Reservando algum tempo para explorar as várias questões com seu parceiro e seu conselheiro, você pode ajudar a diminuir complicações, assim como melhorar seu relacionamento.

Vocês não precisam, necessariamente, estar ligados pela cintura para estarem junto. Ambos os parceiros precisam de tempo para se conhecerem como indivíduos. É muito fácil se perder na identidade de "mãe" ou de "pai"— esses papéis podem, algumas vezes, sobrepor importantes aspectos de nossas personalidades. Entretanto, se nos reencontramos neste período crucial, podemos aprender muito sobre nossos bons aspectos, nossas fraquezas e nossas metas pessoais, que eventualmente serão transportadas para a próxima geração. Podemos também aprender a gostar e a amar nosso parceiro melhor quando temos espaço para respirar.

Veja o questionário abaixo, desenvolvido por alguns de meus colegas. Respondendo a essas perguntas com honestidade, você poderá proporcionar um bom começo para si mesma nessa nova fase de suas vidas em conjunto.

Questionário para Casais

Tópicos Gerais

1. A quanto tempo os dois se conhecem?
2. Que papéis vocês representam em suas famílias?
3. Quais são suas crenças espirituais?
Como passarão adiante para seus filhos?
4. A gravidez foi planejada?
Foi planejada para apenas um de vocês?
5. Como vocês se sentem a respeito da gravidez agora?
A respeito de se tornarem pais juntos?

Sobre o seu Passado

1. Como era seu próprio relacionamento com seus pais?
2. A que outros modelos de pais vocês foram expostos (família estendida ou pais de amigos)?

3. O que vocês gostariam de fazer de forma diferente de seus pais?
4. Quais os papéis representados por cada um de seus pais na família?
5. Houve casos de álcool, drogas ou abusos sexuais ou emocionais em sua família?
6. Quais eram as visões de sua família a respeito de sexo e de gravidez?
7. Como você se sente hoje a respeito do sexo? A respeito de seu corpo?

Vida Emocional

1. Qual é seu estado emocional presente?
2. Em que é gasta a maior parte de sua energia diariamente?
3. Quem você procura para apoio?
4. Que ansiedades e medos você sente (a respeito de gravidez e outros assuntos)?
5. Você se vê como forte ou fraca?
6. Você vê seu parceiro como forte ou fraco?
7. Como você se sente a respeito de manter ou abandonar o controle?
8. Que tipo de experiência você já teve em conseguir terminar algo difícil ou desconhecido em sua vida?
9. Qual é sua experiência com dor?
10. Como você se sente a respeito de mudanças?

Você e seu parceiro devem responder individualmente ao questionário e então comparar respostas. Vocês encontrarão amplo espaço para discussão e exploração aqui para uso durante os nove meses que se seguirão.

TESTAGEM PRÉ-NATAL

Existem muitas questões, naturalmente, que vocês precisam resolver como casal. Uma é a decisão crucial de quanta informação vocês desejam obter a respeito de seu bebê. É extremamente importante considerar as ramificações da testagem pré-natal, além de falar sobre isso para que possam chegar a conclusões juntos.

Tão logo seja confirmado seu teste de gravidez, seu médico fará testes em seu sangue para anemia, infecção, tipo sanguíneo e para descobrir se você é Rh positivo ou negativo. Alguns estados pedem testagem para sífilis, gonorréia, *chlamydia*, hepatite B, HIV e rubéola, e muitos médicos fazem esses testes, independente das leis do Estado. Você fará um teste de urina cada vez que consultar seu médico, para averiguar se está derramando açúcar ou proteínas em sua urina. A maioria dos médicos exigirá um teste de tolerância à glicose no seu segundo trimestre para checar a presença de diabetes. Você também fará um teste de papanicolau, especialmente se não o fez no ano que se passou. Muitos médicos também fazem cultura vaginal no final da gravidez para procurarem bactérias nocivas.

Testagem genética ainda é área opcional. É geralmente oferecida a mulheres acima dos 35 anos de idade ou que têm parceiros acima dos 50 anos de idade ou qualquer histórico familiar de defeitos de nascença. Mas, em última instância, depende de você decidir se a testagem genética será de influência psicológica benéfica ou não. A maioria dos testes, incluindo a amniocentese, amostragem de vilosidades coriônicas, testagem alfafeto proteína (AFP) para defeitos no tubo neural e ultra-som são projetados para aliviar o medo. Muitas mulheres, porém, fazem-nos na falsa esperança de que irão garantir um bebê perfeito. Você deve, então, considerar seriamente se vai ou não fazer testes, que tipo de informação espera deles, e como os resultados podem mudar os cuidados que você recebe durante a gravidez e como se sentirá a respeito de seu bebê.

Existem geralmente três abordagens para seu processo de tomada de decisão. Se você for do tipo de pessoa que se preocupa com defeitos de nascença e sente que não carregaria uma criança com problemas especiais, preferindo abortar, deve fazer um desses testes. Se desejar saber toda a informação sobre a criança que carrega, mesmo que não esteja considerando abortar, talvez queira fazer testagem genética. Mas se você estiver na terceira categoria, não desejando de maneira alguma saber os resultados devido ao efeito que seu conhecimento teria sobre seu bebê e seu relacionamento durante a gravidez, é provavelmente melhor que não faça o teste. Você economizará uma soma considerável, eliminará a possibilidade remota de que alguma coisa possa dar errado e você perder a criança durante o teste, além de certamente evitar o estresse de saber que terá de carregar por vinte semanas adicionais uma criança com possíveis problemas severos.

Você deve saber que se descobrir que está carregando uma criança defeituosa, isto pode vir a alterar o tipo de cuidado recebido de seu médico. O que antes era uma abordagem confortável de baixo risco pode subitamente transformar-se em uma abordagem intervencionista de alta tecnologia.

Por outro lado, o grande benefício da testagem é que se seu bebê exibir uma condição que deva ser tratada cirurgicamente em um hospital imediatamente após o nascimento, você saberá que não deve preparar um parto caseiro.

Um médico responsável lhe fornecerá toda a informação disponível sobre anormalidades genéticas e o que significam em sua vida e na vida de seu bebê. Dependerá, então, de você a escolha a ser feita.

Existem outras facetas do nascimento, no entanto, sobre as quais você não tem escolha. A mais óbvia é o trabalho de parto. Em algum ponto, após nove meses de gestação, você dará a luz ao bebê que está crescendo e mudando dentro de si. Para se preparar adequadamente para aquela ocasião, examinaremos os fatores físicos, mentais e emocionais do trabalho de parto.

PREPARAÇÃO PARA O TRABALHO DE PARTO

Será muito tarde para preparar sua mente e corpo para este evento memorável quando você já estiver sentindo as dores do parto. Devido a isso, é importante que você faça muito trabalho emocional e físico durante os nove meses que a levarão ao parto.

Uma boa dose do trabalho tem a ver com o exame da forma com que você lidou com experiências difíceis no passado e com os preparativos para usar sua força pessoal durante todo o processo de nascimento.

FÍSICO: Se for preguiçosa e não se exercita há anos, você precisa entrar em forma. Você não apenas precisa de tônus muscular e tendões e ligamentos flexíveis, mas também de energia para atravessar esse período. Talvez queira considerar uma longa caminhada ou natação (obviamente aumentando aos poucos antes de tentar qualquer distância mais longa). Isso terá o efeito de prepará-la para aquela época durante o trabalho de parto, quando você sentir que não pode mais continuar, apesar de saber que ainda terá mais três horas pela frente.

EMOCIONAL: Se não recebeu muito carinho em sua vida, você pode descobrir que precisará de muitos cuidados. E durante as horas em que estiver em trabalho de parto, haverá muita oportunidade para vivenciar esse tipo de apoio. Mas algumas mulheres gostam tanto deste tipo de atenção que permitem que o processo de nascimento se estenda por mais tempo do que deveria. Para esse tipo de mulher, é crucial obter muito apoio *durante* a gravidez — peça se não estiver obtendo — para que não precise de tanto durante o trabalho de parto.

MENTAL: Para a mulher que se considera auto-suficiente e quer cuidar de tudo por si mesma, ela terá de aprender a aceitar a ajuda de seu parceiro e amigos. Não há problema em ser vulnerável — pelo menos durante esse período de sua vida. Pode ser uma boa idéia manter um diário da gravidez durante seus nove meses, para que possa explorar seus sentimentos diariamente. Você também pode ingressar em um *workshop* de cura holística e toque positivo, onde você se permite ser segurada e cuidada. Anúncios deste tipo são freqüentemente postos em centros holísticos e livrarias que vendem livros sobre terapias complementares.

Aulas de Parto

É um alívio saber que você pode obter tanta ajuda quanto desejar na preparação para seu parto. Existem dúzias de aulas de preparação para o parto que você pode comparecer. Durante o período de gravidez, seu médico ou conduzirá suas próprias aulas de preparação ou orientará para que você encontre alguém que o faça. Essas aulas geralmente cobrem um ou mais tipos de preparação para o trabalho de parto e parto (Lamaze, Bradley, Dick Read, Leboyer e Kitzinger), além de fornecerem um manual para sua orientação. As aulas devem incluir o seguinte:

Saúde Natural para Mulheres Grávidas 139

• A anatomia e fisiologia da gravidez e parto — o que está acontecendo com seu corpo e quais os estágios de desenvolvimento pelos quais seu bebê está passando.

• Apoio básico para o processo natural de nascimento, com uma apreciação saudável dos vários riscos do parto. Estando de posse de todos os exames pré-natais possíveis (ultra-som, amniocentese, amostragem de vilosidades coriônicas, etc.) muitos casais sentem que terão um parto "perfeito" garantido. É importante saber das várias complicações que podem surgir durante qualquer parto, até mesmo nos de baixo risco, e dar-se conta de que você deve assumir responsabilidade por sua própria situação. Essa parte do treinamento explicaria as seções cesarianas (a maioria mostra um filme de como é feito o procedimento), discutindo sua aceitação (física, mental e emocional) de uma possível intervenção cirúrgica. Até mesmo uma cesariana não garante, naturalmente, que seu bebê seja perfeito.

• A participação de seu marido ou parceiro — não como um "técnico", mas sim como ajudante e provedor de cuidados adicionais. Não deve ser o trabalho de seu marido gritar comandos e mantê-la no ritmo correto de respiração, e qualquer bom treinamento para nascimento encorajará a ele que seja aquele que lhe dará amor e atenção, massagens em suas costas e que lhe diga que está indo maravilhosamente bem.

• Aptidões comunicativas, tanto com seu parceiro como com seu médico. Em algumas situações, o médico que você consultou por nove meses não estará presente em seu parto. Isso pode acontecer se você havia feito preparativos com uma parteira que iria conduzir o parto em casa, mas devido a complicações você teve de ser admitida em um hospital onde seu parto será feito pelo médico de plantão. Você precisa aprender a falar com clareza, expressar seus desejos, necessidades e medos, além de ouvir o que lhe dizem.

• Como planejar para o nascimento. Muitos cursos lhe ajudarão a formular seu próprio plano para que você possa estipular seus vários desejos antecipadamente. Pode ser que queira escrever sobre sua objeção a um monitoramento fetal contínuo, sobre seu desejo de caminhar durante o trabalho de parto e acocorar-se durante o parto, comer e beber durante o trabalho de parto, não fazer episiotomia nem circuncisão, seu desejo de amamentar antes do cordão umbilical ser cortado, e o fato de que você deseja a presença de membros de sua família.

• Uma boa dose de conhecimento em treinamento para relaxamento. Além da respiração controlada, que pode ser ensinada no local, se preciso, é importante para um curso de parto ensinar a mulher como relaxar. Isso pode envolver aprender a meditar, fazer visualizações, além de respiração abdominal vagarosamente (consulte o capítulo 2 para uma descrição dessas técnicas). Isto é de particular importância durante o primeiro estágio do trabalho de parto, quando o útero deve fazer o trabalho — estar tensa e ansiosa pode impedir o progresso do trabalho de parto.

• Treinamento em sentir seu corpo e reconhecimento de massagens corporais, tais como quando você precisa ir ao banheiro, ou quando precisa deitar-se para descansar, ou mesmo se estiver com fome verdadeiramente ou apenas comendo devido ao nervosismo.

• Preparação para amamentação. Isso é essencial *durante* a gravidez, especialmente para marinheiros de primeira viagem. Se você estiver se sentindo em controle, tendo alguma idéia do que está fazendo antes de ter de lidar com um bebê faminto, você estará muito mais preparada quando a situação real ocorrer.

Também existem aulas oferecidas por hospitais e maternidades nos detalhes de cuidados de bebês pequenos. Somos todos inexperientes no que se refere a sermos pais, não importa o número de filhos que tivemos, pois cada criança é única e vem com sua própria bagagem de problemas e de alegrias. O melhor caminho, então, é estar o mais preparada possível, e as aulas a ajudarão a se sentir mais competente como mãe.

Especialmente se esse for seu primeiro filho, peço que considere esses cursos. Nessas sessões, você aprenderá sobre amamentação, alimentação por mamadeiras, uso de fraldas, banhos; aprenderá a lidar com a falta de sono e cuidados comuns para emergências e doenças da infância. Alguns incorporam cursos sobre primeiros socorros em bebês. Os cursos bons também lidam com as ramificações psicológicas de tornar-se um novo pai ou mãe e a introdução de um novo membro em uma família já existente.

É impossível pensar que você possa preparar-se para o parto em um curso de seis semanas. Além dessas aulas, você pode querer fazer algum outro tipo de preparação —aconselhamento psicológico, individualmente ou com seu parceiro; você pode ingressar em um curso de trabalhos corporais (consulte o capítulo 2 para sugestões); ou você pode querer ajuda profissional para iniciar um programa de exercícios pré-natais se não estiver acostumada a fazer força física. Você e seu médico podem discutir as opções que seriam melhores para si.

Existe um outro tipo de treinamento que você precisa para fazer um bom parto natural. Apesar de receber dicas para evitar cesariana e episiotomia em suas aulas de preparação, é o dever de casa que você faz sozinha que realmente conta durante seu trabalho de parto.

Evitando a Cesariana

Existem muitas razões que podem tornar impossível o parto natural (consulte o capítulo 9), mas é preferível evitar uma cesariana sempre que possível.

Aqui temos certas sugestões para ajudar na preparação de seu corpo para um parto vaginal:

ERVAS: Durante as últimas semanas de gravidez, pode ser útil fazer um *partus prepator*, um tônico preparatório que aprontará o útero para o trabalho de parto e permitirá um parto vaginal mais fácil. Isso é especialmente recomendado, se você teve dificuldades em partos anteriores, ou se este é seu primeiro parto e sua mãe ou irmãs tiveram dificuldades. Não é recomendado se seus trabalhos anteriores foram fáceis.

Você pode comprar uma preparação herbácea na maioria das lojas de produtos naturais. Consulte seu médico para saber a combinação que lhe é mais adequada. A maioria daquelas vendidas no comércio contém ginsão azul, cimicífuga e *viburnum* (viburno), *mitchella* e *helonias* (heléboro-amarelo). Tome 15 gotas ou uma cápsula uma ou duas vezes ao dia, durante as últimas quatro ou cinco semanas de gravidez. Pode ser tomado além do remédio homeopático indicado abaixo.

HOMEOPATIA: Existem diversos medicamentos no mercado que são excelentes preparações para um nascimento mais fácil e podem ser usados durante as últimas quatro ou cinco semanas de gravidez. Esses são especialmente bons para mulheres que engravidam pela primeira vez e para mulheres que tiveram trabalho de parto longo, dilatação dificultada ou que precisaram de Pitocina para fazê-las dilatar; você não deve tomar esses medicamentos se possui uma história de trabalhos muito rápidos. Um medicamento combinado, produzido por *Dolisos*, é chamado "Combinação para Parto", e outro produzido por *Naturopathic Formulations* é chamado "Matrigen". Esses têm o poder de encurtar o trabalho de parto e diminuir suas chances de complicações (incluindo cesarianas), e não possuem efeitos colaterais. Siga as instruções no rótulo para utilização.

MENTE/CORPO: É muito difícil para algumas mulheres deixarem de tentar com tanto afinco e permitirem que o corpo faça seu trabalho durante o parto. Muitas de nós estamos obcecadas por controle e sentimos que temos a necessidade de guiar o processo, mas isso é o exato oposto do que deveríamos estar fazendo. A tensão que prendemos em nossa pélvis — porque nos machucamos ou porque estamos reprimidas ou nervosas —impedirá o nascimento. Mas identificando nossas características emocionais e tornando-nos conscientes da função do trabalho de parto, poderemos facilitar uma percepção da experiência para que simplesmente deixemos tudo acontecer. Se puder trabalhar em cima desses pontos durante sua gravidez, você terá menos tendência para se segurar e criar problemas durante seu trabalho de parto, que possam levar a uma cesariana.

O acúmulo de tensão no corpo e na mente também pode vir a influenciar nossa capacidade para tolerar a dor e nossa tendência para fazer com que nossos músculos funcionem contra nós mesmas quando estamos dando à luz. Esse é o motivo pelo qual devemos aprender a relaxar e nos soltar. Se fizermos isso, não apenas faremos com que a experiência seja mais confortável e agradável, mas também nos beneficiaremos de outra forma: poderemos, possivelmente, evitar uma episiotomia.

Evitando a Episiotomia

Existe uma variedade de técnicas que você pode utilizar antes do nascimento para alongar seu períneo, evitando uma episiotomia ou rompimento profundo durante o processo de parto.

MASSAGEM DO PERÍNEO E AROMATERAPIA: Durante as últimas cinco ou seis semanas de gravidez, até sua bolsa estourar, você deve alongar e massagear a área diariamente. Esvazie sua bexiga e tome um banho morno, ou sente-se em uma banheira por dez minutos. Umedeça então seus dedos com um óleo transportador, como óleo de amêndoa ou germe de trigo, e massageie a área do períneo e o interior das paredes vaginais.

Depois, ponha seus polegares no interior de sua vagina até que possa sentir a área muscular entre a vagina e o reto. Pressione em direção ao reto, alongando a área em cada lado vagarosa e delicadamente. Respire e solte o interior enquanto o estiver fazendo. Alongue por um minuto, e libere. Aplique mais óleo e alongue novamente, ou peça a seu parceiro que faça isso, para que você possa focalizar na respiração e no relaxamento. Nunca massageie para cima porque pode vir a causar irritação no osso púbico e na uretra.

Se fizer isso corretamente, você simulará a sensação de calor e formigamento que acontecerá quando o bebê estiver para nascer. O ponto importante é não ficar tensa para tentar evitar a sensação e sim respirar, relaxar e se deixar levar. Aprendendo a abrir os músculos da parte inferior da pélvis enquanto os massageia (em vez de apertá-los como em um exercício *Kegel*), você pode aceitar melhor a pressão feita pela descida de seu bebê, e não lutar contra ela.

Após sua bolsa ter estourado, você não poderá fazer massagem do períneo, já que não deve introduzir nada em sua vagina que possa conter bactérias.

EXERCÍCIOS *KEGEL*: Para tonificar os músculos em volta do canal de nascimento, pratique seus *Kegels* diariamente (consulte o capítulo 3, EXERCÍCIO, para uma descrição). Contraindo e relaxando os músculos entre a vagina e o ânus, você poderá exercer algum controle sobre os esfíncteres vaginal e anal. Você deve fazer dez séries desses, três a cinco vezes por dia. Faça uma série vagarosamente, então uma série rapidamente.

Kegels geralmente são recomendados para após o nascimento. Entretanto, já que a área deve estar tonificada e flexível para o parto, essa é a época para começar. Se os músculos entre a vagina e o ânus estiverem em boa forma na hora do parto, você poderá evitar episiotomia e rompimentos quando estiver dando à luz. Você pode fazer esses exercícios para o resto de sua vida — eles proporcionam muito prazer sexual para si e para seu parceiro e podem ajudar a evitar incontinência mais tarde.

VISUALIZAÇÃO: Consulte o capítulo 2 para uma explicação sobre visualização. Esse exercício pode ser feito pela mulher individualmente ou pelo casal.

Feche seus olhos e permita que sua respiração viaje de sua boca e nariz, descendo e passando pelo umbigo até que descanse no períneo. Visualize o espaço entre sua vagina e seu ânus como um campo sem limites, uma grande extensão verde, com solo muito rico. Tente fazer com que essa área se expanda, como acontece na primavera enquanto tudo recomeça a crescer. Solte-se de qualquer sentimento de que está segurando ou mantendo junto o espaço — permita que haja germinação por si só, o solo sendo coberto por flores silvestres e nova grama verde.

Assim com essa terra pode trazer a vida à tona sem se ferir, seu corpo também pode. Mantenha a sensação de energia que permeia sua área do períneo enquanto respira e expande os limites de pele, músculo e fibra. Respire mais uma vez e permita que seus olhos se abram.

PREPARAÇÃO PARA O ALEITAMENTO

É fácil para nós nos envolvermos tanto com o trabalho de parto que freqüentemente negligenciamos a preparação para eventos que virão após o nascimento. Mas é vital que comecemos agora, durante os meses de gravidez, para que entremos em forma para o aleitamento.

Para evitar mamilos rachados ou inchados, tão comuns na época de amamentação, muitas mulheres tentam fortalecer seus mamilos antes. É questionável a eficácia de qualquer coisa que você faça, apesar de muitas mulheres afirmarem que a preparação funciona. Você tem uma variedade de possibilidades:

• Esfregue um pano seco ou esponja em volta e por cima dos mamilos diariamente.

• Peça a seu marido para dar muita atenção aos seus seios quando estiverem fazendo amor. Um estudo mostrou que mulheres que brincavam com os seios durante o ato sexual exibiam menos problemas no aleitamento.

• Faça uma visualização sobre o aleitamento. Pode ser que você queira considerar o seguinte:

Sente-se em um local confortável e comece a se concentrar em sua respiração. Pense em sua respiração como um elemento líquido, fluindo através de você e relaxando-a completamente. Imagine que a respiração está toda concentrada em seus seios, abrindo o caminho para uma nutrição saudável que alimentará sua criança, oferecendo apoio e nutrição. Visualize o interior de cada seio, transbordando de leite, pronto a derramar seu conteúdo assim que a criança estiver pronta para recebê-lo. Agora traga a respiração de volta ao seu centro, e deixe que você também seja nutrida por ela. Vagarosamente permita que seus olhos se abram.

Sentindo-se Bem; Estando Bem

Quando você está na melhor forma possível, seu corpo, mente e espírito agirão em concordância para permitir que você aproveite os próximos nove meses enquanto conhece o bebê que cresce em seu interior.

Sete

Um Guia de A a Z para Possíveis Problemas e Complicações da Gravidez

Utilize o seguinte guia para compreender e gerenciar qualquer problema possível ocorrente durante a gravidez, fazendo referência ao capítulo 2 sempre que você necessitar de uma explicação completa do tipo de tratamento. Todas as condições potencialmente sérias, que serão claramente anotadas no texto, devem ser imediatamente checadas por seu médico.

ABORTO ESPONTÂNEO

Estatísticas indicam que uma em cinco gestações acabam em aborto espontâneo. Se algo está errado, em termos de desenvolvimento, com o feto, o corpo pode simplesmente rejeitá-lo nos primeiros dois trimestres. Um aborto espontâneo no primeiro trimestre fará parecer que você está liberando pesados coágulos de sangue.

No segundo trimestre, a causa principal de aborto é a incapacidade da cérvix de manter-se fechada. Para prevenir isso, a cérvix pode ser cirurgicamente cosida, e os pontos podem ser cortados na hora do trabalho de parto. Outras causas para um aborto, no segundo trimestre, são sérios problemas ambientais com o feto. Se houver um aborto no segundo trimestre, parecerá um minitrabalho de parto.

Sintomas: sangramento sem dor pode significar que o embrião ainda está vivo, e neste caso uma ultra-sonografia pode ajudar a checar suas condições. Os sintomas mais comuns são sangramento vaginal com dor intermitente começando na parte inferior das costas, e depois sentida como dor abdominal. Se você estiver com fortes dores, seguidas de fluxo copioso de sangue, isto provavelmente significa que o aborto está acontecendo e não há nada que pode ser feito para salvar o embrião. Dependendo do estágio em que o feto estiver quando for expelido, podem haver pedaços de tecido com o sangue. Se você tem um *aborto perdido*, você não terá contrações, mas essa condição não é difícil de ser reconhecida. Além de não sentir movimento em seu útero, você subitamente perderá os sinais e sintomas da gravidez — seus seios não estarão sensíveis, e qualquer náusea que possa ter sumirá. Algumas vezes, você pode exibir algumas manchas. Nesse tipo de aborto, o feto morre, mas você não consegue expeli-lo. Essa é uma condição arriscada devido à possível hemorragia interna e infecção. É melhor ir ao hospital para ter contrações induzidas ou uma sucção.

CUIDADO: Você deve ter supervisão se estiver tentando lidar com um aborto em casa, porque a experiência pode ser amedrontadora e dolorosa. Consulte seu médico assim que começar a sangrar.

Tratamento

ERVAS: Se começar a sangrar, você pode tomar *Viburnum*, ½-1 colher de chá de extrato ou 2 cápsulas diariamente, ficando de cama em absoluto repouso — apenas se o seu médico lhe disser que seu bebê ainda está vivo. Se houver necessidade de aborto, a erva pode prolongar a retenção de um embrião ou feto morto.

INTERVENÇÃO MÉDICA: Se você tem um histórico de aborto e está preocupada sobre sua gravidez em andamento, seu médico pode receitar supositórios de progesterona natural para uso desde a concepção até o fim do primeiro trimestre. Essa é uma medida preventiva que pode ajudar mulheres que tendem a perder a gravidez em estágios precoces devido à insuficiência hormonal. De outra forma, não devemos tentar impedir um aborto — 80% de todos os abortos espontâneos são devidos a defeito no embrião em desenvolvimento, e são o método natural para a seleção natural.

Quanto mais avançada estiver em sua gravidez, mais chance você terá de "dar à luz" no hospital. É importante que todo o tecido seja expelido, e pode ser que apenas sob supervisão médica você consiga que tudo saia. Durante sua quinta ou sexta semanas de gravidez, você provavelmente apenas sentirá dores e sangramentos intensos — é rara a retenção de tecido. Entretanto, após a sexta semana, você pode ter problemas com sangramento excessivo e precisar de uma sucção para remover todo o tecido. Não é sábio esperar, quando houver necessidade de aborto em estágio tão avançado, podendo ser de alto risco para você. Vá rapidamente para um hospital.

ACONSELHAMENTO PSICOLÓGICO: Apesar de você ter, sem dúvida, criado laços com o bebê dentro de si, terá de dar conta de que essa gravidez acabou. Você precisará sentir o luto por ter perdido um bebê — deixe-se vivenciar isso, ou só, ou com seu parceiro, amigo ou com ajuda profissional.

ANEMIA

Anemia é uma diminuição em sua contagem de glóbulos vermelhos e/ou conteúdo de hemoglobina. Já que os glóbulos vermelhos carregam oxigênio para o corpo através da hemoglobina, uma diminuição resulta em baixo nível de oxigênio em todos os tecidos corporais-e o seu bebê recebe menos oxigênio também. A anemia pode ser causada por perda de sangue, produção insuficiente de glóbulos vermelhos, ou excesso de glóbulos vermelhos sendo mortos. Durante a gravidez, você geralmente se torna anêmica porque seu corpo não está produzindo glóbulos vermelhos o bastante, e isso geralmente ocorre devido à insuficiência nutricional.

No final do segundo semestre, devido à excesso de soro ou fluido na corrente sangüínea, a *hematocrit* (a porcentagem por volume de glóbulos vermelhos em relação ao sangue corporal) diminui, mas isso não a torna anêmica. A anemia é geralmente causada por deficiência de ferro. Também podem haver deficiências de Vitamina B12, Vitamina B6, ácido fólico e/ou cobre e proteína.

As contagens sanguíneas feitas durante a gravidez ajudarão a calcular os nutrientes ou vitaminas que faltam em seu organismo, mas algumas vezes mais testes específicos são necessários. Esses podem incluir reforço de ferro, ferritina, capacidade para absorção de ferro, Vitamina B12 e/ou níveis de ácido fólico. A resposta nem sempre é tomar apenas ferro, portanto é importante descobrir a verdadeira causa da anemia, fazendo testes de sangue.

Sintomas: A anemia pode fazer com que você sinta fadiga, tonteira, fraqueza, com falta de ar. Você pode também estar em risco excessivo de entrar em choque devido à perda severa de sangue no momento do parto. O seu bebê pode exibir estoques inadequados de ferro durante os primeiros meses de vida.

Tratamento

Consulte ANEMIA, capítulo 7.

AZIA

A azia, na verdade, é uma complicação gastrointestinal causada pela regurgitação do ácido estomacal acompanhado por um sentimento de que você está cheia e queimando no meio de seu peitoral. Geralmente ocorre em estágios avançados da gravidez devido à crescente pressão do útero em crescimento e às mudanças hormonais em seu corpo. Essas alterações hormonais relaxam a abertura muscular no topo do estômago e causam esvaziamento mais vagaroso do estômago, e ao mesmo tempo, permitem que os ácidos estomacais passem para o esôfago.

Sintomas: Eructação contínua durante ou após as refeições, surgimento de bílis, sensação de que está cheia, congestão ou queimação perto do coração. Você pode também experimentar essas sensações nas costas.

Tratamento

NUTRIÇÃO: Certifique-se de que sua dieta seja rica em carboidratos complexos, pobre em gorduras. Evitar alimentos gordurosos ou que possam causar gases e refeições grandes porque fazem com que piore a azia. Elimine os seguintes alimentos: chocolate, café, carnes processadas, alimentos e molhos amanteigados ou cremosos. Faça várias refeições menores em vez de três maiores; coma vagarosamente, nunca antes de se deitar. Evite alimentos condimentados ou apimentados. Beba líquidos entre as refeições, e não durante as refeições e não se deite após uma refeição.

Não tome o velho remédio caseiro de bicarbonato de sódio em água — ele pode causar desequilíbrio nos eletrólitos, o que pode ser nocivo para você e para seu bebê.

ACUPRESSÃO: Consulte as tabelas no capítulo 2 para encontrar os seguintes pontos de pressão.

- VC 22, na cavidade onde as clavículas se encontram.
- E 36, quatro dedos abaixo da rótula na parte externa da tíbia.

COMPLEMENTAÇÃO:
Tome os seguintes complementos diariamente:

Vitamina A: 5.000 UI
Vitamina B1: 1,5 mg
Vitamina B2: 1,6 mg
Vitamina B3: 17 mg
Vitamina B6: 2,2 mg
Vitamina B12: 2,2 mcg
Ácido fólico: 800 mcg
Vitamina C: 500-1.000 mg
Vitamina D: 400 UI
Vitamina E: 400 UI
Vitamina K: 65 mcg
Cálcio: 1.200 mg
Magnésio: 500 mg
Ferro: 30 mg

Fósforo: 1.200 mg
Iodo: 175 mcg
Selênio: 65 mcg

Além disso, tome tabletes mastigáveis de cálcio, 600 mg, duas vezes ao dia.

ERVAS: Mastigue tabletes de mamão quando necessário. Misture uma colher de chá de pó de casca de olmo com mel ou utilize cápsulas de olmo.

HOMEOPATIA: Tome duas doses de potência 6C ou 30C que estiverem de acordo com seu sintoma dentro do espaço correto de tempo (a cada dez minutos, por até uma hora), seguindo as instruções no frasco. Se não encontrar alívio para seus sintomas, esse não é o medicamento apropriado para sua condição. Faça um exame cuidadoso de si, cheque novamente a lista e selecione um medicamento diferente. Se, ainda assim, não obtiver alívio, consulte um médico homeopata para mais orientações.

Nux vomica: eructação azeda, amarga, fome antes do ataque de azia, dor no estômago que piora após a alimentação, eructação dificultada.

Carbo vegetalis: eructação acompanhada por bílis azeda; eructação traz alívio.

Lycopodium: após o consumo de repolho ou feijão, eructação azeda, pressão no estômago após a refeição, queimação na garganta durante horas.

Calcarea carbonica: eructação freqüentemente azeda e alta; dores estomacais.

Pulsatilla: sentimento de aperto após a refeição, nunca sedenta.

BEBÊS INVERTIDOS

Quando o bebê está invertido, ele está posicionado com o traseiro ou os pés primeiro no útero em vez da cabeça. Isso pode ser devido ao fator fisiológico, tal como cordão umbilical muito curto que não dá ao bebê espaço em qualquer outra posição. Algumas vezes, uma inversão se dá devida à anatomia da mãe — ela pode exibir um tumor no ovário, uma pélvis pequena, ou pode ser que tenha placenta prévia, onde a placenta está ligada na parte inferior de sua pélvis.

Se seu bebê ainda estiver invertido durante as 33ª e 34ª Semanas, essa é uma boa hora para encorajá-lo a virar-se. Lembre-se de que uma inversão nem sempre significa que você terá de fazer cesariana — tudo depende da experiência e da preferência de seu médico. Mas um parto invertido fora do hospital não é uma boa idéia, já que significa um nascimento mais arriscado, requerendo muita experiência em inversões — o que a maioria das parteiras não possui.

Se você vai ou não poder ter seu bebê invertido vaginalmente depende do tipo de inversão presente. Se o bebê estiver vindo com o traseiro primeiro e com as pernas dobradas, será relativamente fácil, mas se o pé apresentar-se primeiro, será mais difícil, talvez tendo que ser praticada uma cesariana.

HOMEOPATIA: *Pulsatilla*.

MANIPULAÇÃO: Deite-se em uma prancha inclinada com sua cintura mais alta do que sua cabeça. Faça isso duas vezes por dia durante 15 minutos.

ACUPRESSÃO: Consulte as tabelas no capítulo 2 para localizar o ponto correto: B 67 no dedo mínimo do pé. Se você se consultar com um acupulturista licenciado, poderá fazer moxabustão por 30 minutos diariamente, durante a última semana de gravidez. Moxa é uma erva que é queimada sobre os acupontos apropriados.

VISUALIZAÇÃO: Converse diariamente com seu bebê a respeito de virar-se. Examine todos os assuntos em sua vida para ver se não está sendo muito severa consigo mesma, tentando lidar com eles. Será que você consegue se descontorcer e deixar que seu bebê se vire? Pense em ambos tomando o caminho mais fácil para variar.

EXERCÍCIOS: Faça os seguintes exercícios enquanto massageia sua barriga.

1. ALONGAMENTO: Começando de quatro, vagarosamente permita que sua cabeça e peito se alonguem no chão com seu traseiro levantado no ar. Então enrole sua coluna e volte à posição original. Faça isso dez vezes no sentido do relógio, dez vezes contra o relógio.

2. QUADRIS NO AR: Deite-se de costas com seus quadris e pernas apoiados em três ou quatro travesseiros por 10 a 15 minutos três vezes ao dia. Massageie sua barriga nesta posição.

3. AGACHAMENTO: Pressione seus joelhos para fora com seus cotovelos enquanto você se agacha. Se sentir-se desequilibrada, segure na cama ou peça de mobília enquanto se agacha, e mantenha a posição pelo tempo que for confortável. Faça cinco agachamentos três vezes ao dia. Isso encorajará o bebê a se mover para baixo.

VIRANDO O BEBÊ MANUALMENTE: Isso deve ser feito por um médico experiente usando ultra-som antes e depois, monitorando continuamente o batimento cardíaco do bebê durante o procedimento. Geralmente é melhor tentar pela primeira vez com 33 ou 34 semanas, e então, se o bebê virar de volta, você pode tentar novamente duas semanas mais tarde. Seu médico posicionará as duas mãos em seu abdômen e delicadamente levantará o bebê para fora da pélvis, ajudando-o a dar um salto. Enquanto o bebê aumenta em tamanho, há obviamente menos espaço para manobras. Alguns bebês se viram durante o trabalho de parto de qualquer jeito, portanto sempre pense positivo.

CONSTIPAÇÃO

Uma reclamação comum da gravidez, a constipação é geralmente devido ao efeito retardante do hormônio progesterona no trato digestivo. Enquanto a gravidez avança e seu bebê cresce, os intestinos são continuamente deslocados e espremidos pelo útero, o que cria dificuldades para o material digerido passar pelo sistema e ser expelido.

A constipação também pode ser resultado do estresse e/ou mudanças na dieta. Pode ser complicada por complementos de ferro inorgânico tais como sulfato ferroso, freqüentemente receitado para anemia.

Tratamento

NUTRIÇÃO: Siga o programa de nutrição preventiva básica no capítulo 3. Aumente sua ingestão de líquidos, particularmente água, sopa e sucos. Certifique-se de que está ingerindo alimentos com alto-teor de fibras tais como frutas secas ou frescas (incluindo figos e ameixas), verdes frescos e outros vegetais (alguns com casca, desde que sejam bem lavados antes de comer), grãos integrais e cereais. Você pode também adicionar uma porção diária de semente de *psillium*, melado ou xarope de bordo em sua dieta.

Se você andou comendo uma dieta baixa em fibras, você desejará aumentar as quantidades desses alimentos aos poucos para dar a seus intestinos tempo para ajuste. Se adicionar fibra muito rapidamente, você pode vir a causar contrações uterinas.

Se nenhum dos alimentos acima aliviarem a constipação, consulte seu médico para obter remédios mais fortes.

COMPLEMENTAÇÃO:
Tome os seguintes complementos diariamente:

Vitamina A: 5.000 UI
Vitamina B1: 1,5 mg
Vitamina B2: 1,6 mg
Vitamina B3: 17 mg
Vitamina B6: 2,2 mg
Vitamina B12: 2,2 mcg
Ácido fólico: 800 mcg
Vitamina C: 500-1.000 mg
Vitamina D: 400 UI
Vitamina E: 400 UI

Vitamina K: 65 mcg
Cálcio: 1.200 mg
Magnésio: 500 mg
Ferro: 30 mg
Fósforo: 1.200 mg
Iodo: 175 mcg
Selênio: 65 mcg

Além disso, tomar semente de *psillium* (Metamucil), 1 a 3 colheres de chá misturadas em 250 ml de água duas vezes ao dia seguida de um copo de água adicional.

ESTILO DE VIDA: Separe um tempo todos os dias para mover suas entranhas; não se esforce.

ERVAS: Labaça amarela (levemente laxativo, fornece ferro adicional), ½ a 1 colher de chá de tintura 2 a 3 vezes ao dia.
Raiz de dente-de-leão, ½ a 1 colher de chá de tintura 2 a 3 vezes ao dia.

HOMEOPATIA: Tome duas doses de potência 6C ou 30C que estiverem de acordo com seu sintoma dentro do espaço correto de tempo (a cada dez minutos, por até uma hora), seguindo as instruções no frasco. Se não encontrar alívio para seus sintomas, esse não é o medicamento apropriado para sua condição. Faça um exame cuidadoso de si, cheque novamente a lista e selecione um medicamento diferente. Se, ainda assim, não obtiver alívio, consulte um médico homeopata para mais orientações.

Collinsonia: evacuação seca, hemorróidas, ânus coçando.

Lycopodium: fezes pequenas e duras, difíceis de passar. Hemorróidas doem.

Nux vomica: vontade de defecar ineficaz, sentimento de que ainda precisa defecar, hemorróidas coçando.

Sepia: fezes grandes e duras, sentimento de estar com uma bola no reto, dores direcionadas para cima no reto.

ACUPRESSÃO: Consulte as tabelas no capítulo 2 para encontrar os seguintes pontos de pressão.
• E 36, quatro dedos abaixo da rótula, um dedo para fora da tíbia.
• IG 11, extremidade de fora da junta do cotovelo.

EXERCÍCIO: Ioga e tai chi chuan são especialmente bons para obter bastante movimento e flexibilidade interior. Uma curta caminhada ou algumas braçadas de nado aumentarão o uso de oxigênio, que por sua vez causa aumento na atividade intestinal.

CONTRAÇÕES BRAXTON HICKS

Essas contrações, ou fortes dores musculares, ocorrem durante a gravidez para ajudar a aumentar a eficácia de fluxo sanguíneo no útero. Freqüentemente não são percebidas até o final da gravidez, quando podem ser confundidas com o início de trabalho de parto. É mais típico para mulheres que já tiveram mais de um filho sentirem esse tipo de contração — uma mulher que está tendo seu primeiro filho pode não ter consciência delas.

Compreenda que essas contrações são normais e úteis para o corpo. Contrações Braxton Hicks ajudam a melhorar o fluxo de sangue no útero, e no final da gravidez, podem ajudar a amaciar ou romper a cérvix e preparar os músculos uterinos para o trabalho de parto eficiente.

Algumas mulheres sentem que podem lidar com essa sensação de aperto, mas outras se sentem desconfortáveis e ansiosas sem saber se estão em trabalho de parto ou não. É comum vivenciar Braxton Hicks mais intensas durante o orgasmo.

Tratamento

ESTILO DE VIDA: Se você está muita agitada, sente-se e relaxe; se estiver dormindo, levante-se e mova-se; se estiver se exercitando, pare e respire. Se descansar o bastante e evitar muito trabalho e estresse, você pode ser capaz de aliviar as dores. Um banho morno também pode ser de utilidade.

COMPLEMENTAÇÃO:
Tome os seguintes complementos diariamente:

Vitamina A: 5.000 UI
Vitamina B1: 1,5 mg
Vitamina B2: 1,6 mg
Vitamina B3: 17 mg
Vitamina B6: 2,2 mg
Vitamina B12: 2,2 mcg
Ácido fólico: 800 mcg
Vitamina C: 500-1.000 mg
Vitamina D: 400 UI
Vitamina E: 400 UI
Vitamina K: 65 mcg
Cálcio: 1.200 mg
Magnésio: 500 mg
Ferro: 30 mg
Fósforo: 1.200 mg
Iodo: 175 mcg
Selênio: 65 mcg

Adicione 1.000 mg de cálcio e 500 mg extras de magnésio.

ERVAS: *Viburnum prunifolium*, 30 gotas de extrato em água morna duas vezes ao dia, ou viburno (*Viburnum opulus*), mesma dose ou uma cápsula duas vezes ao dia.

HOMEOPATIA: Tome duas doses de potência 6C ou 30C que estiverem de acordo com seu sintoma dentro do espaço correto de tempo (a cada dez minutos, por até uma hora), seguindo as instruções no frasco. Se não encontrar alívio para seus sintomas, esse não é o medicamento apropriado para sua condição. Faça um exame cuidadoso de si, cheque novamente a lista e selecione um medicamento diferente. Se, ainda assim, não obtiver alívio, consulte um médico homeopata para mais orientações.

Caulophylum: dores espasmódicas, cansaço e irritabilidade.

Camomilla: dores espasmódicas, piora com calor e à noite, a dor é insuportável.

Cimicifuga: dor, piora com o frio e pela manhã.

ACUPRESSÃO: Consulte as tabelas no capítulo 2 para encontrar os seguintes pontos de pressão:

• CS 6, no meio do lado interior do antebraço.

• C 7, na parte interior do pulso alinhado ao dedo mínimo.

Ambos ajudarão a cessar as contrações se você se sentir muito desconfortável.

Se essas contrações forem contínuas ou se aumentam em intensidade com o tempo, CONTATE SEU MÉDICO para ter certeza de que você não está em trabalho prematuro. Dependendo de seu estágio na gravidez, você pode precisar dos cuidados médicos de um especialista em alta tecnologia.

DEPRESSÃO OU MUDANÇA DE HUMOR

Muitas mulheres sentem-se mal-humoradas durante o primeiro trimestre de gravidez, enquanto a química corporal muda rapidamente e elas precisam adaptar-se às mudanças emocionais e físicas, assim como enquanto vivenciam a antecipação de tornarem-se mães. Esses sentimentos esmagadores de desespero podem passar após os primeiros três meses, ou podem vir a piorar e continuar por todo o período de gravidez, nesse caso sendo classificados como depressão.

Sintomas: Menos severos — sentindo-se deprimida e cansada, falta de interesse no trabalho ou em *hobbies* que costumavam ser prazerosos, baixa libido, choro inexplicado.

Mais severos — falta de interesse na vida e em seu bebê, choro excessivo, sono e alimentação privada ou em excesso, abuso de substâncias, incapacidade para ver o lado bom das coisas, pensamentos suicidas ou tentativas de suicídio.

Tratamento

Se você não estiver certa se seu problema for severo ou não, consulte seu médico e descubra se terá necessidade de consultar um terapeuta.

ACONSELHAMENTO: Se você não consegue se livrar de pensamentos negativos e teme que venha a fazer algo perigoso a si mesma ou a seu bebê, PROCURE AJUDA IMEDIATAMENTE. Seu médico pode indicar-lhe um conselheiro, um psicólogo ou terapeuta, ou você poderá contatar seu hospital local para referências.

EXERCÍCIOS: Siga o programa de exercícios preventivos básicos exposto no capítulo 3. Qualquer forma de exercício estimula a produção de endorfinas no cérebro, os neurotransmissores que nos dão a sensação de bem-estar. Comece seu dia fazendo uma curta caminhada ou passeio de bicicleta. Pode ser de muita ajuda se você freqüentar uma aula (seja aula de exercícios para gravidez ou de dança ou aeróbica de baixo impacto) para que possa sair de casa e ver outras pessoas.

MEDITAÇÃO: A meditação é uma prática muito antiga para acalmar os pensamentos que nos distraem, para que tenhamos consciência do que se está passando no momento presente. Quando estamos silenciosos, concentrando na respiração, ou imersos em um som universal tal como "Om", podemos realmente aprender a relaxar e a afinarmo-nos com nosso ser interior mais calmo. Um período de 20 minutos para sentar-se só e respirar lhe dará a oportunidade de mudar sua perspectiva sobre seus problemas. Sente-se confortavelmente em uma cadeira reta, desligue o telefone, e não atenda à porta.

Feche seus olhos e comece a focalizar em sua respiração. Você pode notar que a inalação lhe parece fria enquanto entra pelas narinas, e que a exalação esquenta seu lábio superior. Mesmo enquanto está pensando "inalar, exalar" vez após vez, você descobrirá que outros pensamentos entram em sua mente. Deixe que passem, como se você fosse um passageiro de um carro em movimento, vendo o cenário que passa. Volte sempre para sua respiração.

Quanto mais você praticar, mais descobrirá conforto em sua experiência. Sem tentar, você será mais capaz de permanecer no momento presente, aproveitando o sentimento de integração entre sua mente e seu corpo.

HOMEOPATIA: Tome duas doses de potência 6C ou 30C que estiverem de acordo com seu sintoma dentro do espaço correto de tempo (a cada dez minutos, por até uma hora), seguindo as instruções no frasco. Se não encontrar alívio para seus sintomas, esse não é o medicamento apropriado para sua condição. Faça um exame cuidadoso de si, cheque novamente a lista e selecione um medicamento diferente. Se, ainda assim, não obtiver alívio, consulte um médico homeopata para mais orientações.

Natrum mur: deprimida, irritável, quer estar só para chorar, efeitos de pesar e raiva, pior quando consolada.

Arsenicum album: ansiedade, culpa, desesperança.

Ignatia: nervosa, suspiros e soluços, triste após pesar, inquietação, ansiedade, medo.

Pulsatilla: choro, mutável, deseja consolo, irritável, ciúmes, suspeitas, aversão à fumaça.

Sepia: irritável, muito triste, choros, indiferente ao trabalho e aos entes amados. Melhora com exercícios.

ACUPRESSÃO: Consulte as tabelas no capítulo 2 para encontrar os seguintes pontos de pressão.

• CS 6, meio do lado interior do antebraço.
• C 7, junta interior do pulso alinhado ao dedo mínimo.

DESEJOS E AVERSÕES ALIMENTARES

Enquanto os hormônios do corpo mudam durante a gravidez, podemos encontrar nossos desejos por certos alimentos flutuarem. Isso é provavelmente um esquema de proteção por parte da Mãe Natureza, fazendo com que desejemos a comida que precisamos e evitemos alimentos que possam ser nocivos ao bebê em crescimento. Apenas um terço das mulheres grávidas descobrem que desejam combinações de alimentos incomuns, tal como picles e sorvete. Outras são totalmente incapazes de cheirar ou ingerir alimentos dos quais gostavam. Mas você verá que um benefício de ter aversões nesta época é que seu corpo a ajudará na quebra de hábitos que pode ter tido tais como fumar, beber ou usar cafeína durante seu primeiro trimestre. Você provavelmente sentirá aversão aos cheiros e gostos desses produtos viciantes, e o enjôo matinal pode ajudá-la a se livrar dos desejos. Se isto não acontecer, uma combinação de bons nutrientes, acupressão e meditação podem fazer com que pare de abusar de substâncias.

Sintomas: Muitas mulheres vegetarianas desejam carne vermelha durante a gravidez, provavelmente porque, na verdade, precisam de mais proteína e de ferro. Elas devem certamente condescender com esse desejo, que provavelmente se extinguirá quando suas necessidades corporais forem atendidas.

Outro desejo comum é por alimentos com alto teor de gordura e de açúcar. Não é uma boa idéia ceder a eles, já que podem causar ganho excessivo de peso, além de a predispor a diabete na gestação.

Quando o corpo não está quimicamente em equilíbrio, estranhos desejos podem resultar para compensar as deficiências nutricionais. Pesquisadores não têm certeza, mas desejo por gelo, giz ou barro pode ser um sintoma de anemia, e isso deve alertá-la no sentido de fazer testes sanguíneos.

Tratamento

NUTRICIONAL: Siga o programa básico de nutrição preventiva no capítulo 3. Se encontrar dificuldades durante as primeiras semanas de sua gravidez, você poderá comer o que a atrai, desde que fique longe dos alimentos gordurosos e com alto teor de açúcar. Enquanto as náuseas diminuem durante as próximas semanas e seu apetite cresce, você poderá prestar mais atenção à sua nutrição.

EXERCÍCIO: Siga o programa básico de nutrição preventiva exposto no Capítulo 3. Uma breve caminhada diária ao ar livre fará com que você respire da maneira correta, assim como séries de exercícios de alongamento, ou aulas de ioga ou tai chi chuan. Quanto mais oxigênio puder circular, melhor se sentirá. Os exercícios também tendem a criar apetite para bons alimentos.

HOMEOPATIA: Tome duas doses de potência 6C ou 30C que estiverem de acordo com seu sintoma dentro do espaço correto de tempo (a cada dez minutos, por até uma hora), seguindo as instruções no frasco. Se não encontrar alívio para seus sintomas, esse não é o medicamento apropriado para sua condição. Faça um exame cuidadoso de si, cheque novamente a lista e selecione um medicamento diferente. Se, ainda assim, não obtiver alívio, consulte um médico homeopata para mais orientações.

Calcarea carbonica: desejo por ovos, sal, doces.

Sepia: desejo por vinagre, alimentos ácidos, picles.

Calcarea phosphorica: desejos por carne defumada.

Argentum nitricum: desejo enorme por doces.

DIABETE NA GESTAÇÃO

Diabete no período de gestação é uma condição de açúcar elevado no sangue trazida pela gravidez. Pode causar o crescimento desproporcionado do bebê, complicando o parto e algumas vezes resultando em ferimento ao bebê. Essa condição, criada por uma combinação de predisposição genética e dieta, pode vir a ser uma séria complicação da gravidez que poderá levar à morte fetal se não for tratada. Tratada ou não, ambos, mãe e filho estão em risco de desenvolver diabete no futuro. NÃO TENTE A AUTOMEDICAÇÃO PARA ESTA CONDIÇÃO.

Você pode ajudar a prevenir essa condição mantendo uma dieta excelente, ganhando apenas a quantidade de peso de que necessita, consultando seu médico todo mês. Nutrição e complementação excelentes, assim como terapia herbácea podem ser de extremo benefício em casos mais brandos. Mas casos graves classificam-na como sendo de alto risco, e você terá de ser tratada por um médico.

Sintomas: Podem não haver sintomas aparentes; entretanto, a pista é o derramamento de sangue na urina, o que pode apenas ser detectado em seu *check-up* pré-natal (sua urina é checada em cada visita, e você fará um teste de detecção de glicose em seu sangue durante seu segundo trimestre). Se você está com esse problema, seu médico seguirá com um teste de tolerância à glicose para ter acesso aos níveis de açúcar no sangue. Algumas vezes uma mulher que já teve uma ou duas gestações sem problemas, mas que deu à luz a bebês grandes, pode vir a desenvolver diabete na gestação em sua terceira ou quarta gravidez.

Tratamento

Diabete gestacional classe A pode geralmente ser tratada sem insulina, com tratamentos herbáceos, complementos nutricionais e dieta apropriada.

"Classe A" significa que o açúcar de seu sangue é normal; apenas se eleva durante a parte do teste quando você consome glicose ou após refeições. Classe B ou acima (açúcar no sangue elevado todo o tempo); necessitará de insulina e cuidados de um especialista. Todas as mulheres com diabete gestacional farão checagem diária do açúcar no sangue com um *kit* caseiro de testagem. Em qualquer caso, você deve obter uma avaliação de seu médico.

NUTRIÇÃO: Siga o programa básico de nutrição preventiva exposto no capítulo 3. Evite açúcares e doces, assim como consumo excessivo de sucos de fruta. Alguns estudos mostram que diabete gestacional pode desenvolver-se devido a uma deficiência do mineral cromo, que se torna ainda mais escasso se você ingerir muito açúcar.

COMPLEMENTAÇÃO:
Vitamina pré-natal com adição de 200 mcg de cromo.

ESTILO DE VIDA: Todas as mulheres devem ser testadas para diabete gestacional por seus médicos, especialmente aquelas com casos na família de diabete, obesidade, bebês grandes, infecções do trato urinário freqüentes ou açúcar na urina. Se você for diagnosticada com diabetes gestacional, é vital que você siga instruções para dieta, testagem de açúcar no sangue e avaliações fetais.

DOR DE CABEÇA

Uma dor de cabeça geralmente é causada por dilatação excessiva dos vasos, ou por expansão de vasos sanguíneos na testa ou cabeça, o que cria sentimentos de dor e de pressão. Esse é um problema comum, especialmente durante os primeiros estágios da gravidez. A causa pode ser hormonal, mas a dor de cabeça pode também ter sua fonte em tensão excessiva. Se estiver tendo dores de cabeça freqüentes ou severas, devem ser checadas por um médico, já que podem também ser sinal de pressão alta.

Cuidado: Dor de cabeça severa e persistente durante o terceiro trimestre pode ser sinal de preeclampsia (consulte TOXEMIA, mais à frente).

NÃO TENTE A AUTOMEDICAÇÃO. CONSULTE SEU MÉDICO.

Sintomas: Pressão latejante localizada ou na testa ou na cabeça, ou sentimento de mal-estar generalizado. Também pode vir acompanhada de náuseas.

Tratamento

NUTRIÇÃO: Siga o programa básico de nutrição preventiva exposto no capítulo 3. Afaste-se de alimentos com aditivos, especialmente tiramina (um composto similar ao aminoácido tirosina). A Tiramina é encontrada em qualquer coisa que seja feita de levedura, queijo envelhecido, frios processados, molho de soja, berinjela e creme azedo.

Alguns estudos indicam que óleo de peixe pode ser útil no tratamento de dores de cabeça — ingira alimentos com alto teor de ácidos adiposos ômega-3 tais como salmão com os ossos e cavalinha.

COMPLEMENTAÇÃO:
Tome os seguintes complementos diariamente:

Vitamina A: 5.000 UI
Vitamina B1: 1,5 mg
Vitamina B2: 1,6 mg
Vitamina B3: 17 mg
Vitamina B6: 2,2 mg
Vitamina B12: 2,2 mcg
Ácido fólico: 800 mcg
Vitamina C: 500-1.000 mg
Vitamina D: 400 UI
Vitamina E: 400 UI
Vitamina K: 65 mcg
Cálcio: 1.200 mg
Magnésio: 500 mg
Ferro: 30 mg
Fósforo: 1.200 mg
Iodo: 175 mcg
Selênio: 65 mcg

Além disso, tome 500-1.000 mg de cálcio até quatro vezes ao dia.

ERVAS: *Humulus,* misturar uma colher de chá ou 30 gotas de extrato a um copo de água fervente.

ACUPRESSÃO: Consulte as tabelas no capítulo 2 para encontrar os seguintes pontos de pressão.

Para dor de cabeça frontal, aplique pressão e massageie ambos os lados da base do crânio (GB 20), além dos dois pontos onde a ponte do nariz encontra a parte interior das sobrancelhas (B 2). Outros pontos de utilidade são:

- VG 16, centro da parte traseira da cabeça na grande cavidade sob a base do crânio.

- VG 24.5, entre as sobrancelhas onde a ponte do nariz encontra a testa.

• E 3, parte inferior da mandíbula, abaixo da pupila.

• VB 41, topo do pé, 2,5 centímetros acima do espaço entre o quarto e quinto dedos do pé.

• IG 11, extremidade externa da junta do cotovelo.

AROMATERAPIA: Massageie uma gota de óleo de menta em cada têmpora.

HOMEOPATIA: Tome duas doses de potência 6C ou 30C que estiverem de acordo com seu sintoma dentro do espaço correto de tempo (a cada dez minutos, por até uma hora), seguindo as instruções no frasco. Se não encontrar alívio para seus sintomas, esse não é o medicamento apropriado para sua condição. Faça um exame cuidadoso de si, cheque novamente a lista e selecione um medicamento diferente. Se, ainda assim, não obtiver alívio, consulte um médico homeopata para mais orientações.

Apis: palpitação, sensação de inchaço e de pressão, muito cansaço, cílios inchados.

Belladona: dor de cabeça vem e vai rapidamente, mais para o lado direito, inchaço, testa carregada, pupilas dilatadas.

Bryonia: dor de cabeça frontal, sede, dor se desloca para o lado em que você se deita, desmaios, dor piora com movimento.

Gelsemium: sensação de pressão como uma faixa em volta da cabeça, visão embaçada, tensão, dor por trás dos olhos. Melhor após urinação.

Lycopodium: cabeça inchada, como se fosse estourar, piora deitando-se e com calor.

Natrum muriaticum: sensação de milhares de minúsculos martelos batendo em seu cérebro, dor nos olhos quando olha para baixo, piora com leitura ou movimento.

MASSAGEM: Um terapeuta massagista, seu parceiro ou um amigo podem ajudar a aliviar as dores de cabeça, devido à tensão fazendo uma massagem sueca de corpo inteiro, uma massagem específica para a cabeça e pescoço, ou *shiatsu*, concentrando em pontos da cabeça e pescoço.

MANIPULAÇÃO: Já que grande parte da congestão é causada pela maneira como segura sua cabeça e pescoço, você pode precisar de uma manipulação de ossos craniais ou coluna cervical para aliviar a dor de cabeça.

VISUALIZAÇÃO: Consulte o capítulo 2 para uma explicação do funcionamento da técnica de visualização. Esses exercícios podem ser feitos individualmente ou pelo casal.

Sente-se em um local sossegado sem distrações. Feche seus olhos e sinta-se confortável. Começando com os pés, trabalhe em seu corpo para cima, imaginando um par de mãos fortes e firmes trabalhando em cada grupo muscular. Deixe-se aos cuidados dessas mãos gentis, e sinta que aquecem seu pescoço, e então o topo de sua cabeça. Se você estiver sentindo dor, respire na área. Se puder localizar qualquer tensão em particular em sua testa ou crânio, mande o poder das mãos diretamente para lá. Imagine que possui uma pequena abertura bem no topo de sua cabeça, e mova a dor e energia em excesso desse buraco para fora de seu corpo.

Agora sinta as mãos segurando-a, delicadamente ninando-a, dando-lhe conforto. Elas serão suas guardiãs, protegendo-a contra outra dor de cabeça. Agora, sentindo-se profundamente relaxada, permita que seus olhos se abram e conscientize-se de seus arredores.

MEDICAÇÃO: **Em casos de dores de cabeça severas, apenas**, é permissível o uso de Tylenol como indicado. Esse medicamento deve ser usado apenas em quantidades limitadas (nunca mais do que quatro doses consecutivas). Não tome qualquer outro medicamento comum (aspirina, excedrina, ibupofren, etc.) para a dor — alguns podem vir a causar o fechamento prematuro do duto entre a artéria pulmonar e a aorta no feto, com conseqüências letais.

DOR NAS COSTAS

Ao carregar uma criança, o arranjo de seus órgãos internos muda e grande dose de pressão é exercida na parte inferior da coluna, além de haver estresse nos rins. Enquanto seu centro de gravidade se desloca, seus ligamentos se soltam, e torna-se mais difícil levantar e sentar em cadeiras e camas. Para compensar o sentimento de falta de equilíbrio, nós freqüentemente jogamos nosso peso para frente, criando tensão adicional nas costas.

Muitas mulheres desenvolvem dores na parte inferior das costas, que freqüentemente se estendem à parte superior enquanto procuram compensar o peso deslocado. Podem haver dores generalizadas, músculos inchados, além de um sentimento de áreas trancadas em suas costas e pescoço. Algumas mulheres sentem dores generalizadas, enquanto outras sentem desconforto em áreas específicas.

Tratamento

EXERCÍCIO: Consulte o capítulo 3 para uma descrição das inclinações pélvicas e balanço pélvico. Faça dez de cada, três vezes ao dia, se seu médico aprovar.

MANIPULAÇÃO: Tratamento quiroprático ou osteopata pode ser de grande benefício, desde que seu médico seja perito em gravidez.

MASSAGEM: Massagem generalizada, por um terapeuta massagista ou seu parceiro ou amigo, pode aliviar tensão muscular. Peça-lhes que utilizem os dedos, as palmas das mãos, juntas dos dedos e parte lateral do braço, aumentando a pressão gradualmente.

POSTURA E MECÂNICA DO CORPO: Sempre dobre os joelhos primeiro antes de levantar qualquer coisa, nunca se contorça enquanto estiver levantando algo, e evite levantar o que quer que seja em estágios avançados de gravidez. Sente-se em cadeiras firmes (não em sofás), apoie a área lombar com um travesseiro ou apoio especial na cintura e parte inferior das costas. Evite exagerar na curvatura da parte inferior das costas quando estiver de pé.

COMPLEMENTAÇÃO:
Tome os seguintes complementos diariamente:

Vitamina A: 5.000 UI
Vitamina B1: 1,5 mg
Vitamina B2: 1,6 mg
Vitamina B3: 17 mg
Vitamina B6: 2,2 mg
Vitamina B12: 2,2 mcg
Ácido fólico: 800 mcg
Vitamina C: 500-1.000 mg
Vitamina D: 400 UI
Vitamina E: 400 UI
Vitamina K: 65 mcg
Cálcio: 1.200 mg
Magnésio: 500 mg
Ferro: 30 mg
Fósforo: 1.200 mg
Iodo: 175 mcg
Selênio: 65 mcg

ERVAS: Aplique óleo de hiperico externamente à área dolorida. (CUIDADO: hiperico causa hipersensibilidade ao sol.)

HOMEOPATIA: Tome duas doses de potência 6C ou 30C que estiverem de acordo com seu sintoma dentro do espaço correto de tempo (a cada dez minutos, por até uma hora), seguindo as instruções no frasco. Se não encontrar alívio para seus sintomas, esse não é o medicamento apropriado para sua condição. Faça um exame cuidadoso de si, cheque novamente a lista e selecione um medicamento diferente. Se, ainda assim, não obtiver alívio, consulte um médico homeopata para mais orientações.

Aesculus: para fraqueza muscular com dores; cansada e fraca, parte inferior das costas cede, piora andando ou se abaixando, mãos e pés incham.

Cimicifuga: para dores no pescoço, parte superior da coluna sensível, pescoço e costas duras, inchaço muscular.

Kali carbonica: para fraqueza, exaustão, dor desde a parte superior da coluna até o cóccix, costas e pernas cedem, dor da cintura até os joelhos, solas dos pés sensíveis, dor aguda, calafrios, costas cansadas.

Lycopodium: para dor nas omoplatas; dor da direita à esquerda, impossibilidade de deitar-se sobre o lado dolorido; dor na parte inferior das costas melhora com calor.

Nux vomica: para dor, desgaste; senta-se para virar de lado devido à dor; queimação na coluna, perda de potência súbita nas pernas e braços pela manhã, calafrios.

Rhus toxicodendron: para dores no lado esquerdo, inquieta em qualquer posição, rigidez nas costas, sede, frio, melhora com movimento ou deitando-se sobre superfície dura, piora com o sentar-se.

Arnica: sentimento dolorido, não quer ser tocada.

ACUPRESSÃO: Consulte as tabelas no capítulo 2 para encontrar o ponto de pressão para dor na parte inferior das costas: B 54, atrás do joelho.

APOIOS: Um cinto "trochanter", disponível com seu quiroprata, pode ser benéfico para muitos tipos de dor na parte inferior das costas, incluindo dor ciática. Apoios para a barriga também podem ser de utilidade.

Sempre use sapatos sem salto; mocassins são ótimos. Durma com travesseiros apoiando suas pernas, costas e barriga.

TRATAMENTO EXTERNO: Calor de banho, bolsa de água quente; uso de ungüentos durante a massagem. Se você forçou demais as costas, use bolsa de gelo durante as primeiras 24 horas.

VISUALIZAÇÃO: Consulte o capítulo 2 para aprender como funciona a visualização. Qualquer desses exercícios pode ser executado individualmente ou com seu parceiro. Sente-se ou deite-se de maneira que suas costas estejam bem apoiadas. Feche seus olhos e comece a respirar vagarosamente e livremente, em direção à fonte de sua dor nas costas.

Imagine sua coluna como integrada e flexível, capaz de mover-se e dobrar-se com facilidade, forte o bastante para segurar você e seu bebê. Inale e sinta energia penetrando seu corpo. Permita que a respiração circule para cima em suas costas e então, enquanto exala, deixe que se mova por cima de sua cabeça, descendo pela testa. Sinta a tensão fluindo para fora de suas costas e corpo enquanto respira.

Mande sua consciência diretamente ao local em suas costas que lhe está causando mais desconforto e pense em relaxar aquela área. Enquanto você se preenche com um sentimento profundo de consciência, compreenda que pode retirar a dor e substituí-la com energia curativa.

Você descobrirá que está agora realmente confortável em seu corpo. Respire mais vezes e então permita que seus olhos se abram.

DOR OU ESPASMO NO LIGAMENTO REDONDO

O útero possui um ligamento que desce por ambos os lados e é ligado profundamente na pélvis pela parte da frente. Devido ao crescimento do útero, esse ligamento se alonga, sendo comum, portanto, espasmos geralmente após quatro ou cinco meses e novamente no fim do nono mês.

Esse não é um problema sério, e deve ser distinguido de dor uterina severa, o que pode ser uma indicação de placenta abrupta (separação da placenta no útero). Se você estiver sentindo dores acima do útero em vez de na virilha, consulte seu médico imediatamente.

Sintomas: Dor aguda súbita.

COMPLEMENTAÇÃO:
Tome os seguintes complementos diariamente:

Vitamina A: 5.000 UI
Vitamina B1: 1,5 mg
Vitamina B2: 1,6 mg
Vitamina B3: 17 mg

Vitamina B6: 2,2 mg
Vitamina B12: 2,2 mcg
Ácido fólico: 800 mcg
Vitamina C: 500-1.000 mg
Vitamina D: 400 UI
Vitamina E: 400 UI
Vitamina K: 65 mcg
Cálcio: 1.200 mg
Magnésio: 500 mg
Ferro: 30 mg
Fósforo: 1.200 mg
Iodo: 175 mcg
Selênio: 65 mcg

Além disso, tome 1.000 mg extra de cálcio e 500 mg extra de magnésio diariamente.

MASSAGEM: Sente-se e trabalhe a área com seus dedos e com as palmas de sua mão.

TRABALHO RESPIRATÓRIO: Consulte o capítulo 2 para exercícios respiratórios. Pense em respirar diretamente em direção à área dolorida enquanto faz os exercícios.

NUTRIÇÃO, ERVAS, HOMEOPATIA: Consulte as recomendações para DORES NAS PERNAS, páginas 173-174.

ACUPRESSÃO: Consulte as tabelas no capítulo 2 para encontrar o ponto de pressão correto.

• VG 26, entre o nariz e o lábio superior.

DORES ABDOMINAIS

Qualquer dor abdominal crônica intensa pode ser um sinal de que algo está seriamente errado. Durante seu primeiro trimestre, isto pode significar uma gravidez ectópica ou um aborto. No segundo e terceiro trimestres, isto pode ser sinal de trabalho prematuro ou placenta abrupta. Dor ou contração contínua intermitente podem significar que você está para entrar em trabalho de parto. Uma firmeza constante e dolorida no abdômen, com ou sem sangramento, pode indicar placenta abrupta, uma condição onde a placenta se separa do revestimento uterino.

Tratamento

NÃO TENTE O AUTOTRATAMENTO: CONTATE SEU MÉDICO IMEDIATAMENTE. Se você vivenciar esse tipo de dor já na gravidez avançada, é possível que prossiga com o trabalho de parto mesmo se houver um pouco de sangramento; de outra forma, você pode precisar fazer uma cesariana.

DORES NAS PERNAS

Dores, comuns durante a gravidez, geralmente indicam deficiência de cálcio ou magnésio, assim como desequilíbrio de fósforo e cálcio em seu sangue.

Sintomas: dores nas pernas para andar, sentar ou deitar. Você pode acordar devido a essas dores.

Uma área avermelhada dolorida na perna indica tromboflebite (um coágulo de sangue na veia). NÃO TENTE A AUTOMEDICAÇÃO: CONSULTE SEU MÉDICO. Pode ser que você tenha de ser hospitalizada, ficando de cama com compressas quentes, além de antibióticos ou um anticoagulante.

Tratamento

NUTRIÇÃO: Siga o programa básico de nutrição preventiva exposto no capítulo 3. Além disso, elimine ou reduza alimentos com alto teor de ácido fosfórico, tais como carnes e sodas. Tenha certeza de obter suas proteínas de outras fontes, tal como legumes.

COMPLEMENTAÇÃO:
Tome os seguintes complementos diariamente:

Vitamina A: 5.000 UI
Vitamina B1: 1,5 mg
Vitamina B2: 1,6 mg
Vitamina B3: 17 mg
Vitamina B6: 2,2 mg
Vitamina B12: 2,2 mcg
Ácido fólico: 800 mcg
Vitamina C: 500-1.000 mg
Vitamina D: 400 UI
Vitamina E: 400 UI
Vitamina K: 65 mcg
Cálcio: 1.200 mg
Magnésio: 500 mg
Ferro: 30 mg
Fósforo: 1.200 mg
Iodo: 175 mcg
Selênio: 65 mcg

Tome 1.000 mg adicionais de cálcio com 500 mg de magnésio diariamente e aumente a dosagem para 1.200 e 600 mg se você não ingere laticínios.

EXERCÍCIO: Para aliviar a dor, puxe os dedos dos pés em direção à rótula. Delicadamente ponha seu peso na perna dolorida e vagarosamente caminhe até a dor ir embora.

ERVAS: Viburno (*Viburnum opulus*), ½ a 1 colher de chá de tintura ou uma a duas cápsulas a cada duas horas, se necessário, até três doses diárias.

HOMEOPATIA: Tome duas doses de potência 6C ou 30C que estiverem de acordo com seu sintoma dentro do espaço correto de tempo (a cada dez minutos, por até uma hora), seguindo as instruções no frasco. Se não encontrar alívio para seus sintomas, esse não é o medicamento apropriado para sua condição. Faça um exame cuidadoso de si, cheque novamente a lista e selecione um medicamento diferente. Se, ainda assim, não obtiver alívio, consulte um médico homeopata para mais orientações.

Cuprum metalica: dores na panturrilha e solas dos pés, espasmos começam nos dedos das mãos e dos pés.

Magnesia phosphorica: dores radiantes na panturrilha, piora em noite fria, melhora com pressão e calor.

Veratrum album: dores na panturrilha, fraqueza, pele fria, piora à noite, melhora caminhando ou com calor.

DORES PÚBICAS

Apesar dessa condição tipicamente ocorrer após o parto, causada pela passagem do bebê pelo estreito canal de nascimento, é possível que o peso do bebê ou trauma incomum (tal como uma queda) durante o terceiro trimestre cause uma separação da cartilagem sob a protuberância púbica.

EDEMA E INCHAÇO
(ver também TOXEMIA)

Muitas mulheres vivenciam edema devido à retenção de líquidos, particularmente durante o terceiro trimestre. Existem muitos motivos para o inchaço excessivo de seus tecidos durante a gravidez. Em primeiro lugar, você está produzindo progesterona em excesso, o que causa retenção de fluidos pelo corpo. Além disso, o seu útero em crescimento e o peso de seu bebê criam muita pressão em suas veias sanguíneas, o que torna mais difícil a volta do sangue para o coração, especialmente a partir das extremidades. Enquanto as veias se dilatam em sua tentativa de mover o sangue contra a gravidade, seus tornozelos e pernas podem vir a inchar. (Você pode descobrir que a condição é exacerbada quando estiver com calor ou de pé durante longos períodos de tempo.)

Sintomas: Edema é caracterizado por inchaço súbito das mãos, pés e parte inferior das pernas. Toxemia ou preeclampsia, pressão extremamente alta durante a gravidez (veja TOXEMIA), exibe sintomas parecidos, porém mais severos e rápidos. É importante ter a pressão sanguínea e urina examinadas por seu médico ou parteira, se qualquer desses sintomas estiverem presentes. **Nunca faça uso de diuréticos, herbáceos ou farmacêuticos, pois impedem o fluxo de sangue para o útero.**

Tratamento

ESTILO DE VIDA: O edema simples pode ser tratado deitando-se ou reclinando-se, elevando as extremidades inferiores ao nível do coração. Não se deite diretamente de costas, mas se incline para um lado.

EXERCÍCIO: Natação — ou simplesmente estar submergida em água — ajudará na reabsorção de líquido pelas veias.

NUTRIÇÃO: Siga o programa básico de nutrição preventiva exposto no capítulo 3. Salgue a comida a gosto (sal nos tecidos não causa inchaço); ingira alimentos com alto teor de potássio (beterraba, verdes, bananas, tomates). Beba oito copos de água diariamente.

ACUPRESSÃO: Consulte as tabelas no capítulo 2 para encontrar os seguintes pontos de pressão.

- BP 9, na parte interior da perna abaixo do joelho, sob a protuberância do osso.
- R 2, meio do arco do pé entre a ponta do dedão e a parte traseira do calcanhar.
- R 6, um dedo abaixo do interior da tíbia.

EFUSÃO OU CORRIMENTO DE LÍQUIDO

O corrimento de líquido amniótico indica que suas membranas se romperam. Se seu bebê está para nascer, isso pode indicar o começo do trabalho de parto. Se seu bebê estiver "maduro", deve ser retirado dentro de 24 horas do período de ruptura das membranas, ou pode haver infecção. (Se ocorrer antes de 37 semanas de gravidez, isso é sinal de trabalho prematuro.)

Sintomas: Você vivenciará um jorro de líquido claro — algumas vezes até um litro — ou um pingamento constante de líquido por um período de horas.

Tratamento

CONSULTE SEU MÉDICO E SIGA SUAS INSTRUÇÕES.

ENJÔO OU NÁUSEA MATINAL

O enjôo ou náusea matinal típica durante a gravidez resulta de produção aumentada de 26 hormônios feitos rotineiramente pelo corpo da mulher, além de quatro adicionais produzidos apenas durante a gravidez. O sistema gastrointestinal, desacostumado a esse excesso de hormônios, torna-se mais sensível a uma variedade de alimentos e aromas. Essa pode também ser a maneira da natureza de certificar-se de que a nova mãe não irá ingerir substâncias nocivas que podem vir a ferir o embrião recém-formado. Já que esse mal-estar geralmente nos permite ingerir apenas os alimentos mais simples, o embrião receberá apenas os nutrientes mais básicos.

Apenas cerca de 1/3 de todas as mulheres grávidas vivenciam esse desconforto, que quase sempre se extingue no decorrer do segundo trimestre. Estudos mostram que aquelas mulheres que começam com mal-estar matinal diário tipicamente geram bebês muito sadios, o que indica que apresentavam níveis satisfatórios de hormônios e de função de placenta desde o primeiro trimestre.

Sintomas: um sentimento de enjôo ao acordar, e em alguns casos, necessidade de vomitar. As ondas de mal-estar geralmente cedem enquanto você se alimenta no decorrer do dia. Entretanto, existem mulheres que são incapazes de ingerir mesmo os alimentos mais saudáveis e para quem o enjôo matinal continua até a noite. Quando o vômito for muito abundante, o resultado pode ser desequilíbrio eletrolítico e desidratação, exigindo terapia IV.

Não se preocupe em não se alimentar o bastante, a menos que não possa internalizar qualquer forma de alimento ou líquido durante metade de um dia. É importante que você beba goles de suco ou coma algumas bolachas ou biscoitos para evitar que seu corpo queime gordura para obter energia. Se você acabar por esgotar suas próprias reservas, pode causar desequilíbrio químico, o que pode vir a piorar as náuseas.

Tratamento

NUTRIÇÃO: Alimente-se com freqüência (talvez seis pequenas refeições diariamente) para evitar ficar de estômago vazio. Baixa taxa de açúcar no sangue piora as náuseas, portanto você precisa manter o nível bom durante todo o dia, começando quando acordar. Você pode manter um pacote de biscoitos ou roscas em sua mesa de cabeceira. Durante o dia, você pode levar biscoitos consigo, roscas ou torradas em sua bolsa para lanches regulares.

Beba seus alimentos em vez de comê-los; algumas vezes é mais fácil tolerar um *milk-shake* ou vegetal ou fruta batida, sem ter de mastigar. Você também pode congelar sucos para ingeri-los como picolés.

Evite açúcares simples; coma carboidratos complexos.

Evite qualquer alimento ou odores que a incomodem. Já que é geralmente o odor de comida sendo preparada o que dá a partida à resposta nauseante, peça a seu parceiro ou amigo que cozinhe para você, ou delicie-se com alimentos saudáveis comprados na rua quando puder.

Beba bebidas gaseificadas, sem cafeína. *Ginger ale* (que contém gengibre, uma erva que alivia o trato digestivo) promoverá a eliminação de gases.

Coma quando se sentir bem, não importando a que hora seja. Se puder aumentar seu nível de açúcar no sangue antes de enjoar, poderá eliminar a sensação antes que chegue até você.

COMPLEMENTAÇÃO:
Tome os seguintes complementos diariamente:

Vitamina A: 5.000 UI
Vitamina B1: 1,5 mg

Vitamina B2: 1,6 mg
Vitamina B3: 17 mg
Vitamina B6: 2,2 mg
Vitamina B12: 2,2 mcg
Ácido fólico: 800 mcg
Vitamina C: 500-1.000 mg
Vitamina D: 400 UI
Vitamina E: 400 UI
Vitamina K: 65 mcg
Cálcio: 1.200 mg
Magnésio: 500 mg
Ferro: 30 mg
Fósforo: 1.200 mg
Iodo: 175 mcg
Selênio: 65 mcg

Além disso, tome Vitamina B6 (25mg) com Vitamina C (250mg) e Vitamina K (5mg) duas vezes por dia. Pergunte a seu médico sobre injeções de Vitamina B6, que podem vir a ajudar algumas mulheres.

ERVAS: Gengibre (uma ou duas cápsulas duas ou três vezes diariamente); raiz de cará (½-1 colher de chá de extrato ou uma ou duas cápsulas duas vezes ao dia). Você pode também fazer um chá composto por partes iguais de dois ou três dos seguintes: camomila, erva-doce, canela, menta, framboesa. Coma as partes verdes de dente-de-leão ou tome ½ a 1 colher de chá de extrato três vezes ao dia.

AROMATERAPIA: Uma gota de óleo de lavanda no banho pode ser de ajuda; também gotas de óleo de gengibre, erva-doce ou menta misturados em 30ml de óleo transportador e massageados na pele regularão o estômago.

HOMEOPATIA: Tome duas doses de potência 6C ou 30C que estiverem de acordo com seu sintoma dentro do espaço correto de tempo (a cada dez minutos, por até uma hora), seguindo as instruções no frasco. Se não encontrar alívio para seus sintomas, esse não é o medicamento apropriado para sua condição. Faça um exame cuidadoso de si, cheque novamente a lista e selecione um medicamento

diferente. Se, ainda assim, não obtiver alívio, consulte um médico homeopata para mais orientações.

Faça uso das instruções na embalagem para dosagens.

Arsenicum: vômito, com ansiedade sentida no estômago, não agüenta a visão ou aroma dos alimentos, muita sede, piora com bebidas e alimentos frios, melhora com alimentos quentes.

Antimonium tartaricum: vômito espasmódico súbito logo após a refeição. Muco presente no vômito.

Argentum nitricum: náuseas e vômito com eructação. Desejo por doces, nervosismo e pânico, melhora ao ar livre, pior com o calor.

Colchium: náuseas intensas devido à visão, cheiro ou pensamento de comida apesar de desejar alimentos, sede, piora com movimentos.

Ipecac: náuseas sem alívio após o vômito, salivação excessiva, nunca sedenta, piora com o calor.
(CUIDADO: Apenas faça uso do ipecac homeopático — a variedade não-diluída é um purgante muito potente e não deve nunca ser usado durante a gravidez.)

Nux vomica: quer vomitar mas não consegue, piora com a alimentação, constipada, irritável.

TRATAMENTO MÚSCULO-ESQUELETAL: Manipulação da coluna torácica (por um quiroprata, osteopata ou naturalista).

ACUPRESSÃO: Consulte as tabelas no capítulo 2 para encontrar os seguintes pontos de pressão.

- CS 6, no meio da parte interior do antebraço.
- E 36, quatro dedos abaixo da rótula para fora da tíbia.
- C 7, no interior da junta do pulso, alinhado com o dedo mínimo.
- VC 22, no espaço entre as clavículas.

Ou então faça uso de faixas marítimas, disponíveis em farmácias ou lojas de material de viagem. Você também pode encomendá-las no *Bronson* (um distribuidor de vitaminas pelo correio), para fornecer estimulação de acupressão nos pulsos. Essas foram desenvolvidas para combater o enjôo marítimo.

VISUALIZAÇÃO: Consulte o capítulo 2 para uma explicação do funcionamento da técnica de visualização. Esses exercícios podem ser feitos individualmente ou pelo casal.
Sente-se ou deite-se em um local sossegado onde você se sinta confortável e feche os olhos. Imagine-se como sendo muito aberta em seu interior, como uma cerca com muitas aberturas por onde o ar pode passar. Enquanto respira profundamente, sinta que está-se livrando de qualquer desconforto que possa ter tido.
Considere por um minuto o que você entende por "enjoada". Será que você não se sente desconfortável, sem ter total certeza de que sabe como completar essa viagem em direção à maternidade? Qual é o aspecto da gravidez que cria em você enjôos? O que será que você está querendo limpar de seu organismo?
Sinta a brisa que sopra através de si, criando uma passagem para todos os pensamentos e sentimentos turbulentos. A brisa traz tranqüilidade e calma em seu interior. Respire fundo mais uma vez e permita que seus olhos se abram.

INTERVENÇÃO MÉDICA: Se você não for capaz de manter coisa alguma em seu estômago por 8 a 12 horas, ou se estiver perdendo peso, você pode estar apresentando uma condição conhecida como *hyperemesis gravidarum*. Pode ser que precise de medicamentos ou mesmo hospitalização para que possa ser alimentada por meios intravenosos. Consulte seu médico.

ESQUECIMENTO
(AMNÉSIA DE GRAVIDEZ)

Seja esse problema hormonal, mental ou emocional ou uma combinação dos três, é bastante comum durante a gravidez. Também é verdadeiro o fato de que se você estiver constantemente distraída pe-

los pensamentos da criança que cresce em seu interior e de como sua vida mudará mais tarde, você terá dificuldades em se concentrar.
Sintomas: esquecimento de nomes, lugares, compromissos.

Tratamento

NUTRIÇÃO: Estudos mostram que uma dieta vegetariana, geralmente baixa em toxinas, mantém sua mente mais clara. São os elementos nocivos nos alimentos assim como o peso e teor de gordura de uma dieta baseada em carne que podem, de fato, fazer-nos sentir mal. Você pode desejar tentar eliminar carne vermelha e branca e mariscos para comer apenas peixe, grãos, legumes e vegetais por duas semanas. Se o programa parecer estar ajudando, continue com ele, tendo certeza de que consome bastante proteína de fontes não-animais.

Certifique-se de que vá comer ou lanchar freqüentemente para manter o açúcar de seu sangue em nível satisfatório.

COMPLEMENTAÇÃO:
Tome os seguintes complementos diariamente:

Vitamina A: 5.000 UI
Vitamina B1: 1,5 mg
Vitamina B2: 1,6 mg
Vitamina B3: 17 mg
Vitamina B6: 2,2 mg
Vitamina B12: 2,2 mcg
Ácido fólico: 800 mcg
Vitamina C: 500-1.000 mg
Vitamina D: 400 UI
Vitamina E: 400 UI
Vitamina K: 65 mcg
Cálcio: 1.200 mg
Magnésio: 500 mg
Ferro: 30 mg
Fósforo: 1.200 mg
Iodo: 175 mcg
Selênio: 65 mcg

Além disso, adicione 25 a 50 mg de complexo B para acuidade mental.

ACUPRESSÃO: Consulte as tabelas no capítulo 2 para encontrar os seguintes pontos de pressão. Esses pontos devem ser usados com cautela, apenas com a sugestão de seu médico. Muita estimulação nesses pontos poderia vir a agravar problemas emocionais.

- VG 20, coroa da cabeça entre os ossos craniais.
- VB 20, abaixo da base do crânio, nas cavidades em ambos os lados.
- VG 24.5, entre as sobrancelhas onde a ponte do nariz encontra a testa.
- VC 17, centro do osso do peitoral.
- E 36, quatro dedos abaixo da rótula para fora da tíbia.

HOMEOPATIA: Tome duas doses de potência 6C ou 30C que estiverem de acordo com seu sintoma dentro do espaço correto de tempo (a cada dez minutos, por até uma hora), seguindo as instruções no frasco. Se não encontrar alívio para seus sintomas, esse não é o medicamento apropriado para sua condição. Faça um exame cuidadoso de si, cheque novamente a lista e selecione um medicamento diferente. Se, ainda assim, não obtiver alívio, consulte um médico homeopata para mais orientações.

Enxofre: muito esquecida, dificuldade em pensar.

Calcarea carbonica: esquecimento, confusão.

Anacardium: memória deteriorada, mente ausente.

Lac caninum: muito esquecida, comete erros escrevendo.

Lycopodium: memória fraca, soletra ou escreve palavras erradas.

ESTILO DE VIDA: Faça listas, priorize suas atividades e tente não fazer muito. É comum para mulheres grávidas quererem fazer tudo de uma só vez, e isso leva ao pensamento disperso, quando o cérebro está trabalhando em múltiplos canais. Tenha certeza de reservar um tempo, todos os dias, para a meditação, para acalmar o corpo e o espírito.

VISUALIZAÇÃO: Consulte o capítulo 2 para uma explicação do funcionamento da técnica de visualização. Esses exercícios podem ser feitos individualmente ou pelo casal.

Sente-se em um local quieto sem distrações. Sinta-se confortável enquanto começa a se concentrar em sua respiração. Permita que a inalação atravesse seu corpo até que chegue ao cérebro. Veja que a respiração chega a todos os extremos de sua consciência, tocando as células com luz e vida.

Agora exale e pense em estocar a energia diretamente no cérebro. É como se você tivesse ligado uma chave, e a luz inunda seus pensamentos. Você não precisa tentar pegar cada memória individual — estarão todas lá quando precisar. Tudo o que tem a fazer é aquietar sua mente e respirar uniformemente, imaginando que a luz brilha suavemente em seu interior.

Respire mais uma vez e deixe que seus olhos se abram.

TERAPIA MENTE/CORPO: Existe uma variedade de exercícios que você pode fazer para melhorar sua memória. Uma maneira é fazer uso de esquemas mnemônicos, onde você inventa uma palavra que consiste nas primeiras letras dos elementos que quer nomear e usa aquelas palavras como gatilhos. Você também pode concentrar-se em uma imagem mental da pessoa ou coisa que deseja lembrar. Se você for apresentado a Mary Cohen em uma festa, por exemplo, você pode imaginar a Mary com seu pequeno carneirinho — o carneirinho está usando um chapéu de burro de formato de cone. Um ótimo jogo para brincar com seu parceiro é "eu pus em minha mala", onde cada pessoa adiciona um item para colocar após repetir a lista de tudo o que já foi dito.

Algum tempo gasto diariamente com meditação permitirá que você reagrupe e focalize suas energias, concentrando em uma coisa de cada vez. Sua memória deve melhorar junto com o foco.

ESTRESSE (Consulte capítulo 5)

ESTRIAS

Essas marcas parecem linhas avermelhadas que atravessam partes de seu corpo; após o período de gravidez, elas tornam-se brancas. Estrias aparecem onde quer que sua pele tenha-se esticado com rapidez para acomodar seus seios e barriga maiores. Algumas mulheres simplesmente possuem predisposição genética e as têm por toda a parte — na barriga, seios, quadris, nádegas, coxas; outras mulheres nunca chegam a desenvolvê-las.

Tratamento

EXERCÍCIO: Siga o programa básico de exercício exposto no capítulo 3. Além disso, mantenha seus músculos abdominais firmes desde o início de sua gravidez. Isso livrará a pele que cobre os músculos de estresse. Você pode fazer roscas, levantamento de perna, e alongamentos laterais alternados durante todo o período de gravidez. Adicione mais algumas repetições a cada semana. Se seus músculos abdominais estão se separando mais de uma polegada (2,5 cm) no meio, não faça roscas. Em vez disso, deite-se de costas e faça exercícios abdominais enquanto estiver deitada.

NUTRIÇÃO: Siga o programa básico de nutrição preventiva exposto no capítulo 3. Além disso, certifique-se de estar ingerindo bastante proteína e alimentos ricos em Vitamina C e E, que promovem crescimento adequado do tecido conectivo.

MASSAGEM: Azeite ou Vitamina E podem ajudar. Existem também vários óleos especiais para a barriga grávida, que você pode encontrar em lojas de produtos naturais ou encomendar pelo correio (consulte o capítulo 12).

MENTE/CORPO: Conscientize-se de que a maternidade irá modificá-la para sempre. As alterações que permanecem consigo para sempre — estrias, o umbigo que costumava apontar para dentro agora aponta para fora — são sinais físicos de seu papel alterado, e você pode se orgulhar-se deles. Tente compreender que a sua aparência é um marco de sua viagem pela vida, e seria inapropriado ter a pele como a de uma criança quando, em realidade, você é uma mulher.

FEBRE (veja GRIPES E RESFRIADOS, INFECÇÕES DO TRATO URINÁRIO, VAGINITE)

A febre é o mecanismo protetor do corpo contra infecções. A elevação da temperatura ocorre quando nosso sistema imunológico está lutando contra bactérias e vírus nocivos a nosso organismo.

Qualquer febre acima de 38 graus indica infecção; contate seu médico se a febre estiver acima de 39 graus ou se persistir por mais de 24 horas.

Tratamento

Já que a febre é simplesmente uma reação à infecção, você nunca deve tratar a febre, mas sim a fonte da febre. Logo, é importante que você visite seu médico para tratar a gripe, infecção do trato urinário, infecção vaginal ou qualquer outro problema que esteja causando a febre.

FLATULÊNCIA

A função digestiva está diminuída durante a gravidez devido à ação do hormônio progesterona, que também ajuda a manter a gravidez, garantindo local seguro para o feto em crescimento — mantendo o revestimento do útero bem suprido de sangue. Mas você pode sentir muitos gases quando essa situação normal estiver complicada por função digestiva diminuída.

Sintomas: Sentimento de intestinos cheios, cólicas e necessidade para expelir gases.

Tratamento

NUTRIÇÃO: Tente comer seis pequenas refeições, bem espaçadas, em vez de três maiores. Coma vagarosamente e não fale enquanto come, já que se engolir oxigênio criará bolsas de gás em seus intestinos.

Elimine ou reduza seu consumo dos seguintes alimentos: feijão, alho, cebola, repolho, couve-bruxelas e alimentos fritos. Pode ser uma boa idéia alterar suas combinações alimentares. Pode ser uma boa idéia ingerir alimentos com alto teor de amido tais como grãos, massa, arroz e batatas, em conjunto com alimentos com baixos teores de amido tais como brócolis e ervilhas. Também é mais fácil a digestão de alimentos com alto teor de proteínas tais como legumes, carnes, aves, frutos do mar e laticínios quando acompanhados de vegetais sem amido. Certifique-se de cozinhar com óleos tais como azeite, óleo de girassol, sésamo, canola e de fibra de linho.

A causa da flatulência é freqüentemente uma má combinação de alimentos, por exemplo, misturando-se alimentos com alto teor de proteína com aqueles com alto teor de amido, alto teor de proteína com frutas, ou alto teor de amido e frutas.

Se a mudança em seus hábitos alimentares não aliviar os sintomas, peça a um nutricionista, ou médico especialista em nutrição, para avaliar suas necessidades de complementos digestivos.

Muitas mulheres grávidas que comem legumes pela primeira vez sentem que não conseguem aturar os gases causados por feijões ou lentilha. Se estiver preocupada com isso, você pode resolver o problema cozinhando adequadamente os feijões. Deixe-os de molho à noite, retire a água e cozinhe em nova água. Você pode adicionar gengibre ou erva-doce para redução adicional dos gases.

Se for alérgica à penicilina, não tome *Beano* em uma tentativa de ingerir mais feijão. Beano e outros produtos similares que digerem a comida, para você, são relacionados à bactéria da penicilina.

HOMEOPATIA: Tome duas doses de potência 6C ou 30C que estiverem de acordo com seu sintoma dentro do espaço correto de tempo (a cada dez minutos, por até uma hora), seguindo as instruções no frasco. Se não encontrar alívio para seus sintomas, esse não é o medicamento apropriado para sua condição. Faça um exame cuidadoso de si, cheque novamente a lista e selecione um medicamento

diferente. Se, ainda assim, não obtiver alívio, consulte um médico homeopata para mais orientações.

Calcarea carbonica: abdômen distendido, sensível à pressão, não atura roupas justas à volta da cintura, eructação azeda.

Carbo vegetabilis: eructação e bílis azedas advindas do estômago. Cólicas devido aos gases; eructação traz alívio temporário.

China: Dor abdominal melhora quando se inclina para frente; eructação não traz alívio. Piora com o toque, após a refeição.

Lycopodium clavatum: Garganta queimando devido à bílis, estômago roncando; incapacidade para soltar gases causa dores, abdômen parece cheio.

Nux vomica: dificuldade na eructação, irritável, com cólicas, área estomacal sensível a pressão, inchaço várias horas após a ingestão de alimentos.

EXERCÍCIOS: Siga o programa básico de exercícios exposto no capítulo 3. Se você mover o exterior de seu corpo, o interior começará a se mover melhor também. Tenha certeza de que vai sair para uma caminhada, para nadar ou andar de bicicleta diariamente, além de sempre praticar seu alongamento.

TRABALHO RESPIRATÓRIO: Consulte o capítulo 2 para uma descrição. Os sistemas chinês e indiano de controle da respiração (chi kung e ioga) possuem ambos vários mecanismos para concentração nos intestinos. Você começa inalando profundamente, encolhendo a barriga e contraindo seus órgãos internos. Ponha suas mãos nos quadris para se guiar. Então faça uso de sua respiração para circular seu estômago para a direita, para trás, para esquerda e de volta ao centro. Faça esse círculo três vezes, exale, inale novamente e repita três vezes na outra direção. Exale.

GRAVIDEZ ECTÓPICA

Uma gravidez ectópica ou tubária ocorre quando o óvulo fertilizado se implanta fora do útero (geralmente no tubo falopiano) em vez de em seu interior.

Sintomas: Dor abdominal severa súbita nos primeiros estágios de gravidez, podendo ou não ser acompanhada por sangramento. Você pode também estar se sentindo tonta.

Tratamento

NÃO TENTE A AUTOMEDICAÇÃO. PROCURE SEU MÉDICO IMEDIATAMENTE. Você precisará de cirurgia para terminar esse tipo de gravidez.

GRIPES E RESFRIADOS

O resfriado — inflamação do sistema respiratório superior — pode ser especialmente irritante durante a gravidez; a gripe, no entanto, pode ser perigosa quando estiver grávida porque aumentarão os riscos de complicações, particularmente durante seu terceiro trimestre, quando pode resultar em pneumonia ou encefalite.

Sintomas: Espirros, tosse, corpo dolorido, febre, calafrios, mal-estar generalizado.

Tratamento

CONSULTE SEU MÉDICO e não tente se automedicar, se a febre estiver acima de 39 graus, ou se sua tosse produz muco amarelo-esverdiado, ou se você estiver tento dificuldade em respirar ou tem dores no peito, dor de cabeça intensa, ou mudanças em seu nível de consciência (desorientação, confusão, ou incapacidade para ficar acordada).

NUTRICIONAL: Os alimentos tradicionais são os melhores: canja de galinha, caldo de vegetais, sucos de vegetais, bebidas esportivas. Coma confortavelmente e calmamente alimentos digeríveis tais como aveia, ovos mexidos, pudim de arroz ou macarrão. Alho mata bactérias, e é útil no tratamento do resfriado comum. Você pode usá-lo em massas, molhos, sopas, ou pode mesmo cozinhar uma cabeça de alho e espalhá-la em seu pão. Se laticínios trazem congestão ou produzem muito catarro, você pode diminuir a ingestão de leite por alguns dias desde que complemente com tabletes adicionais de cálcio (tome dois tabletes de 600 mg diariamente para compensar quatro copos de leite).

COMPLEMENTAÇÃO:
Tome os seguintes complementos diariamente:

Vitamina A: 5.000 UI
Vitamina B1: 1,5 mg
Vitamina B2: 1,6 mg
Vitamina B3: 17 mg
Vitamina B6: 2,2 mg
Vitamina B12: 2,2 mcg
Ácido fólico: 800 mcg
Vitamina C: 500-1.000 mg
Vitamina D: 400 UI
Vitamina E: 400 UI
Vitamina K: 65 mcg
Cálcio: 1.200 mg
Magnésio: 500 mg
Ferro: 30 mg
Fósforo: 1.200 mg
Iodo: 175 mcg
Selênio: 65 mcg

Tome a dose mais alta de vitamina C (1.000 mg). Nunca exceda as 4.000 mg diárias.

Foi descoberto que o zinco pode diminuir a duração de sua gripe. Complemente com 15 mg adicionais de zinco, ou ingira gluconato de zinco. Não combine zinco com Vitamina C, já que o ácido cítrico desativa o zinco.

ERVAS:

Echinacea (para gripes e resfriados), ½ a 1 colher de chá de extrato de glicerina a cada 2 ou 3 horas.

Olmo (para garganta inflamada e tosse), 1 cápsula a cada 2 horas, quando necessário para gripe.

Barbasco, ½ a 1 colher de chá tintura ou glicerina a cada 2 ou 3 horas, para tosse.

Você pode tomar qualquer dessas ervas em forma de chá, mas você deve evitar misturas herbáceas de chá para gripes e resfriados que possam conter ervas contra-indicadas durante a gravidez. (Consulte o capítulo 2 para ervas contra-indicadas.) Chás podem ser ingeridos ou usados para vaporizar as passagens de suas cavidades nasais.

HOMEOPATIA: Tome duas doses de potência 6C ou 30C que estiverem de acordo com seu sintoma dentro do espaço correto de tempo (a cada dez minutos, por até uma hora), seguindo as instruções no frasco. Se não encontrar alívio para seus sintomas, esse não é o medicamento apropriado para sua condição. Faça um exame cuidadoso de si, cheque novamente a lista e selecione um medicamento diferente. Se, ainda assim, não obtiver alívio, consulte um médico homeopata para mais orientações.

Aconite: ataque súbito de gripe ou resfriado, freqüentemente trazido por tempo frio e seco. Inquieta e medrosa, dor de cabeça, nariz congestionado, tosse seca, suor frio, piora à noite.

Belladona: início rápido de sintomas, delírio com febre, rosto quente e vermelho, dor de cabeça, dor de ouvido, nariz escorrendo, garganta inflamada, tosse seca, rouquidão.

Bryonia: irritável, dor de cabeça, membranas mucosas secas, nariz escorrendo, testa dolorida, muita sede, tosse seca com dores no peito. Piora com movimento, melhora com descanso e pressão.

Eupatorium: dor de cabeça, olhos inchados, nariz escorrendo com espirros, peito inchado, tosse, rouquidão, inchaço nos músculos e ossos, febre com calafrios, sede.

Gelsemium: tonteira, tremores, fraqueza muscular, apatia, dor de cabeça, pálpebras pesadas, espirros e nariz escorrendo, rosto corado, dor na garganta vai para o ouvido, tosse seca, tremores com febre, sem sede.

Pulsatilla: choro, sintomas mutáveis, dor de cabeça frontal, descarga nasal grossa, amarela ou verde, tosse seca à noite, tosse pela manhã com muito muco. Calafrios, mas não pode suportar calor externo, sem sede, melhora ao ar livre.

Oscillococcinum ou solução para gripe: para prevenir a gripe se você tiver sido exposta ao vírus e também no início dos sintomas.

ACUPRESSÃO: Consulte as tabelas no capítulo 2 para encontrar os seguintes pontos de pressão:

- Para cavidades nasais congestionadas:B 2 (na parte interior da sobrancelha), IG 20 (logo ao lado do nariz), E 3 (2,5 centímetros distante de IG 20 entre a narina e o maxilar).

- VB 20, parte traseira do crânio, 2,5 centímetros para fora da coluna cervical.

- IG 11, extremidade externa da junta do cotovelo.

- TA 5, 2,5 centímetros para cima do centro do pulso na parte detrás do antebraço.

AROMATERAPIA: Consulte o capítulo 2 sobre propriedades de óleos essenciais e como misturá-los.

Use óleo de eucalipto em vapor para abrir vias respiratórias entupidas.

HIDROTERAPIA:

• Use um vaporizador para congestão.

• Alternar 2 minutos de compressa quente com 30 segundos de compressa fria para os sinus e garganta. Repita três vezes, terminando com a fria.

• Aplique uma toalha quente em seu peito para tosse.

ESTILO DE VIDA: Já que a gripe pode ser de maior risco durante a gravidez, você deve estar vigilante em seus próprios cuidados. Se você pegar uma gripe, descanse bastante, beba muito líquido e evite remédios comuns, especialmente qualquer coisa com anti-histamínicos, que pode deixá-la tonta e propensa a quedas.

HEMORRÓIDAS
(ver também VEIAS VARICOSAS)

Essas sãos veias azuis projetando-se em volta da área anal e podem causar dor e coceira. Hemorróidas podem ser externas (você pode vê-las enquanto contornam o ânus), ou internas. As hemorróidas geralmente se desenvolvem devido à pressão nas veias principais do útero em crescimento. Constipação durante a gravidez e esforço para evacuar podem piorar a situação, porque isso exerce muita pressão nas veias em volta do ânus, causando inchaços.

Já que as hemorróidas freqüentemente ocorrem na família, você deve averiguar com sua mãe para ver se ela as desenvolveu quando estava grávida. Se isto for verdade, você deve tomar medidas preventivas. Tenha certeza de que seu ganho de peso não exceda os 15 quilos; exercite-se diariamente e inclua muita fibra em sua dieta e beba muita água para evitar a constipação.

Sintomas: coceira, dor, dificuldade para defecar. Hemorróidas podem sangrar se você tiver de se esforçar para defecar.

Tratamento

NUTRIÇÃO: Uma dieta de alto teor de fibras, incluindo cereais e pães integrais e massa é essencial, com bastante água para reduzir o risco de constipação. Você deve consumir alimentos com alto teor de Vitamina C com bioflavonóides, que reforçam os capilares e ajudam-nos na cura. A casca interior branca de limões, laranjas e toranja contêm essa vitamina em abundância. Você também pode ingerir framboesas, arando, cereja, jabuticaba, groselha e uva, que contêm compostos de plantas que reestruturam as veias e capilares.

Alho, cebola, pimenta e abacaxi fresco (que contêm a enzima *bromelain*) são todos alimentos que podem desestruturar o elemento nocivo no sangue conhecido como fibrina, que é depositado no tecido perto das veias afetadas. Esses alimentos mantém o sangue mais fino e capaz de fluir com mais liberdade pelas veias. Não os tome em forma concentrada.

COMPLEMENTAÇÃO:
Tome os seguintes complementos diariamente:

Vitamina A: 5.000 UI
Vitamina B1: 1,5 mg
Vitamina B2: 1,6 mg
Vitamina B3: 17 mg
Vitamina B6: 2,2 mg
Vitamina B12: 2,2 mcg
Ácido fólico: 800 mcg
Vitamina C: 500-1.000 mg
Vitamina D: 400 UI
Vitamina E: 400 UI
Vitamina K: 65 mcg
Cálcio: 1.200 mg
Magnésio: 500 mg
Ferro: 30 mg
Fósforo: 1.200 mg
Iodo: 175 mcg
Selênio: 65 mcg

ERVAS: Você pode fazer uso de pequenos sacos absorventes, que contêm avelãs, nas hemorróidas e veias varicosas em torno da vulva.

Ou aplique compressas quentes de chá de *myrica*, calêndula, barbasco, hiperico, casca de carvalho branco, ou *oxalis*.

HOMEOPATIA: Tome duas doses de potência 6C ou 30C que estiverem de acordo com seu sintoma dentro do espaço correto de tempo (a cada dez minutos, por até uma hora), seguindo as instruções no frasco. Se não encontrar alívio para seus sintomas, esse não é o medicamento apropriado para sua condição. Faça um exame cuidadoso de si, cheque novamente a lista e selecione um medicamento diferente. Se, ainda assim, não obtiver alívio, consulte um médico homeopata para mais orientações.

Aesculus: hemorróidas sangrando com dores agudas nas costas. Parece que o reto está cheio de pequenos gravetos.

Aloe: hemorróidas inchadas, sensíveis; queimação no ânus, melhora com o frio.

Ácido muriático: hemorróidas quentes e azuladas com dor; muito sensível ao toque, até mesmo do papel higiênico.

Nux vomica: coceira, hemorróidas internas, vontade de defecar.

Ratanhia: queima como o fogo, dor no ânus, como se estivesse cheio de vidro quebrado, fezes necessitam de esforço para saírem.

Supositórios homeopáticos para hemorróidas são de ajuda, não importando o sintoma em particular.

EXERCÍCIO: Siga o programa básico de exercício no capítulo 3. Um regime diário de caminhada e natação é essencial para manter a regularidade e o sangue oxigenado movendo-se nas pernas e área do períneo. Evite atividades que estressarão a área, tais como correr e jogar esportes com raquete.

Faça exercícios *Kegel* (veja o capítulo 3, EXERCÍCIO), concentrando nas áreas vaginal e anal enquanto contrai e libera.

ESTILO DE VIDA: Evite ficar de pé ou sentada por longos períodos de tempo. Banhos ou bolsas quentes na área afetada aliviarão um pouco da dor das hemorróidas. Alguns especialistas recomendam banhos nas pernas (alternados) para estimular a circulação. As pernas devem ser primeiro postas confortavelmente em água quente por três minutos, depois em água fria por um minuto. Você pode alternar de três a seis vezes. NÃO FAÇA ESSE TRATAMENTO SE VOCÊ FOR DIABÉTICA. Lenços sanitários podem dar o apoio para hemorróidas e veias varicosas em volta da vulva.

INTERVENÇÃO MÉDICA: Não faça uso de preparações comuns tais como Preparação H. Essas contêm benzocaína, que pode ser nociva para o feto.

INCHAÇO (Consulte INDIGESTÃO E INCHAÇO)

INDIGESTÃO E INCHAÇO

Durante a gravidez, os altos níveis do hormônio progesterona desaceleram o trato gastrointestinal e podem causar indigestão. A condição piora em estágios mais avançados de gravidez devido ao deslocamento de todos os órgãos internos — o bebê e o útero pressionam bastante o estômago. Apesar da indigestão e o sentimento acompanhante de se sentir cheia ou inchada serem ocorrências perfeitamente normais, algumas vezes são causados por uma deficiência de enzimas digestivas e devem, pois, ser avaliadas por seu médico.

Sintomas: um sentimento de estar cheia após comer, e algumas vezes mesmo ser ter comido nada. Você poderá ter eructações, sentindo gosto de bílis amargo. (Isso não é o mesmo que azia, que pode produzir a sensação de queimação no peito.)

Tratamento

NUTRIÇÃO: Faça refeições pequenas e freqüentes. Carregue lanches com você quando estiver fora de casa. Beba líquidos *entre* as refeições. Elimine alimentos que agravam a situação, particularmente alimentos gordurosos e condimentados. Evite produtos cafeinados, que irritam o revestimento do estômago. Mastigue amêndoas entre as refeições.

COMPLEMENTAÇÃO: Qualquer tipo de tablete mastigável de cálcio aliviará a indigestão e também fornecerá uma porção de sua necessidade diária de 1.500 mg. Evite tabletes que contenham alumínio. Não compre tabletes de dosagem alta para tomar uma vez ao dia; em vez disso, compre os de menor dosagem para mastigar após as refeições.

ESTILO DE VIDA: Mastigue bem e coma devagar. Nunca coma de pé. Se estiver com pressa, não conseguirá digerir corretamente. Não se deite após a refeição.

ERVAS: Tente chás com erva-doce, menta ou anis. Mastigue tabletes de mamão. Misture uma colher de chá de pó de casca de olmo com mel ou use pastilhas de olmo.

HOMEOPATIA: (consulte os remédios listados sob FLATU-LÊNCIA e AZIA)

AROMATERAPIA: Consulte o capítulo 2 para saber como preparar óleos essenciais.

Para uso *externo* APENAS: use lavanda, 2 a 3 gotas em seu banho ou misturada com óleo transportador para massagem, para melhorar o estômago e tratar a constipação. Laranja também é útil para constipação, além de ser energizante. Hortelã é um maravilhoso óleo digestivo, estimula e fortalece.

INFECÇÕES DO TRATO URINÁRIO

Essas são mais comuns durante a gravidez, devido às quantidades aumentadas de açúcares e de proteínas na urina. Já que freqüentemente não apresentam sintomas, podem ser perigosas, pois podem levar a infecções nos rins rapidamente se não forem diagnosticadas e tratadas. A infecção no rim pode levar a trabalho de parto prematuro. Esse é um problema potencialmente sério, e terá de ser tratado com antibióticos intravenosos. Seu médico examinará sua urina a cada visita. Você, no entanto, pode evitar tais infecções mantendo boa nutrição e boa higiene pessoal, assim como estar tomando suas vitaminas e muito líquido. A maior parte dos tratamentos complementares podem livrá-la dos sintomas mas não da infecção em si, por isso é importante que seu médico esteja monitorando seu estado.

Sintomas: Quando sintomas estiverem presentes, incluirão dor e urgência para urinar.

Tratamento

NUTRIÇÃO: Beba de oito a dez copos de líquidos diariamente, incluindo 200 ml de suco de cereja ou arando sem açúcar.

COMPLEMENTAÇÃO:
Vitamina C (500 mg) 2 a 4 vezes por dia.

ERVAS: Arando concentrado em cápsulas. Tome uma ou duas cápsulas 3 a 4 vezes ao dia.

ESTILO DE VIDA:
• Não espere para ir ao banheiro: esvazie sua bexiga freqüentemente.

- Use roupas íntimas de algodão; evitar meia-calça, ou utilize apenas o tipo com a nesga de reforço de algodão (você também pode cortar a nesga central se não for de algodão).
- Urine e lave-se antes do ato sexual.
- Limpe-se bem na frente e atrás após urinar ou defecar; use papel limpo cada vez.

HOMEOPATIA: Tome duas doses de potência 6C ou 30C que estiverem de acordo com seu sintoma dentro do espaço correto de tempo (a cada dez minutos, por até uma hora), seguindo as instruções no frasco. Se não encontrar alívio para seus sintomas, esse não é o medicamento apropriado para sua condição. Faça um exame cuidadoso de si, cheque novamente a lista e selecione um medicamento diferente. Se, ainda assim, não obtiver alívio, consulte um médico homeopata para mais orientações.

Belladonna: infecção aguda, urina escura e turva, freqüente e profusa.

Apis: Urinação com queimação e inchaço, urina escura em pequenas quantidades, melhora com o frio.

Cantharis: vontade persistente de urinar, porém apenas conseguindo passar algumas gotas de cada vez; dor cortante antes, durante e após a urinação.

Pulsatilla: vontade crescente, piora ao deitar-se, queimação na uretra durante e após a urinação, dor espasmódica na bexiga após a urinação.

AROMATERAPIA: Consulte o capítulo 2 para uma explicação de como preparar óleos essenciais.

Utilize camomila em seu banho ou como óleo de massagem para aliviar o desconforto de uma infecção no trato urinário. Sândalo, um poderoso anti-séptico, é útil como complemento no banho, assim como bergamota, que pode aliviar as sensações de queimação e de dor aguda. Dosagens desses óleos essenciais são 2 a 3 gotas misturadas ao banho ou a um óleo transportador.

INTERVENÇÃO MÉDICA: Muitos antibióticos não terão efeito no feto e podem ser receitados com segurança durante o período de gravidez. Uma cultura deve ser feita para selecionar o melhor antibiótico para sua infecção específica. Você deve seguir as instruções para tomar sua medicação com exatidão, além de sempre tomar a quantidade receitada, mesmo se seus sintomas sumirem.

INSÔNIA

É bem comum para a mulher grávida ter dificuldade para dormir, e podem haver motivos para isso. É difícil relaxar o bastante quando seus pensamentos estão correndo, e isso geralmente acontece quando você está excitada devido ao nascimento de seu bebê. Enquanto os hormônios mudam, podem afetar os centros cerebrais responsáveis pelo relaxamento profundo. Finalmente, é difícil encontrar uma posição relaxante para dormir quando sua barriga está no caminho e seu bebê muito ativo.

Sintomas: incapacidade para dormir, propensa a acordar no meio da noite (geralmente com necessidade de urinar ou com dores nas pernas), ou a acordar cedo, com incapacidade para dormir novamente.

Você pode descobrir que o sono torna-se mais difícil à noite e mais fácil durante o dia. Apesar da insônia poder ser um problema para algumas mulheres no período de gravidez, cansaço extremo durante o dia pode forçá-la a cochilar. É uma boa idéia tentar obter oito horas, não importa como estejam divididas.

Tratamento

NUTRIÇÃO: Leite morno (que contém o aminoácido *tryptophan*) antes de deitar. Faça sua última refeição do dia no mais tardar até as 19 horas, para que seu corpo não esteja digerindo quando você for dormir.

COMPLEMENTAÇÃO:
Tome os seguintes complementos diariamente:

Vitamina A: 5.000 UI
Vitamina B1: 1,5 mg

Vitamina B2: 1,6 mg
Vitamina B3: 17 mg
Vitamina B6: 2,2 mg
Vitamina B12: 2,2 mcg
Ácido fólico: 800 mcg
Vitamina C: 500-1.000 mg
Vitamina D: 400 UI
Vitamina E: 400 UI
Vitamina K: 65 mcg
Cálcio: 1.200 mg
Magnésio: 500 mg
Ferro: 30 mg
Fósforo: 1.200 mg
Iodo: 175 mcg
Selênio: 65 mcg

Além disso, tome cálcio, 500-1.000 mg, na hora de dormir.

ERVAS: Chá de camomila: chá de *humulus;* durma com travesseiro recheado com *humulus*. (Você pode fazer o seu próprio costurando dois guardanapos com uma mão cheia de humulus em seu interior.)

HOMEOPATIA: Você pode tentar qualquer uma das combinações disponíveis nas lojas de produtos naturais, vendidas como preparação para insônia. Você também pode tentar:

Aconite: sem sono e inquieta, sonhos ansiosos, assusta-se durante o sono.

Coffea: acordada, dorme até as 3 horas da manhã, apenas cochilando. Grande fluxo de idéias, atividade mental.

Nux vomica: não consegue dormir após as 3 da manhã, acorda sentindo-se mal. Sonhos cheios de pressa. Melhora após curto cochilo.

Pulsatilla: acordada à noite, sono inquieto a princípio, acorda se sentindo cansada. Dorme com as mãos sobre a cabeça.

Enxofre: fala durante o sono, sonhos vívidos, acorda com freqüência. Não consegue dormir entre as 2 e 5 da manhã.

ACUPRESSÃO: Consulte as tabelas no capítulo 2 para encontrar os seguintes pontos de pressão.

* CS 6, meio da parte interior do antebraço.
* C 7, no interior da junta do pulso alinhado com o dedo mínimo.

ESTILO DE VIDA: Mantenha seu quarto de dormir silencioso e escuro com boa ventilação. Use tantos travesseiros quanto necessários para apoio em volta de sua barriga.
Se não puder dormir, levante-se e leia.

MENTE/CORPO: técnicas de meditação e de respiração tais como respiração por narinas alternadas (ioga) e respiração chi kung (tai chi chuan) podem relaxar a mente e o corpo, mesmo se você não puder dormir. Consulte o capítulo 2 para uma descrição da respiração.

VISUALIZAÇÃO: Consulte o capítulo 2 para uma explicação do funcionamento da técnica de visualização. Esses exercícios podem ser feitos individualmente ou pelo casal.

Deite-se em um quarto escuro em uma superfície lisa. Cubra-se no caso de dormir durante a visualização. Comece respirando vagarosa e delicadamente, sentindo o ritmo de sua respiração que toma todo o corpo e mente. Enquanto inala e exala, imagine-se em um local onde sempre se sentiu segura e feliz — o topo de uma montanha ao anoitecer ou em um dia ensolarado no lago e sentada perto de uma lareira em uma noite fria. Imagine-se nesse cenário, apreciando a vista, sentindo-se em paz. Você não tem de ir a lugar algum, nada para fazer.

Agora pense em seu órgãos, e como estão pesados e relaxados. Primeiro focalize sua perna direita — está quente, pesada e livre de tensão. Depois seu braço direito — tão pesado que você não poderia levantá-lo mesmo se quisesses. Vire sua atenção para o lado esquerdo de seu corpo. Sua perna esquerda está pesada e relaxada, afundando profundamente no solo. Seu braço esquerdo, como o resto de seu corpo e mente, está totalmente confortável no local onde se encontra.

Deixe que os pensamentos que vêm a você passem como folhas em um lago. Deixe-se afundar e ser carregada. Você está sonolenta, pronta para dormir. Você está completamente relaxada.

MEDOS E ANSIEDADES
(ver também DEPRESSÃO)

Um medo é um terror a respeito de algo real, tal como a dor do parto. Uma ansiedade é uma sensação de agitação sobre algo que pode não acontecer, por exemplo, seu bebê exibir sério defeito de nascença ou seu marido deixá-la. É comum para as mulheres vivenciarem algum grau de conturbação emocional durante a gravidez, devido à combinação de mudanças hormonais e de vida. Equilíbrio emocional e psicológico pode estar entre os fatores mais importantes que influenciam na duração ou dificuldade do trabalho de parto ou possibilidade de desenvolvimento de complicações severas durante a gravidez ou parto. Então, se medos e ansiedades podem ser aliviados, você poderá ter uma gravidez mais fácil e um parto mais curto.

Sintomas: reação excessiva a situações, choro sem motivo, comportamento obsessivo/compulsivo, falta de interesse em atividades e/ou no bebê, sono e alimentação em excesso ou diminuídos, pensamentos ou tentativas de suicídio.

Tratamento

Se estiver incerta sobre a seriedade de seu problema, consulte seu médico e descubra se deve procurar um conselheiro ou terapeuta.
Para disfunção séria:

ACONSELHAMENTO: Especialmente se as ansiedades da gravidez estiverem em conjunto com outros estresses — problemas no relacionamento, tensão no trabalho, dificuldades financeiras, etc., então o aconselhamento pode ser a melhor solução para ajudar a resolver as questões. Aconselhamento é obrigatório se houver qualquer histórico de abuso sexual ou físico, morte de bebê anterior ou problemas sérios de relacionamento.

Para problemas emocionais menores:

ERVAS: Tintura de *Mitchella repens*, 5 gotas de extrato em um pouco de água morna a cada duas horas.

Avena sativa (aveia), 10 a 20 gotas de extrato em água quente ou uma cápsula a cada duas ou três horas.

Chá de camomila: um copo, quando necessário.

COMPLEMENTAÇÃO:
Tome um complemento de Vitamina B.

HOMEOPATIA: Tome duas doses de potência 6C ou 30C que estiverem de acordo com seu sintoma dentro do espaço correto de tempo (a cada dez minutos, por até uma hora), seguindo as instruções no frasco. Se não encontrar alívio para seus sintomas, esse não é o medicamento apropriado para sua condição. Faça um exame cuidadoso de si, cheque novamente a lista e selecione um medicamento diferente. Se, ainda assim, não obtiver alívio, consulte um médico homeopata para mais orientações.

Acônito: grande medo e ansiedade, medo da morte e do futuro, inquietação, a música lhe entristece, imaginação vívida, piora à noite.

Arsenicum album: angústia e inquietação, medo da morte, medo de ser deixada só, muda constantemente de lugar, sensível à desordem e à confusão.

Pulsatilla: muito emocional, choro, humor muda rapidamente, gosta de consolo.

Fósforo: baixo estado de espírito, medo, grande tendência a sustos, sensível em excesso, medo da morte quando só.

Cimicifuga: deprimida, pesadelos, medos andando de carro fechado, falatório incessante, agitação.

Calcarea carbonica: medo de perda da razão, infortúnio, doenças contagiosas, ansiedades com palpitações, aversão ao trabalho.

EXERCÍCIO: Uma técnica para mente e corpo tal como ioga ou tai chi chuan trabalhará no corpo e espírito simultaneamente. Exercício aeróbico também é benéfico para obter mais oxigênio no cérebro e estimular a produção de endorfinas, os neurotransmissores que nos dão uma sensação de bem-estar.

ESTILO DE VIDA: Encontre tempo para prazer sexual e sensual em sua vida. A sensação de estar sendo tocada e segurada pode restabelecer seu senso de autovalorização, além de reduzir medos e ansiedades. Muitas mulheres se agitam muito devido às suas mudanças hormonais e sentimentos calorosos em relação a seus parceiros durante a gravidez. Lembre-se de que o sexo sem penetração pode ser muito erótico, então explore as novas opções com seu parceiro.

Descanse bastante. Tenha certeza de que tem um *hobby* ou atividade de que realmente gosta e empenhe-se nela.

MICÇÃO FREQÜENTE

Assim que perder um período de menstruação, seu útero começa a expandir e abre espaço para a vesícula. O útero pressiona pesadamente a bexiga enquanto cresce, pois os dois órgãos estão em contato. Isso significa que durante todo o período de gravidez, qualquer quantidade de líquido em sua bexiga pode ser demais. Além disso, a produção de urina aumenta junto com o volume de seu sangue — você não está só se alimentando por dois, mas excretando por dois também.

Mesmo após ter urinado, você pode estar com a sensação de que não esvaziou a bexiga por completo, tendo de ir novamente ao banheiro. No terceiro trimestre, com a cabeça do bebê pressionando diretamente sua bexiga, pode parecer que você necessite urinar a cada meia hora ou mesmo com mais freqüência.

Você nada pode fazer a respeito da freqüência, mas é importante determinar se a causa é a pressão normal na bexiga ou uma infecção. Sua urina é checada a cada visita pré-natal (também para testagem de diabete — para determinar se você está derramando açúcar em sua urina). Enquanto a urina estiver de cor clara, então o problema de freqüência é simplesmente inoportuno. Se a urina estiver escura e densa, com odor forte, então você pode estar com uma infecção; esta deve ser avaliada e tratada por um médico.

Tratamento

NUTRIÇÃO: Beba muita água, sucos de arando e de cereja e chás herbáceos. É vital que muita quantidade de líquido saia de seu sistema para evitar infecção do trato urinário. Seus rins devem ser purificados regularmente, especialmente quando estiver grávida. Se é algum conforto, pense nas viagens noturnas ao banheiro para se aliviar como os preparativos da natureza para que você acorde e cuide de seu bebê à noite.

HOMEOPATIA: Tome duas doses de potência 6C ou 30C que estiverem de acordo com seu sintoma, dentro do espaço correto de tempo (a cada dez minutos, por até uma hora), seguindo as instruções no frasco. Se não encontrar alívio para seus sintomas, esse não é o medicamento apropriado para sua condição. Faça um exame cuidadoso de si, cheque novamente a lista e selecione um medicamento diferente. Se, ainda assim, não obtiver alívio, consulte um médico homeopata para mais orientações.

Kali carbonica: levanta-se diversas vezes à noite, pressão na bexiga, incontinência de estresse (urina com tosse ou espirro).

Pulsatilla: desejo crescente para urinar, piora deitando-se.

Enxofre: urinação freqüente, especialmente à noite. Necessidade súbita — deve correr para urinar.

EXERCÍCIO:
Faça exercícios *Kegel* (veja capítulo 3, EXERCÍCIO).

PRESSÃO SANGÜÍNEA

PRESSÃO ALTA: Também conhecida como hipertensão, essa condição pode não ter sido diagnosticada antes da gravidez, ou pode ter se desenvolvido como uma complicação durante o período de gravidez. A hipertensão é a condição na qual as artérias afinam, dificultando o fluxo de sangue para os órgãos, incluindo o útero. Se não for tratada, pode resultar em transferência deficiente de nutrientes e de oxigênio, retardando o crescimento de seu bebê, e possivelmente causando danos a seus órgãos vitais.

A hipertensão que se desenvolve durante a gravidez pode levar a toxemia, uma complicação com risco de vida tanto para a mãe quanto para a criança. Apesar de uma hipertensão leve poder ser tratada por um médico experiente, casos severos devem ter cuidados médicos. Se você desenvolver essa condição, sua gravidez será considerada de alto risco.

Sintomas: Freqüentemente, não há. Algumas vezes, a hipertensão produz taquicardia (pulsação rápida do coração), rosto corado e falta de ar.

Tratamento

NUTRICIONAL: Siga o programa básico de nutrição preventiva exposto no capítulo 3. Bastante proteína, calorias e cálcio são essenciais. Evite cafeína e outros estimulantes por completo. Alimentos ricos em potássio são de grande importância, tais como beterraba, verdes e bananas. Alho, salsa, cebolas e pepinos são recomendados para diminuição da pressão sanguínea. Você também necessita de pelo menos oito copos de líquido diariamente.

HOMEOPATIA: A hipertensão durante a gravidez é uma condição séria que deve sempre ser tratada em termos médicos, por isso os seguintes remédios homeopáticos são *apenas* recomendados para lidar com os sintomas de estresse e de ansiedade que a acompanham. Tome duas doses de potência 6C ou 30C que estiverem de acordo com seu sintoma dentro do espaço correto de tempo (a cada dez minutos, por até uma hora), seguindo as instruções no frasco. Se não encontrar alívio para seus sintomas, esse não é o medicamento apropriado para sua condição. Faça um exame cuidadoso de si, cheque novamente a lista e selecione um medicamento diferente. Se, ainda assim, não obtiver alívio, consulte um médico homeopata para mais orientações.

Bryonia: se você se enraivece com facilidade; para pessoas nervosas de complexão escura.

Camomilla: se você está irritável, difícil de ser agradada.

Ignatia amara: para dores de cabeça nervosas, impaciente e briguenta; pesar silencioso ou suprimido (especialmente em mulheres).

Kali phosphoricum: após esforço mental e nervoso; bom para excesso de trabalho e para pessoas profissionais.

Nux vomica: se você estiver ansiosa e irritável, sensível, rancorosa e maliciosa.

AROMATERAPIA: Use algumas gotas de um desses óleos essenciais em seu banho, ou use 2 ou 3 gotas misturadas com óleo transportador para massagem: rosa, patchouli, ylang-ylang.

EXERCÍCIOS: Se seu médico aprovar, siga o plano básico de exercícios preventivos exposto no capítulo 3, e faça alguma atividade diária. Um estudo descobriu que, apenas o fato de estar submersa na água pode vir a ajudá-la a diminuir sua pressão sanguínea e reduzir o edema freqüentemente associado à hipertensão.

Já que a hipertensão severa pode algumas vezes ser piorada por muito estresse cardiovascular ioga e tai chi chuan podem ser atividades mais benéficas. Ambos os tipos de exercício podem assisti-la enormemente em acalmar seu corpo e mente, diminuindo a tensão. A pressão sanguínea pode ser reduzida com eficácia, enquanto o sistema cardiovascular funciona vagarosamente e por igual.

GERENCIAMENTO DO ESTRESSE (consulte ESTRESSE, capítulo 7): Qualquer mulher em risco de pressão alta deve estar atenta particularmente às suas necessidades físicas e emocionais durante a gravidez. Pare de fumar se já não o fez. Seu médico pode aconselhá-la a parar de trabalhar, se sua condição estiver sendo agravada pelo estresse do trabalho.

PRESSÃO BAIXA: Também conhecida como hipotensão, essa condição pode resultar de baixo nível de açúcar no sangue (hipoglicemia) ou pode ser devido à baixa ingestão de líquidos ou eletrólitos ou de alimentos. Em mulheres geralmente saudáveis, essa condição é mais típica do que pressão alta durante a gravidez. Não é, de forma alguma, perigosa para seu feto, a menos que você esteja desmaiando (e caindo) com muita freqüência.

Sintomas: Cabeça leve, tonteira quando você levanta com muita rapidez, sentimento de fraqueza e de cansaço.

Tratamento

NUTRICIONAL: Siga o programa de nutrição básica exposto no capítulo 3. Faça três refeições e três lanches ao dia, ingerindo especialmente alimentos ricos em potássio tais como beterrabas, os verdes e bananas. Salgue a comida a gosto. Você pode experimentar bebidas esportivas (apenas aquelas sem produtos artificiais), que aumentarão seu nível de potássio e sódio, além de sua pressão sanguínea.

Beba pelo menos oito copos de água pura diariamente.

POSTURA E MECÂNICA DO CORPO: Levante-se vagarosamente, se estiver sentada ou deitada. Se sentir a cabeça leve, sente-se e ponha a cabeça entre os joelhos ou deite-se com os pés elevados.

ERVAS: Dente-de-leão, urtiga, framboesa vermelha, fruta e folha do pilriteiro podem ser ingeridas como infusão (½ copo duas vezes ao dia), ou em formato de cápsula (duas cápsulas duas vezes ao dia), ou como extrato (15 a 30 gotas duas vezes ao dia).

EXERCÍCIO: Um programa de ioga ou tai chi chuan é excelente para a normalização da pressão sanguínea porque essas disciplinas proporcionam expansão e contração vagarosas das veias.

VISUALIZAÇÃO: Consulte o capítulo 2 para uma explicação do funcionamento da técnica de visualização. Esses exercícios podem ser feitos individualmente ou pelo casal.

Sente-se ou deite-se em local sossegado, sem distrações. Comece respirando com facilidade, inalando e exalando quando quiser, deixando seu corpo livre para permitir o fluxo confortável de sangue.

Agora, enquanto inspira, pense em estar juntando toda sua energia em torno do coração, e quando exalar, pense em estar mandando aquela respiração por todo o sistema circulatório graciosamente e por inteiro. A exalação terá o efeito de remover tensão de seu corpo e mente, e você experimentará uma aquietação de seu batimento cardíaco.

Permita que a paz dentro de você se mova pelas artérias, veias e capilares. Não há necessidade de pressa enquanto você combina o oxigênio com sangue e o move calmamente por seu sistema. Você está perfeitamente confortável agora, capaz de regular as batidas de seu coração.

Respire livremente mais três vezes e permita que seus olhos se abram.

PROBLEMAS DE VISÃO

Qualquer distúrbio na visão pode indicar elevação da pressão sanguínea. Esse pode ser um sinal de preeclampsia (consulte TOXEMIA, acima).

Sintomas: manchas, *flashes*, embaçamento, pontos cegos.

Tratamento

NÃO FAÇA USO DE AUTOMEDICAÇÃO:
CONSULTE SEU MÉDICO IMEDIATAMENTE.

PROBLEMAS DENTÁRIOS

Mesmo mulheres com boa higiene oral algumas vezes descobrem que elas têm dores ou sensibilidade nos dentes ou gengivas durante a gravidez. Os dentes, assim como os ossos, podem tornar-se mais soltos ou macios durante a gravidez, enquanto a química corporal muda. Qualquer problema dentário deve ser imediatamente tratado, e você deve sempre avisar o seu dentista, antes do tratamento, de que está grávida.

NUTRIÇÃO: Se encontrar dificuldade em mastigar, você pode amassar a comida sólida. Tente *milk-shakes* com uma banana ou maçã cortada, ou misturas de vegetais e sucos em seu liqüidificador. Sopas cremosas são boas, como queijo, ricota com vegetais cozidos cortados. Fique longe de comidas sólidas e temperaturas extremas.

ESTILO DE VIDA: Evite raiosX, especialmente durante o primeiro trimestre. Não há problema com anestesia local, mas monóxido de nitrogênio (gás hilariante) não deve ser usado.

HOMEOPATIA:
Arnica 30C antes e depois do trabalho dentário.

ACUPRESSÃO: Consulte as tabelas no capítulo 2 para encontrar os seguintes pontos de pressão. Esses pontos são de utilidade para dor de dente ou pontos inchados na boca:

- E 6 entre as mandíbulas inferior e superior.
- E 36 quatro dedos abaixo da rótula, um dedo para fora da tíbia.

MEDICAÇÃO: Analgésicos tais como Tylenol ou Tylenol com codeína são seguros, mas tome apenas se indicado por seu dentista. Antibióticos para abscessos também são seguros.

SANGRAMENTO NAS GENGIVAS

Gengivas que sangram durante a escovação dos dentes ou durante o uso de fio dental são bem comuns durante a gravidez. Isto pode ser devido ao aumento no suprimento de sangue e à fragilidade de tecido típicos na gravidez, mas pode também ser indicação de deficiência nutricional ou problema dentário.

Tratamento

COMPLEMENTAÇÃO:
Tome os seguintes complementos diariamente:

Vitamina A: 5.000 UI
Vitamina B1: 1,5 mg
Vitamina B2: 1,6 mg
Vitamina B3: 17 mg
Vitamina B6: 2,2 mg
Vitamina B12: 2,2 mcg
Ácido fólico: 800 mcg
Vitamina C: 500-1.000 mg
Vitamina D: 400 UI
Vitamina E: 400 UI
Vitamina K: 65 mcg
Cálcio: 1.200 mg
Magnésio: 500 mg
Ferro: 30 mg
Fósforo: 1.200 mg
Iodo: 175 mcg
Selênio: 65 mcg

ESTILO DE VIDA: Mantenha boa higiene oral, escovando duas vezes ao dia, usando fio dental uma vez. Visite seu dentista para uma avaliação completa.

SANGRAMENTO VAGINAL

Existem duas ocasiões logo após o início de uma gravidez quando pode haver sangramento "normal", e essas ocorrem nas primeiras semanas. Sangramento de implantação pode começar mesmo antes de você saber que está grávida. Neste caso, algumas manchas vermelho-claro de sangue aparecerão poucos dias antes de você estar esperando o início de sua menstruação. Essa é simplesmente uma extensão do suprimento de sangue de seu revestimento uterino movendo-se para dentro do óvulo fertilizado para nutri-lo.

Um segundo tipo de sangramento benigno pode ocorrer poucas semanas mais tarde, se seus níveis de progesterona caírem um pouco. Tipicamente, na primeira vez em que engravidar, a progesterona surge para fortalecer o revestimento do útero o bastante para manter e nutrir o embrião. Se seus níveis estiverem baixos, no entanto, você pode exibir algum sangramento enquanto parte do tecido do revestimento começa a se desprender. (Se seus níveis de progesterona caíssem radicalmente, você abortaria.) Logo que a placenta estiver desenvolvida, no fim do terceiro trimestre, esse sangramento cessará.

Se você vivenciar um desses tipos de sangramento, seu médico desejará averiguar, podendo receitar repouso até que o sangramento pare.

Sangramento pode também ser sinal de infecção cervical, que deveria ser tratada, pois algumas infecções cervicais podem vir a causar trabalho de parto prematuro e/ou infecção do feto. Contate seu médico para que você possa fazer testes para esse possível problema.

Qualquer outro tipo de sangramento durante a gravidez geralmente indica que algo está errado. No primeiro ou segundo trimestres pode indicar sinais precoces de aborto, e no segundo ou terceiro trimestres pode ser uma indicação de que parte ou toda a placenta foi separada do útero ou mesmo placenta prévia.

Placenta prévia está presente em um em cada 200 casos de gravidez. Nesta condição, a placenta se implanta completa ou parcialmente sobre a cérvix. O sintoma que deve alertá-la é o sangramento vaginal intermitente sem dor, após o sétimo mês.

Tratamento

NÃO TENTE A AUTOMEDICAÇÃO: CONSULTE SEU MÉDICO. Ele fará uma ultra-sonografia para descobrir o local e a causa do sangramento, e aconselhará repouso (possivelmente no hospital) e eventualmente, cesariana. Se você estiver abortando, talvez você possa gerenciá-lo em casa durante o primeiro trimestre;

entretanto, você deve sempre estar perto de um médico experiente para assisti-la. (Consulte ABORTO ESPONTÂNEO.) Infecções podem ser tratadas com antibióticos, e isto deve ser o bastante para parar o sangramento. Problemas na placenta requerem um especialista, e podem exigir repouso absoluto no hospital e parto prematuro para assegurar a vida de seu bebê.

Se você for Rh negativo, é vital que você visite seu médico para uma dose de *RhoGAM* a qualquer hora em que estiver sangrando durante a gravidez.

SENSIBILIDADE DOS SEIOS

Essa é uma condição normal no início da gravidez, geralmente mais aparente com o primeiro bebê do que com bebês subseqüentes. (Freqüentemente, a mulher pensa ser esse um sinal de menstruação antes da gravidez ser confirmada.) Essa condição geralmente cede no segundo semestre.

Sintomas: Sensibilidade nos seios, mamilos e aréola; algumas vezes uma sensação de calor nos seios.

Tratamento

ESTILO DE VIDA: Já que os seios aumentam durante o período de gravidez, tamanho diferente de sutiã ou um sutiã que forneça mais apoio é aconselhável. Compressas frias nos seios podem aliviar a sensibilidade.

ERVAS: Massageie óleo de sambucus nos seios. Faça um cataplasma de sínfito e aplique nos seios.

HOMEOPATIA: Tome duas doses de potência 6C ou 30C que estiverem de acordo com seu sintoma dentro do espaço correto de tempo (a cada dez minutos, por até uma hora), seguindo as instruções no frasco. Se não encontrar alívio para seus sintomas, esse não é o medicamento apropriado para sua condição. Faça um exame cuidadoso de si, cheque novamente a lista e selecione um medicamento

diferente. Se, ainda assim, não obtiver alívio, consulte um médico homeopata para mais orientações.

Belladona: seios duros e vermelhos, sente-se pesada, dor, piora com o toque.

Bryonia: seios duros e quentes, doloridos, piora com movimento.

Conium maculatum: seios duros, toque dolorido, dor nos mamilos, melhora com pressão.

TONTEIRA

O sentimento de que está para desmaiar pode advir de várias causas. Você pode estar com pressão baixa (consulte PRESSÃO SANGUÍNEA ou ANEMIA, acima), ou mesmo mal nutrida, simplesmente precisando de um lanche, ou isso pode ser um sinal de preemclampsia (consulte TOXEMIA).

Sintomas: Sentindo-se tonta, vendo manchas, sentindo a sala girando, pulsação rápida, desmaios.

Tratamento

ESTILO DE VIDA: Se ao levantar-se mais vagarosamente ou comer algo não melhorar sua condição, consulte seu médico.

ACUPRESSÃO: Consulte as tabelas no Capítulo 2 para encontrar os seguintes pontos de pressão.

• VG 26, entre o nariz e o lábio superior.

• E 36, quatro dedos abaixo da rótula, um dedo para fora da tíbia.

• F 3, topo do pé, entre e atrás das juntas dos primeiros dois dedos.

TOXEMIA (consulte também EDEMA E INCHAÇÃO)

Também conhecida como preeclampsia, essa condição é caracterizada por pressão sanguínea elevada e retenção de líquidos (especialmente nas mãos, pés e face). Outros sintomas da toxemia — geralmente após a vigésima semana de gravidez — são ganho rápido de peso e traços de proteínas na urina, o que pode indicar mal funcionamento dos rins. A toxemia é extremamente perigosa para a criança e para a mãe — NÃO TENTE A AUTOMEDICAÇÃO DESTA CONDIÇÃO.

Sintomas: Inchaço das mãos, pés e rosto, ganho rápido de peso (geralmente devido à retenção de água), dor de cabeça, visão embaçada, crise de nervos.

Tratamento

INTERVENÇÃO MÉDICA: Essa é uma condição extremamente séria, o que significa que você terá uma gravidez de alto risco e precisará de cuidados médicos imediatamente. Seu médico receitará cama e medicamentos para pressão sanguínea. Pode ser que você precise ser hospitalizada para receber sulfato de magnésio via intravenosa se estiver em perigo de ter um ataque apopléctico. O trabalho de parto será então induzido para que você possa ter seu bebê na hora que for melhor para os dois.

TRANSPIRAÇÃO

Transpiração em excesso é causada por metabolismo crescente durante a gravidez, além do trabalho extra que o corpo tem de executar para que possa carregar peso adicional.

Sintomas: Transpiração aumentada, por todo o corpo, ou apenas nas axilas, área da virilha, no rosto ou pescoço.

Tratamento:

ESTILO DE VIDA:
- Mantenha uma "máscara para dor de cabeça" (aquelas máscaras portáteis ou compressas de gelo) em seu congelador em casa e no trabalho. Você pode fazer aplicações em seu pescoço, rosto e axilas.
- Vista-se em camadas, use tecidos naturais.
- Carregue consigo um ventilador.
- Tome um banho morno sempre que sentir necessidade.

HOMEOPATIA: Tome duas doses de potência 6C ou 30C que estiverem de acordo com seu sintoma dentro do espaço correto de tempo (a cada dez minutos, por até uma hora), seguindo as instruções no frasco. Se não encontrar alívio para seus sintomas, esse não é o medicamento apropriado para sua condição. Faça um exame cuidadoso de si, cheque novamente a lista e selecione um medicamento diferente. Se, ainda assim, não obtiver alívio, consulte um médico homeopata para mais orientações.

Calcarea carbonica: transpiração noturna, especialmente na cabeça.

China: transpiração livre devido ao menor esforço.

Hepar sulphuris calcareum: transpiração profusa, ofensiva e grudenta.

Lycopodium: transpiração ofensiva nos pés e axilas.

VAGINITE

Vaginite é causada por bactérias, fungos ou protozoários crescendo no canal vaginal. Nenhum desses organismos está normalmente presente na vagina, mas podem aparecer durante a gravidez devido ao ambiente hormonal cambiante. Os quatro tipos principais de vaginite são: infecção por fungo, *gardnerella, trichomoniasis* e *beta-streptococcus*.

Também é possível que a vaginite seja causada por uma doença sexualmente transmissível, tal como chlamydia, gonorréia ou outra bactéria. Essas doenças devem ser tratadas por médico, com antibióticos orais.

Tratamentos gerais para todos os tipos de vaginite:

ESTILO DE VIDA: Técnicas preventivas gerais incluem:

- Use roupas íntimas de algodão ou não use roupas íntimas.
- Limpe-se da frente para trás quando for urinar ou defecar. Utilize papel limpo cada vez.
- Lave-se com água morna sem sabão diariamente ou após o ato sexual, e utilize um pano limpo cada vez que lavar a área. Você também pode fazer uso de enxágüe feito de 2 colheres de chá de vinagre branco para um copo de água para sua área genital e o pênis de seu parceiro.
- Evite o ato sexual até a melhora da infecção.
- Descanse bastante e minimize o estresse.
- Evite desodorantes femininos; apenas aplique ducha com o consentimento de seu médico.

NUTRIÇÃO: Evite açúcar e doces, os quais encorajam o crescimento de leveduras. Beba mais líquido.

COMPLEMENTAÇÃO: Tome 500 mg adicionais de Vitamina C para aumentar a acidez de seu trato urinário, ajudando, assim, a expelir as bactérias.

ERVAS: Supositórios de *hydrastis* (curcuma, ou *goldenseal*) podem ser utilizados *apenas* após 36 semanas de gravidez.

HOMEOPATIA: Esses remédios podem ser utilizados para todos os tipos de vaginite que exibam coceira na vulva e vagina.

Ambra grisea: coceira na vulva com inchação, desejo sexual aumentado, descargas profusas.

Caladium: coceira na vulva e vagina.

Collinsonia: coceira na vulva, inchaço e coloração vermelho-escura.

Sepia: coçeira, descargas verdes ou amarelas. Vagina dolorida, especialmente durante o ato sexual.

Kreosotum: queimação, coceira, vulva inchada com descargas amarelas.

Sintomas e tratamento de infecções por fungos:

Queimação e coçeira na vagina e vulva; descarga branca pesada que não se parece com o muco claro e branco da gravidez.

INTERVENÇÃO MÉDICA: As preparações *Monistat* e *Gyne-Lotrimin* são seguras para a mulher grávida, apesar de serem necessários medicamentos mais fortes para casos mais severos.

NUTRIÇÃO: Coma iogurte com culturas vivas de *lactobacillus*. Tome cápsulas de *lactobacillus*.

ERVAS: Supositórios de calêndula simples podem ajudar. Você também pode inserir uma cápsula ou tablete de *acidophilus* na vagina à noite, durante 7 a 10 noites, em qualquer estágio de sua gravidez.

Sintomas e tratamento para gardnerella:

Queimação e coçeira ocasionais; pode ou não haver descarga cinza; produz odor desagradável como o de peixe podre, especialmente após o ato sexual. Esse organismo pode causar sangramento e trabalho de parto prematuro.

ERVAS: Supositórios de calêndula; a*cidophilus* na vagina.

INTERVENÇÃO NÃO-MÉDICA: Insira 2 colheres de chá de iogurte na vagina todas as noites durante uma semana. Espere uma semana e repita.

INTERVENÇÃO MÉDICA: O medicamento *Gyne-Lotrimin* pode ajudar, mas o melhor tratamento é com o antibiótico Cleocin (Clindomicina), inserido pela vagina. (Infelizmente, o tratamento de seu parceiro é, freqüentemente, ineficaz.)

ESTILO DE VIDA: Evite sexo por duas a três semanas para eliminar a *gardnerella* do trato urinário masculino; de outra forma, a reinfectação ocorrerá. Se for ter relações sexuais, seu parceiro deve fazer uso de preservativo; entretanto, a completa abstinência é melhor, pois dará tempo a seu sistema para a cura. As bactérias e leveduras podem residir no trato urinário masculino, sendo transmitidas durante o ato sexual.

Sintomas e tratamento de trichomoniasis:

Queimação (especialmente durante a urinação), coçeira, descarga amarela.

INTERVENÇÃO MÉDICA: O medicamento *Gyne-Lotrimin* pode ajudar; infelizmente, *Flagyl*, o medicamento convencional utilizado para o tratamento dessa condição não pode ser usado durante o primeiro trimestre, e muitos médicos sentem que este não deve ser utilizado por todo o período de gravidez. Seu parceiro terá de ser tratado ou a reinfectação poderá ocorrer.

Sintomas e tratamento para beta-streptococcus:

Essa condição geralmente não apresenta sintomas; logo, é uma boa idéia para todas as mulheres serem testadas para sua presença durante seu terceiro trimestre, já que esse organismo pode causar trabalho de parto prematuro, além de séria doença no recém-nascido.

INTERVENÇÃO MÉDICA: O tratamento comum envolve Amoxicilina — oralmente durante as últimas semanas de gravidez ou via intravenosa durante o trabalho de parto.

VEIAS VARICOSAS
(consulte também HEMORRÓIDAS)

A quantidade aumentada de progesterona no corpo causa relaxamento e saliência das veias em suas pernas e coxas, freqüentemente tornando-as duras e doloridas. Além disso, a pressão do útero em crescimento impede retorno adequado do sangue, causando protuberância das veias. É difícil obter retorno adequado do sangue, se você não estiver se exercitando o bastante para fazer com que seus músculos contraiam e relaxem.

Já que essa condição freqüentemente é hereditária, você deve consultar sua mãe para ver se ela desenvolveu veias varicosas quando esteve grávida. Se isto tiver acontecido, você estará alerta para tomar medidas preventivas. Tenha certeza de que não vá ganhar mais de 15 quilos, exercitando-se diariamente.

Sintomas: Veias profundas e azuis que sobressaem nas pernas e coxas, podendo vir a causar dores nas pernas, fadiga e inchaço do tornozelo.

Tratamento

NUTRIÇÃO: Siga o programa de nutrição básica exposto no capítulo 3. Você deve ingerir alimentos com alto teor de Vitamina C com bioflavonóides, que reforçam os capilares, ajudando na cura. A casca branca no interior do limão, laranja e toranja contêm essa vitamina em abundância. Você também pode ingerir arando, cerejas, groselha e uvas, que contêm compostos que restabelecem as veias e capilares.

Alho, cebola, pimenta caiena e abacaxi fresco (que contém a enzima *bromelain*) são todos alimentos capazes de neutralizar o elemento nocivo no sangue conhecido como fibrina, que é depositado no tecido, perto das veias afetadas. Esses alimentos mantêm o sangue mais fino e mais capaz de fluir livremente pelas veias. Ingira-os como comida; não os tome em forma concentrada.

COMPLEMENTAÇÃO:
Tome os seguintes complementos diariamente:

Vitamina A: 5.000 UI
Vitamina B1: 1,5 mg
Vitamina B2: 1,6 mg
Vitamina B3: 17 mg
Vitamina B6: 2,2 mg
Vitamina B12: 2,2 mcg
Ácido fólico: 800 mcg
Vitamina C: 500-1.000 mg
Vitamina D: 400 UI
Vitamina E: 400 UI
Vitamina K: 65 mcg
Cálcio: 1.200 mg
Magnésio: 500 mg
Ferro: 30 mg
Fósforo: 1.200 mg
Iodo: 175 mcg
Selênio: 65 mcg

Além disso, tenha certeza de estar obtendo Vitamina C adicional e bioflavonóides, 500 mg duas a quatro vezes ao dia, para reforçar os capilares, ajudando na cura.

Complexo vitamínico B, 50 mg, uma vez ao dia.
Vitamina E, 400 UI diariamente.

ERVAS: O uso tópico de um extrato de castanheiro-da-índia tem sido utilizado na Europa para o tratamento de veias varicosas. NÃO TOME INTERNAMENTE — é extremamente tóxico quando ingerido. *Ruscus* também é recomendado apenas para uso externo — ambos são de efeito antiinflamatório.

Você também pode fazer uma massagem herbácea com *hamamelis* frio ou compressas de casca de carvalho, esfregando as pernas delicadamente para cima, em direção ao coração.

Aplique, alternadamente, compressas de *myrica*, calêndula, barbasco, *hipericum*, casca de carvalho branco ou *oxalis*.

HOMEOPATIA: Tome duas doses de potência 6C ou 30C que estiverem de acordo com seu sintoma dentro do espaço correto de tempo (a cada dez minutos, por até uma hora), seguindo as instruções no frasco. Se não encontrar alívio para seus sintomas, esse não é o medicamento apropriado para sua condição. Faça um exame cuidadoso de si, cheque novamente a lista e selecione um medicamento diferente. Se, ainda assim, não obtiver alívio, consulte um médico homeopata para mais orientações.

Hamamelis: veias varicosas inchadas, piora com o calor.

Lycopodium: pior no lado direito, piora das 4 às 8 da manhã.

Millefolium: veias varicosas doloridas durante a gravidez.

Pulsatilla: inchaço e dor nas pernas, piora com as pernas para baixo.

Zincum metallicum: veias varicosas grandes, pés incapazes de permanecerem quietos.

AROMATERAPIA: Uma mistura de óleos essenciais para veias varicosas pode ser composta por cinco gotas de cipreste, duas gotas de limão, três gotas de milefólio, três gotas de olíbano, duas gotas de alecrim.
Junte dez gotas dessa combinação a 30ml de óleo transportador. Massageie as áreas afetadas duas a três vezes diariamente.

EXERCÍCIO: Um regime de exercício diário tal como andar ou nadar é essencial para manter a regularidade e o sangue oxigenado movendo-se na área do períneo e das pernas. Evite atividades que estressarão a área, tais como corrida ou esportes com raquetes.

ESTILO DE VIDA:
• Evite estar de pé ou sentada por longos períodos de tempo.

• Alguns especialistas recomendam banho nas pernas alternadamente para estimular a circulação. As pernas devem ser imersas primeiramente em água morna por três minutos, então em água fria por um minuto. Você poderá alternar de três a seis vezes. Esse tratamento está contra-indicado para diabéticos.
• Eleve as pernas sempre que possível para evitar pressão nas veias. Evite cruzar as pernas.
• Use meias para suporte; peça a seu médico para recomendar o tamanho correto para você.
• Evite salto alto e roupas justas.

INTERVENÇÃO MÉDICA: Remoção cirúrgica de veias varicosas não é aconselhável durante a gravidez. Geralmente, suas pernas voltarão ao normal enquanto seu peso corporal diminui após o parto.

Casos mais sérios necessitarão de atenção médica. Em 1 ou 2% dos casos de gravidez, veias varicosas levam a coágulos de sangue em veias superficiais. Se você estiver sentindo dor e peso excessivos nas pernas, ou febre e/ou batimento cardíaco acelerado, esses podem ser sinais de que você possui a condição.

CONSULTE SEU MÉDICO IMEDIATAMENTE. Dependendo da seriedade de sua condição, seu médico pode pedir que mantenha as pernas elevadas e use calor, ou possivelmente você terá de fazer uso de drogas anticoagulantes.

Sentindo-se bem durante o período de gravidez

Talvez você não venha a sofrer das dores comuns ao período de gravidez — talvez você sinta todas elas! Cada gravidez é única, e depende de você ter a melhor gravidez para si e para o seu bebê.

Mesmo que não apresente qualquer sintoma, lembre-se de sempre manter a nutrição adequada, exercícios e uma boa atitude. Você está no processo de preparação para grandes eventos, o trabalho de parto e o nascimento de seu filho.

Oito

Tendo seu filho

Você esperou meses por esse acontecimento, fazendo preparativos e trabalhando duro, estudando o plano de nascimento para que o tenha memorizado. Ainda assim, pode ser que você esteja um pouco apreensiva. Se você tem outros filhos, vagamente se lembra do processo de parto. Você não se lembra da exata quantidade ou localidade da dor, mas sabe que foi desagradável. (A Natureza nos protege, fornecendo memória seletiva; de outra forma, muitas de nós nunca teríamos outros filhos!)
Se esse for seu primeiro filho, você não sabe o que esperar. Você sem dúvida ouviu estórias sobre partos terríveis, agonizantes, que duraram dias. Entretanto, também encontrará número igual de casos de mulheres que conseguiram gerenciar bem suas dores. Apesar de ser raro o caso de alguém que não tenha sentido nenhum desconforto, ainda assim é possível lidar com a situação com calma e tranqüilidade. Se você possui as ferramentas certas — mentais, emocionais, assim como físicas — essa será uma experiência excitante e recompensadora para si mesma.
Durante meu último parto, tive uma verdadeira necessidade de ficar trocando de posição. Tentava sentar em uma banheira de água quente e me sentia bem durante uma contração, mas logo tinha de mudar. Então sentava no vaso, estando confortável por mais uma contração, mas para a próxima, tinha de mudar novamente. Se alguém tivesse me dito para deitar-me de costas e não me mover, eu teria enlouquecido. Eu precisava exercer controle da minha própria maneira, ditada apenas pelas necessidades de meu corpo e espírito, e é claro, pelo bebê em meu interior. Minha liberdade de movimento permitiu que o trabalho de parto seguisse sem problemas, e meu desconforto, medo e ansiedade estavam sob controle porque podia fazer algo a respeito de minha situação. Também fiz uso de massa-

gem, acupressão, remédios homeopáticos e de visualização para facilitar a experiência. Felizmente, não fiz uso de medicamentos, então pude lidar com as contrações estando lúcida.

Quando lhe são administradas drogas para controlar a dor, um ciclo de dificuldades pode ter início, pois você não possui controle, podendo levar eventualmente a uma cesariana. Mas, em meu próprio caso assim como em vários casos que presenciei, fiz uso de muitas opções complementares — homeopatia, manipulação e massagem, uso de calor e frio, acupressão, etc.— e fiquei maravilhada quando pude ter um parto normal, vaginal.

Se, por algum motivo, você mudou de idéia sobre o tipo de parto que gostaria de ter, consulte o capítulo 3. Nunca é muito tarde para mudar seus planos — o fator mais importante é sentir-se confortável com seu médico e com o local onde vá dar à luz.

O fator desconhecido — como você se *sentirá* quando parir — é impossível de determinar, já que cada parto é diferente dos demais. Entretanto, se você possui as ferramentas e o conhecimento para trabalhar, você está um passo à frente no jogo. Examinaremos o trabalho de parto e o nascimento com mais detalhes para que você saiba o que cada estágio guarda para si.

ESTÁGIOS DO TRABALHO DE PARTO

O trabalho de parto é o processo de dilatação da cérvix e da passagem do bebê pelo canal de nascimento devido às contrações musculares do útero. Termina com o nascimento do bebê e o descarte da placenta.

O trabalho de parto não é medido a partir do começo das contrações, mas sim a partir do tempo em que se inicia a dilatação progressiva da cérvix. Em estágios preliminares, é difícil saber como você está indo — já que pode levar 24 horas para que dilate em 1 a 1 centímetro e meio.

Ninguém sabe ao certo o que dispara o processo, mas alguns especialistas sentem que o bebê libera um hormônio especial que estimula a glândula pituitária da mãe, para que libere oxitocina. É a oxitocina que inicia as contrações. Seu sistema endócrino circulará prostaglandinas, que ajudam a amaciar a cérvix.

SINAIS PRECURSORES: Um sinal de que você está para entrar em trabalho de parto é chamado de "amostra de sangue", a descarga de sangue que você exibe quando sua cérvix está se alongando. Seu "tampão" mucoso, que fechava o útero, pode sair até duas ou três semanas antes de você entrar em trabalho de parto ou pode não emergir até que você esteja em trabalho ativo. Já que se regenera rapidamente, é possível perdê-lo mais de uma vez.

Outro sinal de início de trabalho de parto é o estouro da bolsa. O saco amniótico, que acolheu e protegeu o bebê contra infecções, pode ser perfurado enquanto a cabeça empurra para baixo.

Um terceiro sinal é o começo das contrações, um sentimento de aperto, em seu abdômen inferior e costas, que força e então libera. Pode ser difícil determinar se essas contrações são verdadeiras ou apenas um sinal de trabalho de parto falso. Geralmente (mas nem sempre) contrações reais possuem ritmo regular e um padrão como uma onda que vem e vai. Normalmente aumentam em intensidade e a mulher que está neste período de desenvolvimento de sua gravidez geralmente está animada e falante, possivelmente com desconforto durante as contrações, mas capaz de se reanimar logo em seguida. Muitas mulheres que lidam bem com esse estágio talvez nem saibam que estão tendo contrações, ou nem prestam muita atenção a elas.

Primeiro estágio do trabalho de parto:

TRABALHO PRELIMINAR: Durante esse período, até cerca de 3 a 4 centímetros de dilatação, as contrações aumentam enquanto a cérvix progressivamente se alonga e afina. Para quem está para ter seu primeiro filho, esse estágio pode ser mais difícil de se acostumar do que a intensidade do trabalho ativo. Algumas sentem que as contrações preliminares são dolorosas e difíceis, sendo também freqüentemente difícil o sono devido à excitação e ansiedade a respeito do trabalho e parto que se seguirão.

Algumas mulheres nunca vivenciam esse estágio; outras podem passar dias em trabalho de parto prematuro, o que pode verdadeiramente sugar todos os seus recursos e deixá-la propensa à necessidade de intervenção no trabalho de parto ativo. Esse é o motivo pelo qual se torna importante fazer uso de todas as aptidões de relaxamento aprendidas para evitar a exaustão. Também é importante comer e beber, descansar bastante e seguir com suas rotinas diárias para que o tempo passe mais rapidamente.

Muitas mulheres correm para o hospital nesse estágio, apenas para serem informadas de que sua cérvix não está dilatada; são mandadas para casa para descansar. Esse tipo de trabalho de parto pode, de fato, ser contrações Braxton Hicks, trabalho falso que acabará por cessar.

TRABALHO ATIVO: Quando você estiver com 4 a 5 cm de dilatação, podemos dizer que trabalho de parto ativo está em andamento. Tipicamente, as contrações ficam mais fortes, apesar do fato de que aquelas que tiveram dificuldades no período de trabalho de parto prematuro, algumas vezes se adequam melhor às contrações normais do período de trabalho de parto ativo. Esse estágio é quando a maior parte das mulheres realmente se desligam do mundo, tornando-se menos falantes e aumentando seus poderes de concentração — você estará muito focada no trabalho que tem de ser feito, especialmente durante as contrações. Você perceberá que deve entrar em si mesma para trabalhar, totalmente envolvida em permitir que seu útero, assim como o bebê, dilatem sua cérvix até que atinja os 10 centímetros.

Tratamentos médicos convencionais, e até mesmo tratamentos complementares, ocasionalmente trazem consigo o risco de diminuir ou mesmo cessar o processo de trabalho de parto. Algumas vezes, a dor que é mais difícil de aturar vem ao fim, quando o processo está por terminar. Nessa hora, o mais importante para você é o apoio que recebe, alguém que lhe diz que está conseguindo, que está chegando lá. Vá com seu corpo e deixe acontecer.

TRANSIÇÃO: Quando estiver com uma dilatação de 8 a 10 centímetros, você entra no período de transição. Você poderá sentir uma grande mudança em seu corpo — primeiro quente, depois frio, algumas vezes estará enjoada, e suas pupilas poderão dilatar. Pode ser que você comece a tremer descontroladamente ou pode ser que você tenha a sensação de que necessita evacuar. Neste ponto muitas mulheres sentem que estão por demais exaustas para continuarem, e é então que o apoio recebido pelo parceiro ou médico torna-se essencial. É muito importante que você tenha em mente que esse estágio tem curta duração e logo passará. Além disso, mesmo se sentir grande necessidade para empurrar, não poderá fazê-lo até que tenha sido examinada por seu médico, para saber se já está com dez centímetros. Algumas vezes, você atravessa esse estágio sem qualquer mudança física estando completamente dilatada.

Segundo estágio do trabalho de parto

EMPURRANDO: A maior parte das mulheres simplesmente sabe — com a mente, o corpo e o espírito — que a coisa certa a fazer neste estágio do processo é empurrar o bebê para fora. Acontece uma contração, você respira fundo, prende e conta cinco segundos, inspira rapidamente, prende e agüenta por mais cinco segundos. (Consulte também TÉCNICAS RESPIRATÓRIAS, mais à frente, para opções diferentes.) Se você ainda estiver envolvida com a contração, inspire uma ou duas vezes mais. A respiração lenta possibilita ao bebê a retração para dentro da vagina. O desenvolvimento desse processo de empuxo é importante, já que geralmente é somente após o terceiro ato respiratório que o bebê se move um pouco mais para baixo.

Aquelas que não sentirem a necessidade de empurrar, ainda assim sentirão a emoção da experiência quando forem informadas de que podem empurrar para começar o processo. Você pode esperar que o desejo de empurrar aumente — isto lhe dará um grande alívio após a intensidade da transição.

Siga seus instintos e imagine-se abrindo para que o seu bebê possa emergir. Se você puder trabalhar em conjunto com o útero enquanto move seu bebê através da vagina, tornará seus empuxos mais delicados e vagarosos.

Após a cabeça ter saído, virará para que se alinhe com os ombros, que por sua vez geralmente se encontram de lado. Enquanto você empurra os ombros para fora, seu médico ajudará para que estes saiam com delicadeza, um de cada vez. Então, seu bebê escorregará para suas mãos.

Terceiro estágio do trabalho de parto

DESCARTE DA PLACENTA: O seu útero continuará a contrair e isso fará com que a placenta se separe do revestimento. Talvez você possa empurrar para descartar o cordão e a placenta, ou seu médico possa puxar o cordão para ajudar no andamento do processo. O tecido é muito macio, e você mal o sentirá saindo após o nascimento de seu bebê. Sua placenta será examinada com cuidado para ter-se a certeza de que nenhum pedaço foi retido no interior de seu corpo.

O que você precisa para um bom trabalho de parto

Consciência do processo do trabalho de parto é de enorme ajuda para todas as mulheres, mas o mais essencial é que você tenha todos os elementos de fundo da maneira como gostaria. Pense nas seguintes questões quando estiver planejando o parto:

ALTO NÍVEL DE CONFORTO: Você deve estar em um local em que se sinta à vontade — para algumas, isso pode significar sua própria casa; para outras, a segurança de um hospital pode ser exatamente o que precisam.

PRIVACIDADE: Animais dão à luz em uma caverna ou ninho ou mesmo atrás de um armário no escuro. As mulheres também necessitam de grande dose de privacidade nesse momento — durante o parto, expomo-nos (física e emocionalmente) como nunca o fizemos antes em nossas vidas. A única situação parecida seria a de fazer amor — um lugar onde você possa estar totalmente desinibida e confiante para ser você mesma. Você está em seu ponto de maior vulnerabilidade quando dá à luz; logo a escolha de um lugar para seu trabalho de parto e subseqüente nascimento do bebê deve ser feita com cuidado.

SISTEMA DE APOIO: Você também necessita de pessoas à sua volta. Seu parceiro e atendente são seu melhor apoio, mas algumas mulheres sentem-se mais confortáveis com muitos amigos e família, pelo menos durante os estágios preliminares do trabalho de parto. É importante que você não acabe fazendo papel de "anfitriã" — seu trabalho é fazer com que seu bebê nasça — deixe, portanto, o entretenimento para sua atendente ou seu parceiro.

LIBERDADE: Você deve ter a capacidade para fazer escolhas e selecionar todas as suas opções para o parto. Você necessita de poder e de controle — não em fazer com que o trabalho de parto aconteça ou com que as contrações se tornem mais fortes, mas sim o controle de seu meio e do que você está fazendo. Por exemplo, você deve ter a liberdade para tirar suas roupas, mover-se, fazer barulho, posicionar-se da maneira que achar melhor, fazer uso do banho, comer e beber, e não estar presa a um equipamento de alta tecnologia.

INTERVENÇÃO APENAS QUANDO NECESSÁRIO: Se intervenções (médicas ou herbáceas) forem feitas sem autorização, poderão interferir no processo de nascimento e causar complicações.

O MEIO APROPRIADO PARA O PARTO: Muitos educadores de parto sentem que a delicadeza para com o bebê é de máxima importância no fim da jornada em direção ao parto. Isso significa que você pode querer requisitar luzes fracas na sala de parto, além de uma atmosfera calma, exigindo que todos que toquem o bebê o façam vagarosa e delicadamente. Muitas parteiras também sentem ser uma boa idéia esperar até o cordão umbilical ter parado de pulsar antes de obstruí-lo. O bebê deve ser delicadamente seco e colocado perto do seio da mãe para aleitar tão logo tenha nascido.

VISUALIZAÇÃO: Consulte o capítulo 2 para uma explicação sobre visualização. Este exercício pode ser usado pela mulher sozinha ou pelo casal.

Tire um tempo (talvez uma vez por semana) durante seu último trimestre para sentar-se calmamente e imaginar seu trabalho de parto. Lide com a idéia de dor quando não estiver sentindo nada para que possa se preparar quando a hora chegar. Nunca tente lutar contra ela ou mesmo fugir da dor — em vez disso, entregue-se ao seu poder. Imagine a rigidez de suas contrações apertando seu corpo, puxando os tecidos, a cabeça de seu bebê fazendo pressão para baixo, sua passagem de nascimento se esticando mais, o sentimento de estar sendo segura na parte inferior do abdômen ou costas. Imagine as contrações sob forma de ondas, desenhando um círculo apertado em volta de seu centro, e então aliviando.

Veja a si mesma sendo carregada por essas ondas. Você não irá por baixo, mas sim se mesclará com elas, tornando-se parte delas.

Não importa o nível de dificuldade apresentado por algumas delas, você será transportada com elas, e se renderá ao poder que é gerado no interior de seu corpo. Sinta-se deixar relaxar, cada célula liberando sem que você tenha de fazer nada. Respire fundo e permita que seus olhos se abram.

PREPARANDO O PALCO PARA O PARTO NATURAL

Outra parte de seu processo de trabalho de parto a ser considerada é onde você irá dar à luz. Se você optou por um parto natural, terá sem dúvida escolhido um médico que não é um obstetra tradicional que faz partos em um hospital. Um estudo mostrou que mulheres de baixo risco parindo fora do hospital apresentaram menos complicações porque tiveram menos intervenções que pudessem levar a problemas. Sua escolha para um lugar de nascimento deve ser feita com conforto em mente. Você pode optar por um parto caseiro ou em uma maternidade, ou com uma parteira licenciada no hospital em que estiver afiliada. Entretanto, se você for uma mãe de alto risco, o hospital é a alternativa mais segura, se surgirem complicações mais sérias. Talvez você também queira considerar uma maternidade com fácil acesso a um hospital.

A sua seleção de um médico (consulte o capítulo 3 para informação sobre como escolher um médico e para uma lista de perguntas a fazer) determinará em grande parte o local onde você terá seu parto. Por esse motivo, você deve revisar todos os detalhes que você sente serem importantes muito antes da data estipulada.

É uma boa idéia escrever um plano de parto formal, e fornecer cópias a seu médico ou a quem quer que seja o responsável. O plano deve especificar seus desejos a respeito do seguinte: não tomar medicamentos, a capacidade para estar se movimentando, não ter monitor fetal contínuo, a capacidade para comer e beber durante o trabalho de parto, a liberdade para parir em qualquer posição sem episiotomia, se você quer ou não fazer circuncisão em seu bebê menino, a possibilidade de segurar e aleitar seu bebê imediatamente após o parto, e quaisquer outros pedidos que você possa ter.

TÉCNICAS RESPIRATÓRIAS

Até agora, falamos sobre muitos dos fatores externos necessários para um bom parto. Mas a chave para sentir-se confortável é o trabalho interno que apenas você poderá fazer. O maior aliado que temos é também o mais simples: nossa respiração.

Durante séculos, iogues e místicos têm tido o conhecimento que por meio do controle da respiração de que podiam reduzir dor e tensão, distrair a mente e fornecer energia aos órgãos internos para que pudessem fazer seu trabalho. Logo, aprendendo a controlar nossa respiração, podemos ajudar nosso corpo no processo de nascimento. Boa respiração abdominal fornece muito oxigênio à pélvis (assim como para os pulmões, coração e cérebro), e serve como distração para a dor. A reação imediata quando estamos com medo ou dor é prender a respiração; entretanto, isso é exatamente o contrário do que deveríamos estar fazendo. O treinamento oferecido na maior parte das aulas de parto mostra-nos como expandir por meio de várias técnicas de respiração, gerenciando tanto a ansiedade como a dor.

A respiração não remove a dor, mas nos fornece uma maneira de lidar e trabalhar com ela. É uma maneira tanto física quanto emocional para relaxar a mente e o corpo — e é justamente a mulher verdadeiramente relaxada quem está mais confortável durante o trabalho de parto. A respiração pode ser uma resposta alternativa para o medicamento contra a dor.

Também pode ser de ajuda marcar o tempo de parto. Algumas vezes, antes de estar completamente dilatada, você pode sentir uma forte vontade para empurrar — mas não pode o fazer, ou haverá pressão indevida em sua cérvix, que pode vir a inchar ou romper-se. Mas se você fizer uso de um padrão de respirações rápidas, isto pode ajudá-la a controlar o desejo prematuro para empurrar.

O ponto mais importante sobre a respiração é que este não deve, de forma alguma, ser o único truque em sua cartola para alívio de dor e para a aceleração do parto. Se apresentar dilatação de apenas 2 centímetros mas já estiver praticando a respiração de transição, você terá problemas mais tarde. Guarde a respiração controlada para quando realmente tiver necessidade dela.

Você pode fazer uso de qualquer uma ou todas as seguintes técnicas, mas provavelmente irá querer concentrar-se naquelas recomendadas em seu curso de preparação para o parto.

O método Lamaze

Dr. Fernand Lamaze, um médico francês, mudou o curso do trabalho de parto na França e na América nos anos 60. Ele permitiu que maridos ficassem na sala de parto, ajudou mulheres a terem parto sem medicamentos, além de ter-nos ensinado a suportar melhor a dor. Os três elementos mais importantes defendidos por Lamaze eram:

- técnicas respiratórias direcionadas;
- massagem leve no abdômen e útero e
- psicoprofilaxe, ou preparação mental, que envolvia o uso de um ponto focal, algo em particular em que a mãe pudesse concentrar suas energias durante a contração.

VANTAGENS DO MÉTODO LAMAZE: Você está bem treinada, já que praticou respiração com seu parceiro durante semanas antes do parto; fornece algo para fazer durante as longas horas de trabalho de parto; você estimula contrações durante esses ensaios fazendo com que seu parceiro exerça pressão em várias partes de seu corpo. Se você não tiver parceiro, poderá mergulhar sua mão em água gelada para ter algum desconforto com que trabalhar.

DESVANTAGENS: Pode dar mais trabalho respirar desta maneira e ter de se concentrar nela do que simplesmente seguir com o fluxo e respirar da maneira que lhe pareça natural. O fator distração pode trabalhar contra o que você realmente quer fazer durante o trabalho de parto, que é encarar a dor física, emocional e psicológica, além de lidar com ela.

Respiração purificadora: Para o início e fim de cada contração. Respire profundamente através do nariz e exale através da boca enquanto pensa em "relaxar e focalizar". A respiração purificadora é um sinal para você, e para aqueles que estão cuidando de você mostra que uma contração começou.

Respiração vagarosa: Respire aproximadamente na metade de seu ritmo normal — talvez 6 a 9 respirações por minuto. Relaxe seu peitoral e estômago e inspire através de seu nariz, expirando através do nariz e boca. Pode ser que você deseje emitir sons se isso a ajuda a focalizar.

Respiração em velocidades diferentes: Respire aproximadamente no dobro de seu ritmo normal (24 a 40 respirações por minuto). Isso pode ser muito cansativo se feito por muito tempo, então guarde para a hora em que realmente precisar e volte diretamente à respiração vagarosa após o pico da contração. Com esse tipo de respiração, você precisará inalar e exalar a partir de seu estômago, utilizando os músculos do plexo solar para dar mais força a cada ato respiratório. Pratique esse tipo de respiração como se estivesse no meio de uma contração — começando devagar, aumentando o ritmo, e então voltando à respiração mais vagarosa.

Respiração padronizada: Respire rapidamente, como na respiração em velocidades diferentes, terminando com uma exalação aguda a cada uma e seis respirações. Peça a seu parceiro para criar uma seqüência para você e contar em voz alta. "Respire cinco vezes e sopre; respire duas vezes e sopre; respire quatro, seis vezes." Isto é muito bom para a concentração. Durante o pico da contração, talvez você deseje inspirar uma vez e expirar uma vez, voltando aos poucos à proporção de seis inalações para uma exalação enquanto a contração se esgota.

Respiração para controlar o desejo de empurrar: Se não estiver completamente dilatada e tiver desejo de empurrar, você poderá desviar-se desse desejo fazendo uma série rápida de exalações e inalações, fazendo uso de respirações rápidas e superficiais, como se estivesse apagando uma vela. Se começar a sentir-se tonta, respire em um saco de papel ou em suas mãos em forma de concha. (Não é uma boa idéia empurrar se você ainda não estiver com 10 centímetros de dilatação, porque a pressão crescente poderia causar inchaço da cérvix.)

O método Kitzinger

Apesar de Sheila Kitzinger, uma antropóloga e professora em técnicas de parto, defender processos respiratórios similares àqueles de Lamaze, ela transforma tudo em um esforço do casal. Ela sugere que você imagine sua respiração fluindo onde quer que seja e que as mãos de seu parceiro descansem na superfície de seu corpo.

Respiração peitoral completa: As mãos de seu parceiro estão em sua cintura, em ambos os lados de sua coluna. Respire profunda e vagarosamente em direção àquela área.

Respiração do peitoral superior: As mãos de seu parceiro estão na parte superior de suas costas, abaixo dos ombros. Respire em direção àquela área com lábios parcialmente abertos, e suspire quando exalar.

Respiração borboleta: Este é o tipo mais superficial de respiração, sendo utilizado durante a transição ou quando for a hora de empurrar o bebê para fora. Tem início na boca e bochechas, como se você tivesse uma gaita em sua boca.

Prendendo a respiração para empurrar: Existem duas escolas de pensamento à respeito disto. A crença tradicional, promulgada pela maioria dos obstetras/ginecologistas, é a de que você deve prender a respiração enquanto expele o bebê. Isso funciona bem para muitas mulheres. Entretanto, numerosos estudos apontam para o fato de que o bebê recebe menos oxigênio quando a mãe prende o ar — você, portanto, não vai querer exceder-se neste procedimento. Talvez queira tentar empurrar sem prender sua respiração, e se não estiver chegando a lugar algum, mude de procedimento, para que possa prender a respiração.

O método Elizabeth Noble

A educadora em partos Elizabeth Noble defendia a exalação enquanto a mulher empurra, e isso parece ser benéfico para a mãe assim como para o bebê. O método exerce menos pressão em seu sistema, não resulta em variações de pressão sanguínea ou internalização de oxigênio, e há menor risco de rompimento da cérvix e vagina. Pode demorar mais para empurrar seu bebê fazendo uso dessa técnica mais relaxada, mas é certamente preferível.

Em vez de imaginar que você deve forçar para baixo, é preferível visualizar que se está abrindo com cada ato respiratório. Se você puder liberar os músculos da parte inferior da pélvis, estará trabalhando com o seu bebê para que possam terminar o processo. Abra a boca enquanto exala, executando paralelamente a ação de abrir sua cérvix.

Respirando logo que a cabeça de seu bebê começar a sair: Você provavelmente sentirá uma sensação aguda quando a cabeça de seu filho estiver quase atravessando a abertura vaginal, já que está aberta como nunca esteve antes. Neste ponto, é de particular importância que você não faça muita força. Fique relaxada e respire levemente como se estive apagando uma vela. Dessa forma, seu bebê poderá ter uma passagem mais gradual em vez de sair com muita rapidez.

O Método Bradley

O Dr. Robert Bradley sentia que, já que a respiração é algo que fazemos o tempo todo sem pensar, não há motivo para ensinar qualquer padrão específico. A filosofia desta técnica é fazer uso de respiração abdominal relaxada em seu próprio ritmo. Você deve evitar respiração peitoral, já que poderá levar à hiperventilação (internalizar mais oxigênio do que precisa, criando tonteira).

Não importa como você empurra seu bebê para fora — utilizando qualquer uma das técnicas expostas, ou com seu próprio método — seu foco deve estar em abrir sua vagina e deixar que o bebê se mova para baixo e para fora. Mais desconforto geralmente significa que o bebê está se movendo. Continue o que estiver fazendo, e não se prenda. Você se sentirá muito mais confortável enquanto continua a empurrar, parindo seu bebê.

POSIÇÕES DE PARTO

Se obtivermos conforto físico e mental, o trabalho duro torna-se mais fácil. A respiração é nossa aliada, assim como as posições que escolhemos para o trabalho de parto.

Apesar de mulheres no século passado tipicamente terem dado à luz na posição que lhes era mais confortável, durante o final do século XIX e século XX, os médicos mudaram a natureza do parto, fazendo com que as mulheres se deitassem de costas com seus pés em estribos. O único motivo para isso, é que era mais conveniente para o médico — ele podia sentar-se confortavelmente de frente para a vagina para ver o campo em que estava trabalhando. Essa prática ainda é comum em muitos hospitais hoje em dia, mas *não* é obrigatória, e geralmente desacelera o processo de trabalho de parto, também obstruindo o fluxo de sangue para o bebê. Se discutir posições com seu médico com antecedência, você se dará conta de que tem opções, podendo fazer uso de muitas delas. Enquanto empurra, é mais eficaz que fique de pé; as posições menos eficazes são aquelas em que está de lado ou deitada de costas.

Você pode andar, ficar de pé, ajoelhar-se, deitar-se de lado, sentar-se em um banco de parto ou acocorar-se. Muitos hospitais e maternidades são bem esclarecidos e possuem barras instaladas sobre as camas para que as mulheres possam segurá-las ao se acocorarem. Algumas vezes, apenas uma mudança de posição alivia a dor e facilita o seu relaxamento.

As Opções

Litotomia (posição obstetra tradicional, deitada de costas, pés em estribos).
Vantagens: Boa posição para o médico. Não existem vantagens para a mulher dando à luz!
Desvantagens: Essa é a posição que menos ajuda um parto natural, já que funciona contra a gravidade e desacelera o fluxo de sangue uterino. Impede o progresso do trabalho de parto, aumenta a possibilidade do uso de fórceps e episiotomia, além de aumentar a pressão sanguínea da mãe. Essa posição pode vir a diminuir a quantidade de oxigênio para o feto, o que pode levar a sofrimento fetal e à decisão de executar uma cesariana.

Lamaze (semi-reclinante)
Vantagens: funciona com a gravidade, o campo é facilmente visível para o médico; é fácil para a mãe ver seu bebê, fácil de ouvir os batimentos cardíacos fetais com clareza.
Desvantagens: pouco acesso ou muito estresse na área entre a vagina e o ânus, comprime a parte inferior da coluna.

De lado
Vantagens: boa oxigenação para o bebê; bom acesso à área entre a vagina e o ânus; fácil de perceber batimento cardíaco do feto.
Desvantagens: funciona contra a gravidade, difícil de apoiar a perna, desacelera o parto.

De quatro
Vantagens: Essa é uma ótima posição para a maioria das mulheres, especialmente se já forçaram demais as costas ou se sentem desconfortáveis sentadas. Algumas mulheres possuem naturalmente uma pélvis mais espaçosa na parte anterior. Neste caso, o bebê pode sair melhor pelo canal de nascimento advindo da parte anterior da pélvis. Fornece oxigenação para o bebê, é fácil para a mãe controlar, oferece excelente acesso à área entre a vagina e o ânus, proporciona bom movimento pélvico e diminui a pressão nas costas, além de o médico poder tirar seu bebê facilmente.
Desvantagens: É difícil para a mãe ver ou pegar seu bebê, mais difícil de obter batimento cardíaco, além de parecer estranho se o médico não está acostumado com essa posição.

De pé
Vantagens: boa oxigenação para o bebê, bom acesso à área vaginal e anal; fácil de obter batimento cardíaco com clareza.
Desvantagens: requer muito esforço físico por parte da mãe; parto pode ocorrer muito rapidamente.

De cócoras
Vantagens: boa oxigenação para o bebê, bom acesso à área vaginal e anal; fácil de obter batimento cardíaco com clareza.
Desvantagens: algumas mulheres não conseguem manter essa posição com facilidade, e a mãe não poderá pegar o bebê.

Cadeira de parto
Vantagens: muito confortável; permite que você esteja ereta; uma boa combinação de estar sentada mas também de cócoras, deixando que a força da gravidade abra a pélvis. O acocoramento e uso da cadeira geralmente abrem a pélvis um centímetro e meio a mais do que na posição deitada.

Desvantagens: É algumas vezes mais difícil para o médico monitorar ou pegar o bebê.

ALTERNATIVAS PARA A ANESTESIA

Existem horas, no entanto, que qualquer posição que assumimos não é suficiente por si só para reduzir nosso desconforto. Por esse motivo, é útil sabermos que podemos aliviar a dor usando alternativas anestésicas e analgésicas.

Um analgésico pode ser utilizado durante qualquer estágio do trabalho de parto para aliviar a dor em qualquer nível — mental, físico, médico e não-médico; anestesia é utilizada durante o trabalho mais duro para dar-lhe a ausência de sensações até mesmo enquanto estiver consciente. Um anestésico epidural (um bloqueio nervoso na base da coluna) e local são os tipos de medicamento utilizados durante o trabalho de parto.

É mais prudente tentar todos os meios de alívio natural para a dor antes de recorrer às drogas. Qualquer medicamento que lhe for dado durante o trabalho de parto pode vir a causar problemas de saúde em potencial para seu bebê e, tipicamente, uma intervenção leva à outra. Para poder ter um epidural, você deve estar confinada à cama, o que pode vir a desacerelar o trabalho de parto — além de geralmente incitar o médico a acelerar o processo usando Pitocina, que pode vir a causar irregularidades no batimento e padrão cardíacos do bebê. Qualquer sinal de que o bebê não está tolerando o trabalho será qualificado como síndrome de sofrimento fetal. Isso, por sua vez, pode exigir uma cesariana. Também há o risco da anestesia diminuir ou fazer cessar o trabalho de parto por completo.

Em sua casa ou maternidade, geralmente é possível explorar todas as possibilidades de alívio natural para a dor. No hospital, no entanto, isso pode ser mais difícil. É freqüentemente difícil recusar um epidural ou dose de Demerol quando tantos defensores do "controle" da dor estão por perto. A maioria das mulheres acabam por chegar a um ponto perto do final onde sentem que não podem continuar, que não conseguem mais agüentar a dor. Neste ponto, se lhe forem oferecidas drogas, muitas aceitarão. Você deve dar-se conta, no entanto, que algumas vezes o medicamento analgésico é dado para o benefício das enfermeiras e médicos, porque é difícil estar perto de alguém que sofre com dores. É muito mais fácil observar o monitor fetal da estação de enfermagem se a mulher em trabalho de parto estiver tão relaxada devido aos efeitos do epidural e desgastada pelo esforço que acaba por cair no sono.

Existe uma hora em que a medicação é apropriada, no entanto, e esta hora é quando você está presa no meio de um processo de trabalho longo, estando absolutamente exausta. Se você puder dormir umas duas horas com um epidural, estará fresca e revigorada para a última volta quando acordar. Analgésicos e anestésicos são de particular ajuda para a mulher em trabalho preso em determinada dilatação por longo período e impedido de prosseguir devido à dor, ou que se esforça durante contrações difíceis trazidas pelo uso da Pitocina, utilizada para induzir o trabalho de parto.

Existem, porém muitas alternativas não-médicas. Você pode:

- Manter-se em movimento, experimentando locais e posições diferentes. Ande pelo recinto, sente-se no vaso, fique de cócoras, apóie-se em alguém para que suas pernas possam arquear.
- Aceite qualquer apoio emocional e físico de seu parceiro e médico; faça com que eles a encorajem, para que você possa ir contra a dor em vez de lutar contra ela.
- Mude o clima e ambiente. Se você esteve em meio a uma atmosfera de festa, com amigos e parentes à volta, essa pode ser a hora de pedir que todos saiam para que você possa se concentrar sozinha; acenda uma vela e focalize diretamente na chama enquanto respira. Se o ambiente estiver silencioso e escuro, abra as cortinas, toque alguma música, arrume alguém novo para lhe dar apoio.
- Tome um banho quente ou aplique uma compressa quente para aliviar a dor.
- Concentre-se na respiração (consulte o capítulo 2 para uma descrição dos diferentes tipos de respiração para o relaxamento).
- Consulte o capítulo 9 para encontrar remédios naturais para alívio da dor sob o título DORES DO PARTO.

MONITORAMENTO FETAL

Até esse ponto, discutimos as maneiras de dar-lhe mais conforto durante o trabalho de parto. Mas há outra pessoa envolvida aqui! Você — e seu médico — devem saber que o bebê que está para entrar neste mundo está bem de saúde.

O monitoramento fetal, intermitente ou contínuo, é uma maneira de escutar o bebê no útero para ter certeza de que seus batimentos cardíacos estão fortes durante todo o processo. Se você estiver tendo um trabalho básico de baixo risco em casa ou na maternidade, seu médico lhe monitorará freqüentemente com um aparelho Doppler portátil ou com um estetoscópio especial (um fetascópio) que fornecerá a mesma informação encontrada em um monitor fetal externo de um hospital. Estudos têm mostrado que um médico experiente pode detectar sofrimento fetal com facilidade nesta aparelhagem portátil, com tanta eficácia como se estivesse utilizando a aparelhagem mais sofisticada do hospital.

No hospital, você poderá estar ligada a um monitor fetal eletrônico continuamente, estando amarrada pela barriga ou, se sua bolsa houver estourado, ligado internamente ao escalpo de seu bebê com um pequeno parafuso. Isso possibilita ao médico monitorar cada momento, tendo o batimento cardíaco sob controle.

Uma desvantagem desse monitoramento constante é que você escuta o barulho da máquina o tempo todo e isso pode fazer com que você se distraia. Pode também desacerelar o processo, já que você estará deitada em uma cama sem se movimentar pelo recinto. Outro problema é o fato do monitor detectar suas contrações, e todos terem a tendência de olhar para a tela em vez de para você. Uma mãe em trabalho de parto precisa de segurança pessoal, não de alguém que olhe para uma máquina e lhe informe que está para dar início a uma nova contração.

Motivos médicos para Monitoramento Fetal Contínuo

O monitor é necessário se você estiver recebendo qualquer tipo de medicamento, analgésico ou anestésico, já que o médico deve ter uma maneira segura de detectar os efeitos das drogas em seu bebê.

Se estiver tomando Pitocina para fortalecer ou dar início ao processo, você deve ser monitorada continuamente caso o medicamento cause sofrimento fetal. Se sua gravidez for de alto risco com complicações severas, você também deve ser continuamente monitorada.

Como o monitor Doppler é utilizado

Seu médico posicionará o monitor em sua barriga a cada 10 ou 30 minutos, assim como quando estiver empurrando ou durante cada contração. É importante escutar durante a contração assim como antes e depois, porque o médico, então, poderá detectar anormalidades relacionadas à resposta do bebê. Essa é a hora menos confortável para você; entretanto, o monitor pode ser posicionado quando você estiver em qualquer posição. A vantagem de um monitor Doppler é que você não está confinada à cama com algo lhe amarrando.

PARTO AQUÁTICO

Existe ainda outra alternativa no processo de nascimento, que possui tanto vantagens quanto desvantagens para a mãe e para a criança. Apesar do parto aquático ainda ser algo que causa controvérsias, você pode querer discutir com seu médico essa possibilidade.

Alguns especialistas sentem que causa menos trauma para a criança, que esteve nadando em líquido amniótico por nove meses, delicadamente entrar no mundo no mesmo tipo de ambiente. Eles acreditam que mulheres deitadas na água estão em perfeita situação para o parto, já que o calor aumenta a pressão venosa, e o sangue retorna ao coração com mais eficácia. Uma mulher deitada na água possui função cardíaca melhor, além de pulso mais vagaroso. A água deve estar morna — água muito quente aumentará o batimento cardíaco.

Alívio para o sintoma: O conforto e o calor da água é um ótimo analgésico e freqüentemente alivia a dor das contrações. Você pode relaxar a parte inferior da pélvis com mais facilidade e a dilatação pode seguir tranqüilamente, acelerando, portanto, o parto naturalmente.

Amparando a criança: Se o bebê sair na água, é importante que seja amparado rapidamente. A maioria dos bebês não começará a respirar até que seja levantado no ar, mas alguns começam mais cedo. O sangue freqüentemente pulsa através do cordão umbilical durante alguns minutos após o parto: logo seu filho ainda está recebendo oxigênio e nutrientes enquanto estiver na água. É importante que você cubra o bebê imediatamente após tê-lo levantado do banho para que não sinta frio. Uma vez estando seco, é melhor que fique nu, apertado contra seu próprio corpo desnudo, já que o calor humano é a melhor fonte de calor.

Livrando-se da placenta: Tão logo seu bebê tenha nascido, peça a seu parceiro ou médico para ajudá-la a sair da água para que possa se livrar da placenta, o que deve levar uns cinco minutos para acontecer. Quando o cordão pára de pulsar, ou quando sentir fortes contrações uterinas enquanto seu bebê suga, esses são sinais de que a placenta está pronta para se separar do revestimento uterino. Você deve estar fora d'água neste ponto para ter certeza de que não entrará água em sua corrente sanguínea através das veias abertas no interior de seu útero. Você poderá ficar de pé ou acocorar-se fora da banheira para livrar-se da placenta.

Perigos do parto aquático: O médico deve ter muita experiência neste tipo de parto e deve estar alerta para qualquer sofrimento imposto à mãe ou ao bebê, que possa significar que devam sair rapidamente da água. As superfícies estarão escorregadias, havendo risco de danos. As chances de que o bebê comece a respirar debaixo d'água desmotivam muitos casais, assim como a possibilidade da mãe defecar na água, e o bebê respirar em água contaminada.

Vendo o trabalho de parto em termos otimistas

Não há nada no mundo tão excitante quanto dar à luz ao bebê que você vem esperando por nove meses (mais tempo ainda em sua imaginação). A maneira como ele vem ao mundo é a maneira correta para ele. Comece com a atitude de que é uma mãe saudável que está para parir um bebê, através da vagina, sem complicações. Assim, existe boa possibilidade de sucesso. Se você imaginar o parto como uma viagem a um local aonde você e seu filho eventualmente se encontrarão, a experiência pode tornar-se uma aventura alegre.

Espere o melhor, pois, geralmente, terá o melhor.

Nove

Um Guia de A a Z para Possíveis Problemas e Complicações do Parto

Utilize o seguinte guia para compreender e gerenciar qualquer problema ou complicação presente em seu processo de parto, consultando o capítulo 2 sempre que precisar de explicação completa do tipo de tratamento necessário. Todas as condições sérias em potencial, que serão claramente expostas no texto, devem ser imediatamente averiguadas por seu médico.

AMNIOTOMIA

A bolsa de líquido amniótico se estende a partir da borda da placenta, envolvendo e protegendo seu filho dentro do útero. Geralmente estoura sozinha durante o processo de nascimento, sob a influência do hormônio oxitocina e da atividade do bebê, enquanto segue pelo canal de nascimento.

Entretanto, existem horas em que essa membrana protetora, que separa seu filho de bactérias e infecções no interior do útero, não estoura sozinha e o médico sente ser necessário a aceleração do processo de trabalho de parto. Quando a bolsa d'água é artificialmente estourada pelo médico, o ato é denominado amniotomia.

A amniotomia algumas vezes acelera o trabalho de parto, mas a contrapartida é a perda do conforto que protege o bebê durante as contrações, diminuindo a compressão em sua cabeça. Sem o líquido agindo como amortecedor, a cabeça do bebê torna-se muito vulnerável enquanto ele segue pelo canal de nascimento. O ato de cortar a bolsa pode ser doloroso para a mãe, se a cérvix não estiver suficientemente dilatada.

Logo que a membrana protetora for quebrada e a água vazar, existe o potencial para infecções advindas de bactérias que habitam o canal de nascimento. Se sua bolsa estourar sozinha, portanto, seu bebê deve sair dentro de 24 horas para evitar qualquer infecção. Notifique seu médico imediatamente quando sua bolsa estourar.

Tratamento

ESTILO DE VIDA: Após sua bolsa ter sido estourada por seu médico ou espontaneamente, não insira nada em sua vagina — dedos, tampões, pênis, água de banho ou de piscina. Utilize um lenço sanitário limpo para absorver o líquido, substituindo-o com freqüência — você pode amarrar uma toalha em volta da área pélvica se realmente estiver vazando muito. Os enfermeiros ou o médico devem evitar exames internos, já que tudo o que for inserido em sua vagina pode vir a permitir a entrada de bactérias. Se você estiver já em trabalho ativo, provavelmente poderá tomar um banho, já que não haverá tempo o bastante para que as bactérias cresçam, mas cheque com seu médico antes de entrar em uma banheira.

Lave com solução anti-séptica cada vez que for ao banheiro. Você pode usar lenços umedecidos disponíveis com seu médico obstetra. Uma garrafa d'água, cheia com água morna misturada com Betadina também funciona bem.

BEBÊ NA POSIÇÃO POSTERIOR (consulte TRABALHO DAS COSTAS)

CALAFRIOS

Durante ou após o parto, muitas mulheres vivenciam tremores violentos, que ocorrem principalmente devido à tensão nervosa, e não à temperatura. Esses "calafrios" não ocorrem porque você está com frio ou nervosa, mas sim porque você está externalizando energia.

Os calafrios geralmente aparecem durante a transição, quando você está tendo contrações intensas e terminando de dilatar. Pode ser que você também vivencie calafrios no início do período de trabalho de parto, quando estiver para entrar na experiência, com náuseas e vômito, tendo contrações freqüentes, apesar de estar apenas com um centímetro de dilatação.

Tratamento

AROMATERAPIA E MASSAGEM: Deixe seu parceiro masageá-la com 2 a 3 gotas de camomila misturadas com óleo transportador para reduzir tensões; bergamota ou mandarim para renovar sua energia; rosa ou jasmim para lhe dar confiança.

MANIPULAÇÃO: Seu médico poderá fazer algum tipo de manipulação delicada para aliviar a tensão em muitas áreas de seu corpo.

POSIÇÃO: Mude constantemente de posição.

ERVAS: Tome uma xícara de chá de gengibre ocasionalmente.

HIDROTERAPIA:
Tome um banho quente para relaxar e aquecer-se.

CESARIANA

Durante a cesariana, as partes inferiores do abdômen e útero são abertas cirurgicamente, e o bebê é retirado de seu interior. Existem muitas razões pelas quais uma mulher não possa ter um parto vaginal e precise de intervenção cirúrgica; entretanto, as taxas de cesariana nos Estados Unidos são altas demais. Um quarto de todos os partos executados neste país são cesarianas, e provavelmente metade deles são inapropriados. Complicações sérias ocorrem em apenas 10 a 15 % de todos os partos; por que, então, as pessoas fazem tantas cesarianas?

Um motivo é a falta de paciência dos médicos, particularmente aqueles em hospitais, onde o fator tempo é de grande importância, e onde todos estão preocupados com processos penais se houver um mal resultado no parto. Um estudo revelou que quando era preciso uma segunda opinião, o número de cesarianas foi cortado pela metade sem resultados debilitantes. Freqüentemente, no período de tempo levado pelo primeiro médico para achar um segundo médico para oferecer uma opinião, o problema havia-se resolvido sozinho e o bebê havia nascido de parto normal.

Outra razão para o alto número de cesarianas em hospitais é que muitas mulheres estão confinadas às camas, impossibilitadas de fazerem o trabalho de parto com liberdade, lidando com sua dor por meio de métodos naturais. Se você puser uma mulher na cama devido a dores, ela não tem outra opção senão fazer uso de medicamentos que podem, por sua vez, criar complicações, tais como sofrimento fetal e trabalho vagaroso, que necessitem do uso de Pitocina e eventualmente, de uma cesariana.

Motivos para necessitar fazer uma cesariana

Existem, no entanto, motivos legítimos — algumas vezes, combinações de vários motivos — pelos quais seu bebê tenha de ser removido cirurgicamente. Eles são:

- mãe infectada por AIDS ou HIV-positiva;
- infecção ativa de herpes;
- parte traseira difícil;
- placenta prévia onde seria necessário romper a placenta e a mãe está sangrando profusamente;
- o bebê não entra em posição e não há progresso ou dilatação, ou mesmo uma parada no andamento do processo de trabalho de parto;
- a mãe não consegue empurrar o bebê para fora;
- o bebê possui uma cabeça muito grande;
- sofrimento fetal (a decisão geralmente está nas mãos do médico — nem todos os casos requerem cesariana);
- diabetes classe B ou mais intensa (novamente a decisão é do médico).

Evitando uma cesariana desnecessária

Certifique-se de que conhece bem as idéias de seu médico a respeito de intervenções cirúrgicas. É muito melhor escolher alguém que fez poucos partos de cesariana, afiliado a um local com baixa taxa de nascimentos por cesariana. É claro que é difícil dizer não durante o trabalho de parto intenso, quando estiver com dores e alguém diz, "isso é o melhor para seu filho". Enquanto isso pode ser verdade, também é o caso de que um parto "normal" nem sempre é feito sem complicações. Você pode trabalhar por 36 horas e nada dar errado. Paciência é a palavra-chave, assim como experiência em lidar com todos os diferentes tipos de partos.

Se você fizer uma cesariana

A maioria dos locais admitirá seu parceiro na sala de operações, e a maior parte dos médicos fará o procedimento enquanto você estiver acordada, utilizando um epidural em vez de anestesia geral. Compreenda, no entanto, que uma cesariana não significa que você terá de se recuperar de um procedimento cirúrgico, assim como ligar-se a seu bebê recém-nascido e lidar com noites sem sono, amamentação e o resto de sua família. Se você se preparou e ensaiou para seu parto vaginal, essa experiência pode ser realmente frustrante para o casal. Você sempre deve ter em mente que se precisar fazer uma cesariana, não é culpa de ninguém, e o mais importante é ter uma mãe e um bebê sadios. Saber que fez o melhor que pôde também lhe fará sentir-se bem.

Curar-se após uma cesariana

NUTRIÇÃO: Siga o programa básico de prevenção exposto no capítulo 3. Para sarar bem após uma cesariana, tenha certeza de que está ingerindo bastante alimentos ricos em proteínas e em vitaminas C, E e A.

COMPLEMENTAÇÃO:
Tome os seguintes complementos diariamente:

Vitamina A: 5.000 UI
Vitamina B1: 1,5 mg
Vitamina B2: 1,6 mg
Vitamina B3: 17 mg
Vitamina B6: 2,2 mg
Vitamina B12: 2,2 mcg
Ácido fólico: 800 mcg
Vitamina C: 500-1.000 mg
Vitamina D: 400 UI
Vitamina E: 400 UI
Vitamina K: 65 mcg
Cálcio: 1.200 mg
Magnésio: 500 mg
Ferro: 30 mg
Fósforo: 1.200 mg
Iodo: 175 mcg
Selênio: 65 mcg

Além disso, tome 500 mg adicionais de Vitamina C duas vezes ao dia, e Vitamina E, 400 UI diariamente.

HOMEOPATIA: Arnica, 30C diariamente

ACONSELHAMENTO: Apesar de *saber* logicamente que tudo o que quer do parto é um bebê saudável, pode ser difícil lidar com o fato de não poder parir seu bebê através da vagina. Se descobrir, após o parto, que você ou seu parceiro ainda ruminam a respeito do que consideram como "fracasso", pode ser uma excelente idéia consultar um conselheiro para lidar com o verdadeiro *sucesso* na terapia.

DORES DO PARTO

Enquanto o corpo assume controle da situação, a cérvix se dilata e o bebê desce pelo canal de nascimento; estamos sujeitas a uma variedade de sensações, a maioria das quais nunca vivenciamos desta maneira antes. As muitas contrações que espremem o bebê para dentro do canal de nascimento podem variar em sensação, desde virtualmente nada em estágios preliminares do trabalho de parto até o que muitas mulheres descrevem como dor delicada durante o trabalho de parto ativo. A dor adicional que ocorre quando empurramos o bebê é devida ao alongamento da abertura vaginal.

Em um estudo da Universidade McGill, onde um questionário sobre dor foi distribuído a 141 mulheres que haviam dado à luz, apenas uma em 11 mães que vivenciaram o parto mais de uma vez taxaram a dor de parto como "horrível ou insuportável". Uma em cada quatro mães que teve seu primeiro filho, por outro lado, afirmou que a experiência foi terrível. As mães mais velhas e aquelas de classe econômica mais alta sentiram a dor como mais branda, assim como aquelas que praticaram técnicas preparatórias de parto.

Não temos a mínima idéia do porquê algumas mulheres terem parto mais fácil, enquanto outras lutam por quatro ou cinco dias com contrações ocorrendo a cada cinco minutos apenas para serem seguidas por horas de trabalho ativo e mais horas empurrando. É na verdade uma combinação de elementos: alguma preparação, algo de anatomia, alguma sorte. Você pode estar realmente preparada, e ainda assim passar por um longo período de trabalho de parto. Mas pode ser mais fácil de lidar do que o trabalho curto e intenso.

A percepção da dor

Algumas mulheres no estudo McGill sentiram dores por todo o corpo; outras apenas no abdômen ou nas costas. Algumas mulheres disseram que sua dor aumentava no decorrer do processo; outras apresentaram níveis relativamente baixos por longos períodos de tempo. A duração do processo não determinou a quantidade de dor — em outras palavras, o processo de 18 horas não foi necessariamente pior do que o processo de 6 horas.

A chave aqui é a *percepção* da dor. Se você já teve filhos antes, você tem uma boa idéia de seu limite de dor. Se nunca deu à luz antes, não tem idéia do que esperar — e todos nós tememos o desconhecido. Medo e ansiedade, é claro, criam tensão nos músculos, fluxo diminuído de sangue, respiração rasa e uma variedade de sintomas de estresse que aumentam com a dificuldade de um parto. Logo, se puder controlar o medo, você poderá na verdade encarar a dor com outros olhos.

Fatores que influenciam a maneira como você irá tolerar ou ser esmagada pela dor incluem:

- padrão da dor;
- local da dor;
- indução: um parto induzido é mais difícil, já que as contrações não têm tempo para uma manifestação gradual, tendo início bem no pico da dor, e sendo geralmente muito freqüentes;
- empurrar — oferece alívio ou agonia?

Portais de dor e de prazer

A dor é regulada pelo cérebro e pelo sistema nervoso central. Se você der uma topada com seu dedo do pé, os sinais nervosos em seu dedo mandam mensagens à coluna e ao cérebro de que algo doloroso aconteceu. Mas nem todas as mensagens de dor chegam à mesa central de recepção porque o sistema nervoso central pode fechar e abrir, como um portal, para admitir ou não mensagens.

Um importante determinante sobre se você sentirá ou não dor são os pensamentos e sensações que você vivencia. Se você estiver de bom humor quando bater com seu pé, ou se estiver muito focalizada porque andou meditando, você poderá bloquear os estímulos agudos no resto do corpo.

Tratamento

Não precisamos negar a dor para torná-la tolerável, mas podemos diminuir seus efeitos.

ERVAS: Uma tintura de sete partes de *hypericum* para uma parte *scutellaria* em forma de tintura, 30 gotas a cada 15 ou 20 minutos durante uma ou duas horas. Já que *hypericum* é um sedativo natural, fará com que você se sinta sonolenta. Se sentir que vai dormir, não continue o tratamento, pois poderá desacelerar o trabalho de parto.

AROMATERAPIA E MASSAGEM: Consulte o capítulo 2 para aprender a preparar óleos essenciais. Durante o trabalho de parto;

você não deve pôr óleos na água de banho porque entrarão pelo canal de nascimento; utilize-os para massagem começando pelas pernas e barriga, subindo em direção ao coração. Todas as dosagens são de 2 a 3 gotas em 30ml de óleo transportador.

Camomila: possui propriedades analgésicas; é especialmente boa para aliviar dor nas costas, também útil para liberar tensão interna.

Lavanda: é um analgésico, tem presença delicada e ajudará no relaxamento.

Néroli: age como sedativo para o sistema nervoso.

Rosa e jasmim: são úteis para acalmar emoções intensas ou raivosas. Reforçarão sua confiança.

Mandarim: renovará sua energia.

HOMEOPATIA: Tome duas doses de potência 30X ou 30C que combina com sua sintomática a cada 5 ou 10 minutos até que obtenha alívio, seguindo as instruções no vidro. Se estiver tomando vários remédios, espere 10 minutos até tomar outra dose. Se não obtiver alívio para seus sintomas, esse não é o melhor medicamento para sua condição. Faça um exame cuidadoso de si, cheque novamente a lista e selecione um medicamento diferente. Se, ainda assim, não obtiver alívio, consulte um médico homeopata para mais orientações.

Belladona: inquieta, medrosa, ansiosa, dores espasmódicas que vêm e vão rapidamente, sente calor; piora com o movimento, luz, barulho; melhora com calor.

Caulophyllum: nervosa, irritável, dores irregulares, dores diminuídas pela exaustão, falso trabalho de parto, sedenta, fraca, tremendo com calafrios.

Camomilla: irritável, nada lhe agrada, a dor é insuportável; piora com calor, companhia, toque; melhora ao ar livre, sentindo-se quente.

Cimicifuga: medo, medo de morrer, grita de dor, sente calafrios, tremendo; melhora com calor, ao ar livre, movimento, pressão.

Gelsemium: ansiedade antes do trabalho de parto, de outra forma irada, apática, fraca, calafrios, nervosa, tremores.

Kali carbonicum: irritável, rígida, chorosa, dores violentas nas costas, calafrios; piora com ruídos e estando só; melhora com pressão nas costas.

Nux vomica: irritável, quer as coisas a seu modo, pressão retal e na bexiga com dores, calafrios, tonteira; piora com ar frio; melhora com calor, sono, cobrindo-se.

Pulsatilla: chorosa, quer atenção, dores cambiantes, dores fazem movimentar-se, sente calor; melhora ao ar livre e com companhia.

Remédio de auxílio de floral de Bach: Essa preparação, feita de essência de flores, não é um remédio homeopático; mesmo assim é muito útil para acalmar os nervos. Tome 10 gotas em um copo de água a cada 30 minutos.

Estimulação nervosa elétrica transcutânea: Trata-se de um pequeno aparelho elétrico que pode reduzir a dor durante o trabalho de parto. Ele permite que uma pequena corrente elétrica passe pelos eletrodos presos por espuma na superfície de sua pele perto do local da dor. Existem duas teorias a respeito do funcionamento desses aparelhos. Uma afirma que a estimulação dos eletrodos bloqueia os impulsos de dor advindos dos órgãos afetados em direção ao cérebro. Isso pode causar a liberação de endorfinas — opiáceos naturais produzidos pelo cérebro — para dentro do fluxo sanguíneo e da coluna.

Outra teoria afirma que o procedimento fecha a conexão entre a fonte de dor e o centro receptor de dor no cérebro. Existem muitas mulheres que se beneficiam tanto da estimulação nervosa elétrica transcutânea que adormecem por um tempo. Isso é de especial ajuda para o trabalho nas costas (veja anteriormente).

ACUPRESSÃO: Consulte as tabelas no capítulo 2 para encontrar os seguintes pontos de pressão.

• B 31-34 (para dores nas costas), em lados opostos do cóccix.
• CS 6 (para dores gerais), meio da parte interior do antebraço.
• C 7 (para dores gerais), junta interior do pulso alinhado ao dedo mínimo.

ACUPUNTURA: Acupuntura (em vez de acupressão) deve ser praticada por profissional qualificado. Alguns hospitais possuem unidades para dor, e muitos médicos são agora treinados em acupuntura. Pode ser que haja um acupunturista de plantão em sua maternidade. Se fizer contato com antecedência, talvez você possa marcar uma visita em sua casa.

MASSAGEM: Você pode, delicadamente, massagear círculos em volta de sua barriga enquanto respira superficial e regularmente. Seu parceiro também pode oferecer alívio fazendo massagem por todo seu corpo — costas, pernas, barriga, pés, escalpo e cabeça. Algumas vezes é melhor que o alívio para dor ofereça pressão à parte inferior das costas com uma ou duas mãos para opor-se à cabeça do bebê. Diga a seu parceiro onde se sente bem e quanta pressão aplicar.

POSIÇÃO: Mude de posição o máximo possível — levante-se e mova-se pelo recinto, segure o pescoço de seu parceiro e deixe que ele apóie seu pescoço, sente-se em um vaso ou cadeira de parto, escore-se em almofadas ou agache-se.

ÁGUA: Tome um banho morno.

MENTE/CORPO: Faça uso da música, meditação, ioga, e respiração para poder relaxar e deixar que o corpo se renda a dor e passe por ela. (Consulte TÉCNICAS RESPIRATÓRIAS no capítulo 8.)

TEMPERATURA: Você pode tentar gelo ou calor, porque o que fará você sentir-se melhor dependerá inteiramente de seu humor na hora, que pode vir a mudar várias vezes, durante o processo de trabalho de parto.

VISUALIZAÇÃO: Consulte o capítulo 2 para uma explicação do funcionamento da técnica de visualização. Esses exercícios podem ser feitos individualmente ou pelo casal.

Permita-se sentir essa dor enquanto respira para dentro dela. Compreenda que isso tem tempo limitado — continuará durante o tempo que for necessário para você trazer seu filho ao mundo. A dor não é necessariamente algo ruim, e a dor do parto traz consigo, contração a contração, seu grande prêmio.

Agora focalize em um ponto de seu corpo onde não sinta dor — sua mão, por exemplo. Imagine-se no interior daquela mão, capaz de mover-se e tocar e vivenciar o lençol, a face de seu parceiro, sua própria pele. Trabalhe na respiração, focalizando toda a sua atenção no calor de sua mão. Permita que seu corpo se deixe penetrar neste calor — não tente lutar contra ele.

Se sentir que sua dor é como um nó, veja-se desfazendo-o. Se sentir que sua dor é quente, imagine-se entrando em um rio na montanha. Se sentir que não tem poderes para mudar a dor, imagine-se como uma feiticeira com uma varinha mágica, capaz de transformar seus sentimentos mesmo que não possa obliterá-los. Imagine a dor diminuindo, reduzindo em tamanho e intensidade até que possa segurá-la em sua mão.

Agora selecione um objeto e focalize nele — talvez uma lâmpada ou a guarda da cama ou um objeto especial que possui significado pessoal para você. Pense em transferir sua energia para aquele objeto, retirando-o de seu centro de consciência para que você possa vê-lo de mais longe.

Se estiver em meio a uma contração, prenda seu foco no objeto e permita que o pico da dor viaje para fora de seu corpo. Imagine vários caminhos diferentes — sua cabeça, suas mãos, seu útero, suas pernas, suas costas — por onde sua dor possa sair. Veja as ondas de desconforto que saem de você, viajando em direção ao objeto.

Respire fundo e mantenha-se focalizada.

EMPURRANDO

Quando você estiver com 10 centímetros de dilatação, durante o segundo estágio de trabalho de parto (consulte ESTÁGIOS DO TRABALHO DE PARTO, capítulo 8), você poderá começar a empurrar seu bebê para fora. Algumas mulheres conseguem retirar o bebê apenas com a respiração, sem qualquer esforço físico, mas algumas empurram como toda a força que possuem. Qualquer uma das duas opções é satisfatória.

Geralmente um primeiro bebê dá muito mais trabalho, já que você nunca antes moveu aqueles músculos e ossos daquela maneira; para os filhos seguintes, o caminho já estará aberto.

Existe uma variedade de razões para acharmos mais fácil empurrar um bebê do que outro. Pode ser uma diferença mecânica — seu primeiro filho pode ter uma cabeça pequena relativamente ao tamanho de sua pélvis, e o segundo pode ter uma cabeça muito grande. Outros fatores incluem sua técnica para empurrar, sua anatomia, sua atitude e a posição do bebê.

A "ânsia" para empurrar

Quando o bebê estiver baixo o bastante dentro do canal de nascimento, a maioria das mulheres ansia por prender a respiração e empurrar. Muitos educadores aconselham o esforço, como se você estivesse para evacuar; entretanto, o sentimento é mais de abertura do que apenas de impulsão para baixo, como fazemos ao defecar.

Se você sentir seu bebê saindo rapidamente, deite-se de lado e respire com rapidez para desacelerar o processo, evitando rompimentos. No fim do período de trabalho de parto, é crucial que você se alongue delicadamente para que seu bebê saia para o mundo com mais facilidade.

A sensação

Algumas mulheres descrevem-na como "estar sendo dividida," e afirmam ser esta a pior parte do trabalho de parto. Esse sentimento é geralmente devido ao bebê, que está em uma área apertada em sua pélvis. Você quer segurar porque agora dói. Compreenda que esse sentimento é perfeitamente normal — não importa o que aconteça, você não será dividida em dois por sua criança! Se você empurrar, a sensação será muito melhor do outro lado do local, uma vez que o bebê tenha passado. Empurre para dentro da dor e não se prenda.

Outras mulheres encontram prazer na sensação do bebê movendo-se através e para fora de seus corpos — algumas até comparam-na ao orgasmo. Da maneira que for para você, a melhor parte é saber que está dando luz à uma criança e logo a terá em seus braços.

TÉCNICA: Consulte o capítulo 8, ESTÁGIOS DO TRABALHO DE PARTO.

POSIÇÕES: Consulte o capítulo 8, POSIÇÕES DE PARTO.

TRABALHO RESPIRATÓRIO: Consulte o capítulo 8, TÉCNICAS RESPIRATÓRIAS.

MENTE/CORPO: Não desperdice esforço. Focalize sua energia, preste atenção e empurre eficazmente. Cada empurrão lhe aproxima mais de seu bebê.

VISUALIZAÇÃO: Consulte o capítulo 2 para uma explicação do funcionamento da técnica de visualização. Esses exercícios podem ser feitos individualmente ou pelo casal.

Imagine que você é o centro de seu próprio corpo, completamente equilibrada e firme, uma árvore com raízes que se aprofundam no chão. Estenda seus galhos tanto quanto suas raízes, movendo-os para fora em direção à lua e as estrelas brilhantes. Você agora pode ver-se abrindo para aquela luz, deixando que a circunferência de seu tronco se alargue, sua árvore tornando-se mais estável. Imagine-se abrindo seus braços como galhos, abrindo-se completamente para que seu filho possa vir através deles.

Respire consistentemente com cada empurrão.

ENEMA

Os hospitais pedem que você faça um enema nos estágios preliminares do trabalho de parto para limpar o reto de forma que, quando estiver empurrando, não libere material fecal. Isso é feito principalmente para o conforto do médico, mas pode fornecer um bônus psicológico à mãe. Se você estiver consciente de que poderá sujar a mesa de parto quando estiver empurrando, provavelmente não empurrará com tanta eficácia.

Em casa ou em uma maternidade, pode ser que você também queira fazer um enema, para que não se preocupe em defecar e ficar inibida quando estiver empurrando. Além disso, se você esvaziar seus intestinos, criará mais espaço para que o bebê possa esticar-se. Isso não é mandatório, e se você não gostar da idéia de fazer um enema, não se preocupe em fazê-lo.

EPISIOTOMIA

Quando uma episiotomia é executada, um corte cirúrgico é feito no períneo para alargar a abertura vaginal para que o bebê não rasgue sua mãe. Nos Estados Unidos, 85% de todas as mães fazem episiotomia; apenas 8% das holandesas e 3% das suecas o fazem.

Entretanto, evidências mostram que uma episiotomia não cura com mais rapidez do que lágrimas e pode predispô-la a rompimento mais severo de tecido durante seu próximo parto.

Quando um médico executa uma episiotomia, ele ou ela faz um corte grande através do músculo que segura as camadas do períneo, e pontos nessa área criam uma cicatriz que destrói um pouco da força do tecido. Isso pode levar a problemas mais tarde na vida tais como incontinência ou a condições onde o reto ou a uretra entram em colapso para dentro das paredes vaginais. Se, no entanto, uma mulher se rompe naturalmente, ela geralmente exibe um rompimento mais superficial, que cicatriza mais facilmente. Estudos mostram que dilacerações profundas, que podem romper para dentro do reto, ocorrem com mais freqüência com episiotomias do que com tecido que se rompe naturalmente.

A única hora em que uma episiotomia é essencial é durante um parto difícil que requeira uso de fórceps, ou quando já tiver havido cirurgia prévia na lábia que causou tecido cicatrizado.

A crença de que os homens precisam de uma vagina apertada para obter prazer sexual máximo levou os obstetras a conscientemente costurarem as novas mães mais firmemente do que estavam antes. Essa técnica apenas levou a mais rompimentos com bebês subseqüentes e freqüentemente a muito desconforto na atividade sexual. É importante que uma episiotomia seja feita exatamente como o tecido estava antes do corte. Exercícios *Kegel* (consulte capítulo 3, EXERCÍCIOS) tonificarão a abertura vaginal muito melhor do que os pontos extra! Nem a episiotomia nem o rompimento natural causam dor perceptível, já que neste ponto, você estará sentindo a cabeça de seu bebê que começa a sair, além da área do períneo estar esticada até seu limite, o que significa que a área inteira estará dormente.

Tratamentos para evitar uma Episiotomia

POSIÇÃO: Se você puder dar à luz acocorada ou de quatro, haverá menos estresse no períneo e você terá menor chance de rompimento ou necessidade para um corte.

VISUALIZAÇÃO: Consulte o capítulo 6, EVITANDO A EPISIOTOMIA.

SOM: Abra sua garganta, simulando a abertura de sua cérvix e vagina. Deixe que a mandíbula caia, relaxe sua boca, mantenha os barulhos que emitir, baixos e guturais, em oposição a um grito alto advindo de sua garganta. Esses sons podem ajudá-la a relaxar o resto de seu corpo, especialmente a abertura vaginal.

PARTO VAGAROSO: Se você estiver empurrando com tanta força que o bebê voe para fora, você sem dúvida romperá o tecido. Mas se puder permitir que seu tecido se estique vagarosamente durante várias contrações, você terá tempo para relaxar o períneo e encorajá-lo a abrir. Apesar de ser mais desconfortável, é preferível manter-se alongada ao máximo durante várias contrações.

TOQUE: Há locais nos quais o bebê parece estar mais apertado, e isso acontece geralmente devido a seu ossos pélvicos. Entretanto, o tecido conectivo em volta de seu ossos possui espaço para se mover. Com alongamento o bastante, além de massagem e força, seus próprios músculos podem receber ajuda para acomodar o tamanho de seu bebê. Estique suas próprias mãos, sinta a cabeça do bebê, sinta sua abertura vaginal, ajude a tocar e a massagear aquela área enquanto o bebê estiver vindo. Também faça uso de um espelho, que seu parceiro pode segurar para você, para que possa conectar-se completamente com o processo.

Se você já teve uma episiotomia ou rompimento

CUIDADOS APÓS A CIRURGIA: Durante as primeiras 24 horas após o parto, utilize uma bolsa de gelo para diminuir o inchaço e desconforto na área. Você pode abrir uma compressa fria comercial, segurando-a com um lenço sanitário, ou pode fazer uso de sacos de ervilha ou milho congelado, que se ajustam ao contorno de seu corpo. Você também pode utilizar gelo picado em um saco ou luva plástica. Substitua-os com freqüência para que a área se mantenha sempre gelada.

Após decorridas 24 horas, substitua por calor — você pode utilizar o calor seco de uma lâmpada infra-vermelha ou compressa quente. Ou você pode utilizar o calor úmido de um banho quente, portátil, para encaixar por sobre o vaso ou criado em sua banheira. Coloque aproximadamente uma polegada (2,5 cm) de água no banho e adicione chá feito de uma quantidade de ervas (veja a seguir). Tenha certeza de que a água não ultrapasse seus quadris — você não pode introduzir bactérias em sua vagina neste ponto. Faça isso duas vezes ao dia por 15 minutos — não mais do que isso, porque as suturas de sua episiotomia absorvem água e se deteriorarão com mais rapidez se estiverem imersas em água quente.

ERVAS: Faça um chá de milefólio, calêndula, sínfito, tanchagem e hamamelis, torcendo bem as ervas. Use esse chá em um banho ou como compressa. Você também poderá limpar a área com absorventes específicos. Esses absorventes contêm hamamelis, um adstringente, bom para alívio de coceira causado pela cicatrização de seus pontos.

Evitando uma segunda episiotomia

Se você fez uma episiotomia da primeira vez, não significa que terá de fazer outra da próxima vez. Se tiver de romper, pode fazê-lo no mesmo local da primeira vez, mas o corte provavelmente não se aprofundará tanto.

GRAVIDEZ ATRASADA

Uma gravidez atrasada é uma gravidez que passou de seu prazo normal. Um médico ansioso em excesso que sente ser arriscado permitir que o bebê espere depois da data normal, ou um dos pais, que sente que o bebê deve sair é freqüentemente o maior problema com a gravidez atrasada. Um estudo recente examinou partos sem intervenção e descobriu-se que tipicamente, a data fornecida a uma mãe experiente estava com três dias de antecedência em relação à data do parto, e a data para as mães tendo seu primeiro filho estava com cinco dias de antecedência. Em minha prática, por volta de 80 % das mulheres têm seus partos no espaço de até uma semana da data marcada; 5 % vão antes da data, 5 % na data e 10 % mais do que uma semana depois.

Uma gravidez atrasada real, onde a intervenção possa ser necessária, está mais de 14 dias atrasada, a menos que hajam complicações, em que a intervenção possa ser necessária.

FATORES DE RISCO: Um bebê atrasado pode aumentar as complicações da gravidez. A placenta começa a se degenerar, já que ultrapassou seu prazo de vida útil — na verdade, isso pode ser parte do que inicia o processo hormonal que causa o nascimento do bebê. Se a placenta degenerar rapidamente após a data marcada, o bebê não estará recebendo oxigênio e nutrientes em níveis adequados, e isso pode vir a causar complicações durante o trabalho de parto. Uma gravidez atrasada é mais arriscada se a mãe fuma, ou sofre de diabete gestacional, toxemia ou pressão sanguínea alta, ou se o bebê estiver com o crescimento retardado.

A indução só é garantida se a vida do bebê estiver em jogo ou se a mãe sofre de alguma condição que parece estar piorando com o passar do tempo. Mas para a maioria das mulheres, o tratamento para um bebê que passou da data é a paciência. Se seu médico tentar induzir antes da cérvix estar macia e o bebê estar baixo no canal de nascimento, a indução pode falhar. O estouro da bolsa ou medicamentos podem ainda não ter efeito em iniciar as contrações, o que significa que uma cesariana pode ser necessária.

ERVAS: Essas ervas podem ajudar a iniciar o processo, mas são mais eficazes em reforçar o trabalho que já iniciou. *Cimicifuga* e *caulophyllum* darão início às contrações uterinas, mas se seu corpo não estiver pronto para entrar em trabalho de parto, as contrações servirão apenas para preparar a cérvix. Misture 15 gotas de cada extrato e tome até quatro doses a cada 30 minutos.

AJUDA HORMONAL: Gel de prostaglandina pode romper a cérvix para o trabalho de parto, além de possivelmente induzi-lo, se você estiver realmente pronta. Deve ser administrado por um médico, e está disponível apenas mediante receita. **Cuidado: Você não poderá fazer uso deste gel se sua bolsa estourar; você não pode inserir nada em sua vagina sob tais circunstâncias.**

ACUPUNTURA: Você deve consultar um acupunturista profissional para um tratamento que possa causar o início do processo. Isso é também uma opção, se você estourou sua bolsa mas não está tendo contrações.

MANIPULAÇÃO: Apenas por um naturalista, osteopata ou quiroprata. O alinhamento da pélvis algumas vezes pode ajudar o bebê a mover-se para baixo e dar início ao trabalho de parto.

HOMEOPATIA: *Arsenicum album*; se estiver ansiosa e inquieta, e caso seu bebê esteja atrasado.

ACONSELHAMENTO: Pode ser de ajuda uma ou duas sessões com um terapeuta para lidar com sua ansiedade a respeito da maternidade ou de seu relacionamento. Quanto mais ansiosa estiver para que o trabalho de parto se inicie, maiores serão as chances de isto não acontecer. A ansiedade faz com que seu corpo libere adrenalina, um hormônio do estresse que se contrapõe diretamente à oxitocina, o hormônio responsável pelo início do processo. Talvez você queira lidar com assuntos que tragam à tona sua impaciência.

INTERVENÇÃO MÉDICA: Se você for admitida em um hospital e seu médico detectar uma complicação, ele pode decidir-se em administrar oxitocina (Pitocina). Ele também pode administrar um epidural neste ponto, já que o gerenciamento de dor das contrações induzidas pelo médico é difícil. **Nunca faça uso de ervas em conjunto com a Pitocina. Em ambos os casos, o feto necessita de monitoramento constante.**

PARTO VAGINAL APÓS A CESARIANA (PVAC)

A velha crença de que uma vez uma mãe de cesariana, sempre uma mãe de cesariana não é mais verdadeira.

Pode ser que você tenha tido um bebê invertido ou placenta prévia da última vez, mas isso não é necessariamente relevante em seu próximo trabalho de parto. Cada um é completamente diferente do outro. Em anos passados, uma cesariana era executada cortando-se o músculo uterino de cima a baixo. Esse músculo está envolvido na contração do útero, o que significa que partos subseqüentes poderiam romper a incisão anterior. Mas desde o advento da incisão transversal baixa no abdômen e útero (a "cicatriz biquíni"), onde apenas o segmento inferior do útero é cortado, agora torna-se possível ter um parto vaginal com bebês subseqüentes.

Existe um risco muito pequeno (0,5 %) de separação uterina — a velha cicatriz pode abrir durante o trabalho de parto, o que pode ou não vir a ser problemático. Após o bebê ter nascido, seu médico sentirá o interior de seu útero para ver se a cicatriz se desfez, e, se isto tiver acontecido, pode querer repará-la cirurgicamente.

Preparando-se para um parto vaginal

ACONSELHAMENTO: Quaisquer questões que foram possíveis causas da primeira cesariana devem ser completamente exploradas antes de se tentar um parto vaginal. Pode ser que você tenha de lidar com a frustração de não ter tido o parto que esperava da primeira vez e com seus medos de repetir o que você considera um "fracasso" dessa vez.

Você é uma boa candidata para uma cesariana se lhe foi dito que sua pélvis era muito pequena da última vez ou se não progrediu de maneira correta durante o trabalho de parto, ou se seu bebê estava invertido ou em sofrimento, particularmente se a cesariana foi feita antes de ter-se passado muito tempo de trabalho. Sem dúvida seu canal de nascimento nunca teve a oportunidade de se esticar — mas talvez ele o faça dessa vez. Talvez você ainda fique presa no trabalho no mesmo estágio que ficou da última vez, mas com preparação adequada, com apoio extra e aulas preparatórias, você deverá ter a energia e a capacidade para ultrapassar suas complicações.

INTERVENÇÃO MÉDICA: Tenha certeza de pedir as estatísticas de seu médico para se certificar de que ele ou ela tenha tido a necessidade de fazer poucas cesarianas.

NUTRIÇÃO E EXERCÍCIOS: Siga o programa básico de nutrição preventiva exposto no capítulo 3. Se seu corpo estiver na melhor forma possível, pronto para fazer o trabalho que precisa, você terá a melhor chance para uma cesariana de sucesso. Isso significa que seu *status* nutricional deve ser excelente e sua saúde cardiovascular em alto nível.

TAI CHI CHUAN/IOGA: Já que um dos critérios para um parto vaginal é o movimento interno, um curso de tai chi chuan ou Ioga durante sua gravidez realmente tonificará você, tornando-a flexível e forte em seu interior, assim como em seu exterior. Ambas as disciplinas também se concentram muito em respiração, para que o trabalho respiratório necessário durante o processo seja natural para você.

PARTO VAGINAL COM HERPES

A crença antiga era de que era perigoso dar à luz a um bebê sofrendo de herpes porque a mãe poderia passar o vírus durante o parto. O obstetra faria culturas semanais para se certificar de que a mãe não estivesse tendo uma crise ativa. Esses testes nada faziam para predizer o que poderia acontecer durante o parto, já que uma crise poderia estourar no dia de seu parto.

Agora, no entanto, o parto vaginal é considerado seguro desde que você não mostre sinais ou sintomas de infecção quando entrar em trabalho de parto. Você só precisará fazer uma cesariana se sua herpes estiver ativa naquele dia. Em ambos os casos, você e seu bebê farão cultura posterior para saber se ele foi infectado ou não.

Medidas preventivas

NUTRIÇÃO: Siga o programa básico de nutrição preventiva exposto no capítulo 3. Além disso, ingira alimentos com alto teor de Vitamina C e lisina — um aminoácido encontrado no iogurte, peixe e fermento. Evite alimentos com alto teor de arginina tais como chocolate, nozes, gelatina e produtos de trigo.

COMPLEMENTAÇÃO:
Tome os seguintes complementos diariamente:

Vitamina A: 5.000 UI
Vitamina B1: 1,5 mg
Vitamina B2: 1,6 mg
Vitamina B3: 17 mg
Vitamina B6: 2,2 mg
Vitamina B12: 2,2 mcg
Ácido fólico: 800 mcg
Vitamina C: 500-1.000 mg
Vitamina D: 400 UI
Vitamina E: 400 UI
Vitamina K: 65 mcg
Cálcio: 1.200 mg
Magnésio: 500 mg
Ferro: 30 mg
Fósforo: 1.200 mg
Iodo: 175 mcg
Selênio: 65 mcg

Além disso, tome 550 mg adicionais de Vitamina C, duas vezes por dia.

GERENCIAMENTO DO ESTRESSE: Aprenda a lidar com o estresse ou faça aulas de ioga, tai chi chuan, meditação ou qualquer tipo de trabalho corporal (consulte o capítulo 2 para uma seleção). Pode ser que você tenha de mudar drasticamente sua vida para obter controle — até mesmo sair de seu emprego, se o estresse causa crises repetidas de herpes.

TRABALHO DAS COSTAS

Tipicamente, na hora em que o bebê estiver pronto para sair, estará em *posição anterior*, com sua cabeça para baixo, o rosto em direção à parte traseira. Alguns bebês, no entanto, estão em *posição posterior*, onde o crânio é pressionado em direção à coluna, o que pode vir a causar esse tipo de dor. Dor nas costas pode ocorrer não importando a posição em que o bebê esteja, no entanto.

Sintoma: Uma sensação contínua de pressão e dor na parte inferior das costas, que pode vir a se espalhar para a parte superior, mesmo quando você não estiver tendo contrações. Uma cabeça ossuda pressionando sua coluna é obviamente mais difícil de tolerar do que um rosto macio. A posição posterior tende a fazer com que a cabeça do bebê se solte, e a mulher vivenciará um diâmetro maior passando pela cérvix. Isso pode causar contrações muito difíceis e dolorosas além das dores nas costas durante o tempo entre contrações e pode fazer com que o período de trabalho de parto dure muito mais tempo.

Tratamento

ERVAS: Tome uma tintura de sete partes *hypericum* para uma parte *scutellaria*, 30 gotas a cada 15 a 20 minutos para até quatro doses.

POSIÇÃO: Mude freqüentemente. Tente ficar de quatro para aliviar a pressão em suas costas e permitir que o bebê venha para a frente; ajoelhando-se, apoiando em um só joelho com a outra perna levantada na cama pode algumas vezes fazer com que o bebê gire. Balanço pélvico (consulte o capítulo 3, EXERCÍCIO) também poderá ser de utilidade, assim como dançar e mexer os quadris.

Estimulação nervosa elétrica transcutânea: Consulte DORES DE TRABALHO DE PARTO.

MASSAGEM: Utilize contrapressão nas costas — informe a seu parceiro ou atendente o local onde se sente melhor e quanta pressão aplicar enquanto se inclinam em sua direção.

CALOR E FRIO: Alterne compressas quentes e frias, dependendo de qual lhe pareça melhor.

ACUPRESSÃO: Consulte as tabelas no capítulo 2 para localizar os pontos corretos: B 31-34, em lados opostos do cóccix.

HOMEOPATIA: *Kali carbonica*: dor aguda nas costas, quer que alguém lhe pressione as costas.

Além disso, veja os outros remédios listados sob DOR DE PARTO, mais à trás.

VISUALIZAÇÃO: Consulte o capítulo 2 para uma explicação do funcionamento da técnica de visualização. Esses exercícios podem ser feitos individualmente ou pelo casal.

Respire vagarosamente três vezes e imagine o conforto de um enorme balão em volta de seu corpo. Você está amparada por todos os lados pelo balão, e pode deitar-se em seu interior sem qualquer desconforto. Enquanto se vira dentro da grande esfera, imagine que sua coluna é um fio de pérolas, cada vértebra empilhada em cima da outra, as pérolas brilhando na luz que banha o balão. Conte as pérolas a partir do topo, e enquanto faz isso, sinta a dor que diminui enquanto desce, até que esteja imperceptível. Agora você pode emergir do balão, mas mantenha sua concentração no apoio à sua coluna. Você está relaxada e capaz de deixar que as pérolas passem facilmente por seus dedos. Respire duas vezes mais e permita que seus olhos se abram.

TRABALHO PRESO

Se a dilatação não estiver progredindo ou se o bebê não consegue descer durante o tempo em que você estiver empurrando, isto é conhecido como parto preso. Geralmente, parto preso significa que há algum tipo de problema — possivelmente a dilatação parou porque seu bebê precisa de uma posição melhor para o parto, ou pode haver alguma dificuldade passível de intervenção médica.

Tratamento

Todos os tratamentos devem ser utilizados apenas após consulta com o médico.

ÁGUA: Tome um banho quente.

POSIÇÃO: Mude constantemente de posição — mais posturas e movimentos verticais irão estimular o trabalho de parto; o descanso ajudará a acalmar um útero excessivamente ativo.

HOMEOPATIA: Consulte DORES DE PARTO.

VISUALIZAÇÃO: Consulte o capítulo 2 para uma explicação do funcionamento da técnica de visualização. Esses exercícios podem ser feitos individualmente ou pelo casal.
Imagine seu bebê que se aproxima do canal de nascimento. Sua cabeça pressiona firmemente sua cérvix, estimulando seu corpo a começar o seu curso natural de contrações. Veja que sua criança está separada de você, movendo-se para longe dos limites de seu corpo, para fora em direção ao mundo. Imagine-o como uma bola, rolando, vindo a descansar ao seu lado. Ele é leve o bastante para mover-se sozinho — você não precisa fazer nada a não ser visualizá-lo fora de seu corpo.
Respire fundo e permita que seus olhos se abram.

AROMATERAPIA E MASSAGEM: Consulte o capítulo 2 para uma explicação de como preparar óleos essenciais.
Sálvia pode ser utilizada para tonificar os músculos do útero e pode estimular e intensificar contrações fracas. Misture 2 a 3 gotas em óleo transportador e aplique na barriga com as palmas das mãos. Massageie por 10 a 15 minutos, entre contrações, com movimentos circulares no sentido horário, enquanto relaxa sua barriga e concentra-se em abrir o útero.

MASSAGEM CERVICAL: Contanto que sua bolsa não tenha ainda estourado, seu médico pode delicadamente massagear a cérvix para estimular as prostaglandinas, que causarão o início do período de trabalho de parto.

INTERVENÇÃO MÉDICA: Se nenhuma terapia complementar estiver ajudando a induzir contrações mais fortes, seu médico decidirá se você precisa de menos estimulação para que seu corpo possa descansar, ou mais estimulação para acelerar o processo de trabalho de parto.

Algumas vezes o útero já está funcionando com potência total, e mais estimulação pode levar a complicações. Neste caso, medicação intravenosa pode algumas vezes fazer maravilhas para reidratá-la e novamente movimentar as coisas; um epidural pode possibilitar relaxamento e descanso se você estiver sentindo dores em excesso e precisar de tempo para que o bebê fique em posição.

Se, por outro lado, precisar de mais estimulação, porque sua bolsa estourou e você deve parir nas próximas 24 horas, se seu bebê estiver sofrendo, ou porque nada mais teve sucesso em iniciar o trabalho de parto ativo, então oxitocina (Pitocina) pode ser usada em ambiente hospitalar. Esse medicamento intensificará as contrações, além de diminuir o tempo entre elas. Quando for fazer uso de Pitocina, você deve estar ligada a um monitor fetal.

Se o medicamento não funcionar no andamento do trabalho de parto, você terá de fazer uma cesariana.

TRABALHO PROLONGADO

Preliminares prolongadas: Qualquer fase preliminar do trabalho de parto que se estender por mais de 24 horas sem ter atingido 3 a 4 centímetros de dilatação é considerada prolongada. Isso não necessariamente significa que algo está errado, apesar de ser possivelmente um indicador de um problema.

Tratamento

Descanso e relaxamento. Talvez você queira tomar uma xícara de chá de *humulus* ou determinada quantidade de valeriana (30 a 60 gotas em um copo de água) em casa, mas pode ser que lhe dêem pílulas para dormir ou medicamentos para dor se você estiver em um hospital. É importante que durma agora — você não quer se cansar neste estágio, e precisará de descanso para o trabalho que fará mais tarde. Você ou acordará já em trabalho mais intenso e as coisas progredirão, ou descobrirá que era trabalho falso que irá parar, o que significa que você tem tempo pela frente, de qualquer maneira.

NUTRIÇÃO: Se estiver tendo um parto fora do hospital ou já discutiu com antecedência com seu médico que poderá se alimentar durante o trabalho de parto, você deve ter alimentos que são facilmente digeridos, tais como iogurte, torradas ou caldos. Você pode beber suco de uva ou maçã e pode querer uma xícara de chá de framboesa vermelha. Você necessitará de muito líquido (porque estará perdendo muito líquido posteriormente) e de mais nutrientes do que a água pode fornecer. Se estiver com vontade de comer uma refeição de verdade, consulte primeiramente seu médico.

ERVAS: Tome 60 gotas de *viburnum* com um pouco de água. Você pode tomar de 30 a 60 gotas de uma erva sedativa tal como valeriana ou *humulus* em água, se estiver muito ansiosa.

HOMEOPATIA: Tome duas doses de potência 30X ou 30C que combina com sua sintomática a cada 5 ou 10 minutos até que obtenha alívio, seguindo as instruções no vidro. Se estiver tomando vários remédios, espere 10 minutos até tomar outra dose. Se não obtiver alívio para seus sintomas, esse não é o melhor medicamento para sua condição. Faça um exame cuidadoso de si, cheque novamente a lista e selecione um medicamento diferente. Se, ainda assim, não obtiver alívio, consulte um médico homeopata para mais orientações.

Carbo vegetalis: contrações fracas, sente-se exausta, quer ventilação, piora com o calor.

Caulophyllum: falso trabalho de parto, contrações erráticas, contrações espasmódicas sem progresso; quanto mais longo o processo de trabalho de parto, mais fracas as contrações; irritável, fraca, exausta.

Nux vomica: irritável; contrações cessam ou quase cessam devido à dor na cérvix; pressão retal ou na bexiga.

Pulsatilla: chorosa, quer atenção; contrações irregulares; sem sede, gosta de ar puro, trabalho muito vagaroso, posição anormal do bebê.

Coffea: insônia, grande excitação; sente que as dores são severas; sente calafrios; piora com barulho, ao ar livre.

Camomilla: mal consegue suportar a dor, contrações insuficientes, irritável, quer se livrar das contrações, piora com calor.

Belladona: trabalho vagaroso e entediante, inquieta, ansiosa, medo, contrações fracas; bom para mãe que terá seu primeiro filho.

ESTILO DE VIDA: Banho quente, massagem, sono.

CUIDADO: Não procure estimular o trabalho de parto com ervas ou medicamentos a menos que tenham sido receitados por seu médico. Se for trabalho falso, o corpo será forçado a fazer algo para o qual não está pronto.

Trabalho ativo prolongado

Após 3 a 4 centímetros de dilatação, em média, durante o trabalho normal, você dilata mais 1 ½ centímetros por hora; entretanto, nem todas acompanham esse padrão. Se você tiver um bebê atrasado, a dilatação freqüentemente pára quando ele gira para a posição correta, podendo levar um pouco mais de tempo. Você não irá a lugar algum, então apenas se sente e aproveite a viagem. Enquanto estiver dilatando, o bebê estará bem e você estará de bom humor, sem ter pressa.

Tratamento

APOIO: Isso é mais importante do que qualquer medicamento estimulante. Seu parceiro e médico devem ajudá-la, física e emocionalmente, nessa hora. Ponha seus braços em volta de ambos, acocore-se e passe-lhes todo o seu peso enquanto entra em contrações. Mude de posição; tente tomar um banho quente.

HOMEOPATIA: Os mesmos remédios de estágios preliminares prolongados, anteriormente.

ERVAS: Você pode tomar uma combinação de cimicifuga e *caulophyllum* e *trillium*, 10 gotas de cada extrato misturadas a um pouco de água. Repita a cada 30 minutos, até quatro doses.

AROMATERAPIA: Seu médico ou parceiro poderá massagear sua barriga com movimentos circulares, fazendo uso de 2 a 3 gotas de sálvia em óleo transportador, utilizando as palmas das mãos. Isso ajuda na tonificação dos músculos do útero, além de ser excelente estimulação se as contrações não estiverem vindo com força ou regularmente.

ACUPRESSÃO: Consulte as tabelas no capítulo 2 para encontrar os seguintes pontos de pressão.

- IG 4, topo da mão no músculo entre o polegar e o dedo indicador.

- BP 6, no interior da tíbia, quatro dedos acima do osso do tornozelo, no músculo por trás da extremidade da tíbia.

- B 31, B 32, pontos sacros na base da coluna (para estimular o trabalho de parto).

INTERVENÇÃO MÉDICA: Se sua bolsa já tiver estourado, e o bebê deve sair dentro de 24 horas, será dada oxitocina (Pitocina) a você, no hospital. **Nunca utilize ervas com Pitocina. A qualquer hora em que o trabalho estiver prolongado, será necessário o monitoramento constante do feto.**

USO DE DROGAS (consulte DORES DE TRABALHO DE PARTO)

VAGINITE-*BETA STREP*
(consulte o Capítulo 6, VAGINITE)

Esse tipo de vaginite, em particular, pode apresentar séria ameaça ao bebê recém-nascido ou por nascer, que o contrai quando as bactérias atravessam suas membranas ou são transmitidas durante o parto. Não existem muitos sintomas ou sinais visíveis de infecção; logo, torna-se possível chegar ao dia marcado sem ter havido tratamento.

Por esse motivo, seu médico deve fazer cultura rotineiramente durante as últimas semanas de gravidez. Se você estiver infectada, ele pode receitar-lhe dose oral ou intravenosa de antibióticos, o que é muito eficaz contra a *Beta Strep*. Talvez ele também faça uso de supositórios de *hydrastis* (que não devem ser utilizados antes de 36 semanas porque podem iniciar contrações uterinas).

Agora que você é mãe ou pai

No momento em que segura seu bebê em suas mãos, mesmo antes do cordão ter sido cortado, você estará consciente de que algo significativo lhe ocorreu. Você está orgulhosa, porque produziu essa grande obra; ainda assim, está completamente admirada com essa pequena criatura encolhida em meio ao seu calor. É por causa desta nova vida que você iniciou a jornada.

Trabalho de parto e parto são os lembretes físicos do trabalho duro, porém recompensador que devemos fazer como pais. Nas próximas seis semanas, você e seu parceiro — e seu bebê — começarão a aprender as lições que durarão toda uma vida.

Dez

As Primeiras Seis Semanas Como Mãe e Filho

Não há como escapar do fato: sua vida mudará de agora em diante. Para muitas mães — especialmente aquelas que terão seu primeiro filho — as primeiras seis semanas apresentam tanto desafio quanto o parto em si, às vezes mais ainda. Seus padrões de sono mudam, você deve aprender a aleitar seu bebê, você escuta cada ato respiratório de seu bebê para ver se é saudável, você e seu parceiro necessitam ajustar-se aos novos papéis, e para aqueles com outras crianças em casa, você tentará dedicar atenção por igual a todos os membros de sua família.

Algumas mulheres se sentem impelidas a voltar ao trabalho em duas semanas, amamentar, perder todo o peso que ganharam, e receber a família inteira para uma reunião — tudo ao mesmo tempo. Essa é uma ótima receita para o desastre.

Está fora da realidade tentar fazer outra coisa além de cuidar de seu bebê durante pelo menos as quatro primeiras semanas. Se você tentar fazer muitas coisas logo após o parto, poderá facilmente exaurir-se, adoecendo. A mente e o corpo simplesmente necessitam de tempo para se ajustarem à maternidade. Se você estiver correndo por todos os lados, há mais chances de sangramento mais pesado, de problemas com a amamentação ou com depressão. Os chineses acreditam que assim como leva nove meses para fazer um bebê, leva também nove meses, após o nascimento de seu filho, para fazer com que sua vida volte ao normal. E eles, sem dúvida, estão cobertos de razão.

O melhor conselho é: dê-se um tempo de verdade. A boa medicina preventiva de deixar tudo de lado para apenas cuidar de seu bebê terá seus resultados mais tarde —para você, seu bebê e sua família. Existem muitas coisas que você pode fazer para facilitar sua experiência pós-parto e obter apoio físico e emocional. Faça aulas de amamentação, e arrume alguém (um amigo, familiar ou uma pessoa contratada) para ajudá-la com a casa, pelo menos durante as primeiras semanas. Você não deveria se incomodar com trabalho de casa, compras, cuidados com seus outros filhos, cozinhar ou outro trabalho qualquer. Tudo o que deve fazer é descansar e estar com seu bebê.

O presente mais importante que pode dar a si mesma durante suas primeiras seis semanas é tempo. Tempo para conhecer seu novo bebê, tempo para se conhecer como nova mãe ou como mãe de mais de um. Você precisa se livrar de todas as expectativas e tentar não fazer muito de uma só vez. Essa é uma ocasião perfeita para relaxar, ninando seu bebê na cama ou em uma cadeira de balanço e aproveitando a simbiose única que você e sua família possuem juntos.

Não há nada mais satisfatório do que saber que o trabalho duro feito durante seu processo de parto foi recompensado de forma extraordinária. Mas não pode ser negado o fato de que você ainda sente alguns dos efeitos físicos dos últimos nove meses. Seu corpo precisa de tempo, assim como sua mente e espírito, para retornar ao equilíbrio.

O QUE SE PASSA NO INTERIOR DE SEU CORPO?

Seu corpo atravessa enormes mudanças nas semanas pós-parto. O nível dos hormônios estrógeno e progesterona cai para perto de zero, e dois de seus hormônios pituitários, oxitocina e prolactina, são liberados em grandes quantidades, particularmente quando você estiver aleitando o bebê.

Você apresentará boa quantidade de descarga de sangue neste período. Durante os primeiros seis dias, aproximadamente, torna-se vermelho brilhante, passando para marrom após algum tempo, e finalmente amarelado e depois branco. Durante esse período, o tecido que era parte da proteção de seu bebê é reabsorvido no interior do corpo do útero.

Seu útero inicia o processo de involução durante esse tempo, quando retorna ao seu formato e tamanho originais. Logo após o parto, está no nível de seu umbigo; com dez dias de pós-parto, está logo abaixo de seu osso púbico e você não mais o sentirá. Após seis semanas, estará de volta ao local original.

Seus órgãos internos, que se deslocaram devido à necessidade de acomodar o bebê em crescimento, também voltam às suas posições seis semanas após o parto.

Provavelmente, a maior mudança que você notará será em seus seios. Podem aparentar estarem completamente diferentes (e maiores!) do que eram, mesmo antes do nascimento de seu filho. Logo após o parto, os seios produzem o colostro. Esse tipo de leite está cheio de proteínas e calorias para seu bebê, assim como de anticorpos e linfócitos. No terceiro ou quarto dia após o nascimento, o leite verdadeiro entra em cena, graças à produção de prolactina e de oxitocina. A oxitocina é responsável pela resposta que faz com que seu leite flua; também provoca a contração do útero. Secreção prolífica de prolactina não permite que você menstrue durante as primeiras semanas após dar à luz.

ALIMENTAÇÃO POR FÓRMULA OU MAMADEIRA

Não importa o quanto "natural" deseja que sua experiência de nascimento seja, podem haver horas em que você não está disponível para amamentar (se quiser sair com seu parceiro à noite, por exemplo) ou em que quer dar a seu parceiro a experiência de alimentar.

Você tem alguma chance se quiser introduzir uma mamadeira. Se começar antes de seu bebê ter cinco ou seis semanas de idade, ele irá preferir a mamadeira ao seio; após três meses, pode ser que ele recuse o gosto ou sensação da mamadeira.

Preparando mamadeiras

As mamadeiras e bicos devem estar limpos, ou você poderá utilizar a variedade que possui bicos descartáveis. Idealmente, você deveria bombear o leite de seus seios para utilização na mamadeira, mas se estiver usando fórmula, siga as instruções nas latas e faça apenas a quantidade que o bebê irá ingerir dentro de um período de 24 horas. Se o bebê não terminar a mamadeira, jogue fora o excesso.

Alimentando seu bebê com a mamadeira

Sempre é melhor alimentar seu filho com leite saído dos seios. Você poderá obter leite com uma bomba ou com a mão e estocar mamadeiras no freezer para uso posterior. Tenha certeza de que vá marcar as mamadeiras com a data — leite materno congelado tem validade de aproximadamente dois meses em um congelador normal, seis meses em um freezer. Simplesmente deixe a mamadeira congelada fora da geladeira durante aproximadamente uma hora, então ponha debaixo de água morna corrente. Nunca ferva ou utilize o microondas.

Você poderá fornecer também uma fórmula preparada de soja, que é similar ao leite humano. Parece mais com o gosto de leite materno do que qualquer outra fórmula, e seu bebê terá mais chances de aprová-lo.

CUIDADOS: *Não* alimente seu filho com leite de vaca até que tenha completado um ano de idade. Não misture cereais na fórmula do leite. Não dê água pura — leite materno e de fórmula ambos contêm água suficiente, e você não irá querer encher o bebê com algo sem nenhum valor nutritivo. Seu filho pode vir a desenvolver reações alérgicas a qualquer tipo de fórmula. Preste atenção em erupções, nariz escorrendo, boca ou ânus avermelhados. Descontinue a fórmula imediatamente, se o bebê for alérgico a ela — utilize uma fórmula hiperalergênica por 24 a 48 horas, então mude para a fórmula de soja ou volte a alimentá-lo com leite humano.

AMAMENTAÇÃO

Se não fosse por esses hormônios, você não poderia amamentar seu filho. Essa experiência de dar nutrientes e amor simultaneamente é uma que não posso recomendar com muito afinco. É claro que é possível dar a seu filho os nutrientes adequados além de muito afeto sem estar aleitando; entretanto, o leite dos seios é o alimento ideal para bebês humanos, e outro tipo de leite não é idêntico a ele. Estudos mostram que o aleitamento fornece uma proteção adicional para o sistema imunológico e pode proteger seu bebê contra alergias, doenças ou outras condições.

Apesar de 80 % das mães começarem esse período amamentando, apenas 10 % estão amamentando após os primeiros seis meses de vida de seus bebês.

Se você amamentar por qualquer espaço de tempo, sua criança obterá benefícios enormes. Quanto mais se estender, mais benefícios serão. Mas para obter a proteção imunológica oferecida pelo leite materno, recomenda-se que você continue por mais de seis meses. Esse período mais extenso é necessário se você deseja ajudar a diminuir o risco de diabete e cânceres de infância, e desenvolver um sistema imunológico mais forte, que por sua vez diminuirá a seriedade de qualquer doença que seu filho possa contrair.

Quando amamentar o bebê

Logo após o parto, mesmo antes do cordão ter sido cortado, você pode amamentar o bebê. Quanto mais cedo seu filho iniciar o aleitamento, mais chances terá de se ajustar a essa experiência e melhor estabelecido seu suprimento de leite será. Apesar de seu verdadeiro leite não aparecer por dois ou três dias, seu filho poderá sugar o valioso colostro, que contém anticorpos advindos de seu próprio sistema imunológico e que protegerão o bebê contra bactérias e vírus até que seu próprio sistema imunológico esteja em funcionamento pleno, aos 18 meses de idade aproximadamente. O colostro também possui efeito laxativo e prepara o trato digestivo do bebê para aceitar o verdadeiro leite quando começar a fluir.

Você poderá amamentar regularmente, quando o bebê estiver com fome ou quando apenas desejar conforto. Quanto mais amamentar seu bebê, especialmente nos primeiros dias, melhores serão suas chances de evitar seios inchados, mamilos rachados ou outros problemas. Um bom período entre amamentações é de duas a três horas. Cada vez deve durar pelo menos entre 20 e 30 minutos, podendo durar até uma hora, se você tiver um bebê que tem sono ou que não suga com força.

Como começar a amamentar

EDUCAÇÃO E APOIO: Consulte o Anexo, no final do livro, para obter uma lista de livros e de grupos de apoio. É de suma importância que você obtenha completo apoio de seu parceiro, sua mãe, amigos e família. Mesmo se estiver motivada, é difícil continuar se todos à sua volta acreditarem que a amamentação é inconveniente ou embaraçosa.

Quanto mais você aprender sobre o processo *antes* de dar à luz, melhor. Já que terá seu filho aprendendo a fazê-lo pela primeira vez, é melhor que saiba um pouco sobre o que você deve fazer antes de tentá-lo com uma criança faminta.

LIVRE-SE DE VELHOS MITOS: Se nossa mães amamentaram, isso aconteceu dentro de vários padrões médicos que não são mais válidos hoje em dia. Você tinha de amamentar em horários determinados, tinha de pesar seu bebê antes e depois para ter certeza de que estava recebendo o bastante, tinha de fornecer ao recém-nascido água além do leite materno (que já possui 90% de água). Se o bebê não estivesse obtendo o bastante, você deveria complementar com leite de vaca (tudo o que isso faz é diminuir seus suprimento de leite, já que o bebê não estará sugando tanto).

Um dos piores mitos tem a ver com a confusão entre seios como objetos sexuais e como fonte de alimento. Aqueles que acreditam que os seios devem sempre estar cobertos em público e que uma criança amamentada por muito tempo após a infância terá problemas sexuais em sua vida posterior, claramente têm sérios problemas com sua própria sexualidade.

POSIÇÃO: Você quer estar o mais confortável possível. Sente-se na cama, bem apoiada por travesseiros, ou em uma cadeira de balanço ou mesmo em uma cadeira normal. Após você e seu bebê estarem familiarizados com o aleitamento, você poderá tentar deitar de lado.

Você poderá segurar seu bebê (cabeça na dobra de seu cotovelo, nádegas em sua mãos), para que ele esteja deitado com a barriga perto da sua antes de ser trazido para perto de seu seio. Você também poderá segurá-lo (bebê deitado ao seu lado, cabeça em sua mão) de forma diferente. Em qualquer posição, terá sempre uma mão livre para ajudar a ajustar seu mamilo em sua boca ou para tocá-lo delicadamente.

ENCAIXANDO: Espere até que o bebê abra sua boca em vez de tentar forçar seu mamilo. Se não abrir, afague sua bochecha, encorajando-o a virar-se em direção ao seio. Então estimule seu lábio inferior, esfregando seu mamilo contra ele. Enquanto abre a boca, aproxime-o de seu corpo e posicione o mamilo e aréola dentro de sua boca. Se você possuir uma aréola pequena, a maior parte entrará em sua boca; se for grande, apenas parte entrará. O lábio inferior de seu bebê deve enroscar-se abaixo, com sua língua sobre o lábio, para que seu mamilo possa tocar o topo de seu palato delicado.

SUGANDO E ALIMENTANDO: O bebê deve aleitar no seio por um curto intervalo de tempo para que o reflexo de liberação comece, e o leite inicie seu fluxo. Você saberá que o leite está para vir quando tiver um sentimento de formigamento ou de calor em seus seios. Você deverá ver as mandíbulas de seu bebê funcionando se estiver realmente se alimentando e não apenas brincando. Você também poderá ouvi-lo engolir enquanto o leite flui. Após dez ou quinze minutos de constante sugar e engolir, poderá mudar para o outro seio.

Você pode ter um bebê dorminhoco que não está realmente trabalhando em seu seio e acreditar que ele tenha terminado de amamentar, apenas para descobrir que seus seios estão cheios no fim de vinte minutos. Algumas vezes, se afagar as bochechas do bebê, irá acordá-lo o bastante para que inicie a verdadeira sucção. Tenha certeza de estar relaxada, em posição confortável, e de que seu corpo esteja bem apoiado por travesseiros. Respire enquanto aleita, e deixe que seus ombros relaxem.

EVITANDO CONFUSÃO NOS MAMILOS: Você quer que sua criança compreenda que o mamilo do seio é a fonte de nutrientes. Se você apresentar um mamilo de plástico na mesma hora que o seio a uma criança de menos de cinco semanas de idade, ela pode ter dificuldades em sugar de forma apropriada cada um. Pode ser que ela prefira o de plástico, de onde o leite sai com mais liberdade.

Se você tiver de complementar sua amamentação por qualquer motivo, faça uso de um conta-gotas, uma colher pequena ou kit de complementação, que inclui um saco para o leite já expelido para ser usado no pescoço, com tubos que são trazidos à região dos mamilos. Esses aparelhos não possuem a sensação de um mamilo e não irão confundir seu bebê.

Se desejar alimentar seu bebê com mamadeiras para complementar a quantidade de leite do seio, é melhor que comece no período em que o bebê estiver com seis a doze semanas de idade. Ele estará bem ajustado à amamentação, mas não tão preso às suas maneiras que não possa aprender um novo método de alimentação. Sempre é melhor usar seu próprio leite bombeado para a mamadeira. Você poderá averiguar que o bebê aceita melhor a mamadeira se lhe for oferecida por outra pessoa.

NUTRIÇÃO: Siga o programa básico de nutrição preventiva exposto no capítulo 3, prestando atenção às necessidades caloríficas crescentes durante o aleitamento. Você precisará de pelo menos 200 calorias a mais por dia do que precisava quando estava em seu terceiro trimestre. É ótimo que você tenha perdido grande parte de seu peso extra logo após o parto, mas você não deve perder mais de meio quilo por semana após as primeiras três semanas, ou isso interferirá em sua produção de leite. (Exercício é muito mais importante do que dieta agora.)

Lembre-se de incluir o seguinte em sua dieta:

Cálcio: 5 porções.

Alimentos ricos em Vitamina C: 2 porções.

Alimentos ricos em ferro: 30 a 60 miligramas.

Outros nutrientes vitais: vegetais verdes com folhas e frutas: 2 a 3 porções.

Fluidos: beba de 8 a 10 copos de líquidos — água, leite, sucos, caldos — diariamente.

COMPLEMENTAÇÃO: Continue a tomar as vitaminas pré-natais. Se você for vegetariana, necessitará de complemento adicional de 4 mcg de vitamina B12 diariamente. Também continue a tomar suas 800 mcg de ácido fólico.

ERVAS: Algumas ajudarão no aumento de fluxo de leite, mas talvez você precise de outros tratamentos complementares se tiver um suprimento muito baixo. (Consulte POUCO DE LEITE no capítulo 11.)

Chá de erva-doce e cardo-santo: para aumentar o fluxo de leite.

Chá de camomila: se você estiver ansiosa.

Tintura de humulus: como sedativo, para relaxar.

AROMATERAPIA E MASSAGEM: Consulte o capítulo 2 para uma explicação de como preparar óleos essências. Deixe que seus seios sequem após cada amamentação e então massageie com óleo de amêndoas misturado a um óleo transportador para lubrificação. (Nunca lave com sabão, pois irá secá-los mais ainda.)

ACUPRESSÃO: Consulte as tabelas no capítulo 2 para encontrar os seguintes pontos de pressão.

• P 1, três dedos abaixo da clavícula, do lado de fora do peitoral.
• E 16, acima do tecido do seio alinhado aos mamilos.
• CS 1, um dedo para fora do mamilo.
• VG 24.5, terceiro olho.
• VG 17, no centro do osso do seio.

VISUALIZAÇÃO: Consulte o capítulo 2 para uma explicação do funcionamento da técnica de visualização. Esses exercícios podem ser feitos individualmente ou pelo casal.

Esse exercício deve ajudar a encorajar a resposta de liberação.

Enquanto olha para seu bebê, pense no amor que você pode expressar fisicamente. Imagine seus seios como duas fontes fluindo, com um suprimento inesgotável de leite para nutrir e apoiar seu filho. Sinta o puxão forte da boca de seu bebê em você, puxando-a para fora de si, em direção a uma ligação de fluxo com ele. Imagine que, enquanto nutre seu bebê, ele também a está nutrindo, dando-lhe a luz de seus olhos, o calor de sua pele, o deleite em seu sorriso. Seus seios estarão relaxados e confortáveis, seus mamilos macios e prontos o tempo todo.

Respire com facilidade para dentro de seus seios e deixe que a respiração siga por todo seu corpo e o corpo de seu bebê. Focalize diretamente em sua criança enquanto a segura.

CONTRACEPÇÃO

Quando você estiver ocupada com a alimentação, troca de fralda, sono (e falta de sono) e gerenciamento de todos os tipos de demandas durante as primeiras seis semanas, é mais fácil negligenciar as outras partes de sua vida. Já que provavelmente deseja renovar suas relações sexuais tão logo seus lóquios tenham parado de fluir, geralmente de três a seis semanas após o parto, você deve fazer uso de contracepção, se não quiser ter outro filho. Se não estiver amamentando, poderá vir a ovular dentro de duas semanas após o parto.

LIVRANDO-SE DE VELHOS MITOS: Não confie na amamentação para evitar a gravidez e espaço para seus filhos. Apesar de a amamentação poder evitar que seu período ocorra, tudo depende de sua situação hormonal particular. Existem aquelas mulheres que não sangram por dois anos se estiverem amamentando continuamente, enquanto outras começam a menstruar meses após o parto.

PRESERVATIVOS: Antes de seu *check-up* das seis semanas, os preservativos devem ser o único método utilizado para controle de natalidade.

DIAFRAGMAS: Após o seu exame das seis semanas, essa é uma boa opção para mães que estão amamentando.

PÍLULAS ANTICONCEPCIONAIS: Espere vários meses para começar a ingerir pílulas, e mesmo então, afaste-se de produtos combinados contendo estrógeno, que pode vir a interferir com a produção de leite. Quando você começar a tomá-las, faça uso de pílulas de progesterona apenas; implantes *Norplant* ou *Depo provera* também são possíveis.

ESTERILIZAÇÃO: Se estiver certa de que não quer ter mais filhos, você poderá fazer uma ligação tubária, onde as extremidades de seus tubos falopianos são cauterizadas (fazendo uma ligação). Isso deve ser feito dentro de um período de 24 a 48 horas após o parto; de outra forma, você deverá esperar seis semanas após o parto.

PLANEJAMENTO FAMILIAR NATURAL: Esse é o método mais natural; entretanto, serve apenas para casais extremamente empenhados. Você poderá fazer uso do método de ovulação (consulte o capítulo 5) e fazer o oposto do que está recomendado para engravidar. Você deverá manter tabelas de temperatura, além de examinar seu muco, para evitar ter relações sexuais naqueles dias. Já que algumas vezes se torna difícil ler seus próprios sinais corretamente, especialmente quando estiver amamentando, aulas sobre planejamento familiar são essenciais na explicação de seus ciclos, seu muco e sua temperatura de forma satisfatória. Essas são oferecidas por muitos hospitais e organizações católicas de serviços.

EXERCÍCIOS KEGEL

Quando começar a pensar sobre sexo novamente, você, sem dúvida, se conscientizará de que seus órgãos reprodutores não estão da mesma forma que estavam antes de você engravidar. O melhor método natural para restabelecer a eslasticidade e tonificação da lábia e vagina é o uso dos exercícios *Kegel* recomendados no capítulo 3. (Consulte EXERCÍCIOS para uma descrição dos exercícios *Kegel*.) Essas contrações dos músculos da área pubocóccica são essenciais para restabelecer o tônus dos músculos pélvicos, que apóiam o útero, e fazer com que os vários órgãos voltem às suas devidas posições. Também podem prevenir incontinência mais tarde na vida, além de ajudarem a manter a integridade das estruturas uretral/vaginal/retal. Os exercícios também aumentarão seus sentimentos sexuais, permitindo que você aperte mais o pênis de seu parceiro com seus músculos vaginais.

Tratamento

Faça 10 repetições três vezes ao dia (algumas vezes vagarosamente, outras rapidamente), para enrijecer os músculos pélvicos.

LIBERANDO LEITE

Existem ocasiões em que é útil ter um suprimento extra de leite disponível para seu bebê. Você poderá extrair leite de seus seios para amamentações subseqüentes com uma bomba manual ou elétrica, ou simplesmente com a ação de suas mãos.

Como liberar

COM SUA MÃO: Use sua mão de maneira similar às mãos e boca do bebê. Massageie a área em volta dos seios até a aréola, então segure a aréola com o polegar e dedo indicador, apertando os dedos um pouco para o interior dos seios, comprimindo a aréola entre seus dedos.

COM UMA BOMBA: O extrator possui duas partes, um bico de plástico com formato de funil que se encaixa sobre o seio e um outro tubo que se encaixa no interior. Puxando o tubo para baixo, você cria um vácuo em volta dos seios. Então, enquanto puxa para baixo, o leite é puxado para fora do seio e segue pelo tubo. (As versões elétricas são mais sofisticadas e fáceis de usar, tão fáceis que podem provocar maior produção de leite. Se descobrir que fica inchada após o uso da máquina, diminua a freqüência de uso.

PERDA DE PESO

Assim como o interior de seu corpo volta à forma anterior, o mesmo deve acontecer ao exterior. Apesar da maioria das mulheres perderem grande parte de seu peso adquirido durante a gravidez logo após terem tido seu bebê, a placenta e o líquido amniótico, muitas mantém cinco ou mais quilos em excesso.

Tratamento

NUTRIÇÃO: Se você estiver aleitando, não poderá diminuir a quantidade internalizada de calorias — de fato, você precisará de mais 200 calorias extra por dia do que quando estava grávida. Não tente assumir qualquer programa de perda de peso até após as primeiras seis semanas. Quando o fizer, deve ser gradualmente. É vital que ingira a quantidade certa de porções representadas por todos os grupos alimentares e beba pelo menos 8 copos de líquido diariamente. Para que possa perder peso, você deve eliminar gorduras saturadas, açúcar refinado e alimentos fritos ou processados.

EXERCÍCIO: Esse é o componente mais importante em qualquer programa de perda de peso, especialmente após o nascimento de uma criança. O aumento do número de calorias gasto no decorrer do dia fará muito mais por você do que a limitação do número de calorias que estiver internalizando.

Comece vagarosamente, utilizando os alongamentos descritos no capítulo 3 e os exercícios de tonificação abdominal descritos no capítulo 11 (consulte FLACIDEZ ABDOMINAL). Após cinco ou seis semanas, você deve fazer uma curta caminhada todos os dias, com seu bebê ou sozinha. É uma boa idéia ingressar em aulas de exercício, onde terá supervisão adequada enquanto volta à sua forma.

TRABALHO CORPORAL: Tai chi chuan ou ioga são excelentes programas para dar início logo após o parto, pois tonificarão seu corpo e acalmarão a mente. A disciplina envolvida na prática acrescentará muito às suas capacidades maternas.

VISUALIZAÇÃO: Consulte o capítulo 2 para uma explicação do funcionamento da técnica de visualização. Esses exercícios podem ser feitos individualmente ou pelo casal.

Sente-se confortavelmente. Comece respirando fundo e relaxe seu corpo e mente enquanto exala e inala. Pense em si mesma como uma mãe, como alguém que criou vida de seu próprio corpo. Esse trabalho importante requer uma pessoa substancial. Enquanto examina seu corpo mentalmente, explore o motivo pelo qual você possui essas pernas e seios e nádegas em específico. Veja seu corpo com uma entidade nutridora e afável. Cada célula de seu corpo está lá por um motivo — você não precisa perder-se em uma imagem fantasiosa do que costumava ser. Aceite seu corpo de mãe e sinta o calor e o amor que fluem dele.

Explorando seus novos papéis

Nenhuma de nós está preparada para a completa revolução na vida familiar que um bebê nos força a fazer, seja ele o primeiro ou décimo filho que trazemos ao mundo. Estamos subitamente conscientes de que não importa o quanto damos, podemos sempre dar mais; de que podemos sempre aprender mais, mesmo se nos sentirmos extremamente confiantes.

As primeiras seis semanas que se seguem ao parto são freqüentemente muito cansativas e frustrantes, mas podem também apresentar a grande oportunidade para conhecer seu bebê. Conheçam-se a si mesmos vagarosa e cuidadosamente, e você estará lançando a base para os maravilhosos anos que se seguirão.

Onze

Um Guia de A a Z para Possíveis Problemas e Complicações nas Primeiras Seis Semanas

Utilize o seguinte guia para compreender e lidar com possíveis problemas que possa ter durante as primeiras seis semanas, consultando o capítulo 2 sempre que precisar de uma explicação completa do tipo de tratamento. Todas as condições potencialmente sérias, claramente referidas no texto, devem ser imediatamente averiguadas por seu médico.

DEPRESSÃO

Uma recaída mental e emocional pode dar curso a danos na vida da nova mãe. Muitas mulheres sofrem depressão pós-parto, e isso tem a ver com a queda abrupta no nível dos hormônios estrógeno e progesterona que se dá após o nascimento da criança. Existe, no entanto, um componente real e psicológico adicional, que pode estar relacionado às expectativas irrealistas de uma mulher a respeito de ser uma mãe "perfeita" ou à sua frustração em relação ao fato de que sua vida mudou radicalmente da noite para o dia.

Sintomas: Excesso ou falta de sono ou alimentação, falta de interesse pelo bebê e em relação à vida em geral, incapacidade para ver o lado positivo de qualquer coisa. Mulheres que sofrem com crises de síndrome pré-menstrual intensa (SPM) estão mais pré-dispostas à depressão pós-parto.

Tratamento

NUTRIÇÃO: Siga o programa básico de nutrição preventiva exposto no capítulo 3, tendo especial atenção em evitar alimentos processados. Tenha certeza de que está ingerindo alimentos com alto teor de Vitamina B6 — por exemplo, melado, fermento, farelo de trigo, soja, arroz integral e vitela, carneiro, salmão, tomates, bananas.

COMPLEMENTAÇÃO:
Tome os seguintes complementos diariamente:

Vitamina A: 5.000 UI
Vitamina B1: 1,5 mg
Vitamina B2: 1,6 mg
Vitamina B3: 17 mg
Vitamina B6: 2,2 mg
Vitamina B12: 2,2 mcg
Ácido fólico: 800 mcg
Vitamina C: 500-1.000 mg
Vitamina D: 400 UI
Vitamina E: 400 UI
Vitamina K: 65 mcg
Cálcio: 1.200 mg
Magnésio: 500 mg
Ferro: 30 mg
Fósforo: 1.200 mg
Iodo: 175 mcg
Selênio: 65 mcg

Além disso, tome até 50 mg diárias de **Vitamina B6** e magnésio para obter proteção adicional contra estresse e depressão.

HOMEOPATIA: Tome duas doses de potência 6C ou 30C que estiverem de acordo com seu sintoma dentro do espaço correto de tempo (a cada dez minutos, por até uma hora), seguindo as instruções no frasco. Se não encontrar alívio para seus sintomas, esse não é o medicamento apropriado para sua condição. Faça um exame cuidadoso de si, cheque novamente a lista e selecione um medicamento diferente. Se, ainda assim, não obtiver alívio, consulte um médico homeopata para mais orientações.

Pulsatilla: depressão leve, humor mutável e imprevisível, chorosa, intolerante ao calor.

Kali carbonicum: se esteve irritável desde o parto, sentindo-se cansada e fraca.

Ignatia: se estiver muito chorosa e suspirando.

Natrum mur: se você deseja estar sozinha e sente vontade de chorar o tempo todo, mas tenta encobrir seus sentimentos.

Sepia: tente primeiro para fraqueza, tristeza, cansaço, indiferença a tudo e a todos; faminta; pode apresentar descoloração facial com tons de marrom.

Entretanto, se você estiver intensamente deprimida, deve consultar um médico homeopata para que este possa atendê-la adequadamente.

AROMATERAPIA: Utilize poucas gotas de gerânio ou rosa na água de banho ou misture óleo transportador para uma massagem que ajude a regular o equilíbrio hormonal após o parto.

EXERCÍCIO: Comece com uma volta diária de carro durante as duas primeiras semanas, e depois, saia para caminhar ao ar livre pelo menos uma vez ao dia (uma boa oportunidade para levar o bebê para passear de carrinho).

ESTILO DE VIDA: Descanse bastante, reserve tempo para si.

APOIO: Certifique-se de ter o apoio de seu parceiro e de outros que possam cuidar do bebê por curtos espaços de tempo, para que você possa dormir ou sair para caminhar.

INTERVENÇÃO MÉDICA: Antidepressivos são receitados rotineiramente nos Estados Unidos, mas na Europa e no Japão, os médicos freqüentemente fazem uso de complementação hormonal — principalmente de progesterona. Seu médico poderá receitar-lhe progesterona — apenas pílula anticoncepcional, que também lhe daria proteção contraceptiva.

ACONSELHAMENTO: Para a maioria das mulheres, a depressão se extingue rapidamente, mas para aproximadamente 10 % das mulheres, o problema permanece muito grave. Algumas mulheres chegam a ter episódios psicóticos após o parto, e elas precisam imediatamente de atendimento psiquiátrico porque podem pôr em risco a si e a seus bebês. Depressão patológica pode incluir pensamentos suicidas ou assassínio de seu próprio filho. Se estiver se sentindo deprimida, ou se outros mencionarem a você que não é a mesma pessoa, procure ajuda para avaliar a severidade do problema.

DESCARGA DE SANGUE

Após o parto, devido a mudanças hormonais, o corpo libera muitos fluidos (sangue, muco, água, etc). A descarga, denominada lóquios, geralmente, terá de cinco a seis semanas de duração; entretanto, em algumas mulheres dura mais, e em outras menos. Existem três estágios de descarga após o parto:

- Estágio um (dura em torno de uma ou duas semanas); vermelho forte, pesado, contém grandes coágulos, especialmente no primeiro dia.
- Estágio dois (durante duas ou três semanas); os lóquios diminuem em quantidade e mudam de cor para marrom ou rosa.
- Estágio três (em torno de duas semanas); descarga branca.

Sintoma: Você saberá que está sangrando demais se encharcar dois absorventes em meia hora. Se isto estiver ocorrendo, há hemorragia — CONSULTE SEU MÉDICO IMEDIATAMENTE. Isso não é comum, mas pode indicar que há um fragmento de placenta ainda dentro de seu corpo, ou que seu útero não está contraindo apropriadamente. Se o sangramento parar e subitamente tiver início em abundância, você está provavelmente fazendo coisas demais, mesmo ficando de pé por muito tempo, devendo acalmar-se e relaxar. O recomeço de sangramento intenso, no entanto, pode também ser indicativo de algum tipo de infecção. Se continuar, consulte seu médico.

Tratamento

ERVAS: Tome *capsella* ou *hamamelis* para uma descarga mais pesada, 15 a 20 gotas ou 1 ou 2 cápsulas quatro vezes ao dia. Você pode fazer uso das mesmas dosagens de tônicos uterinos — cimicifuga, *caulophyllum* e *trillium* também são adequados para o tratamento do sangramento.

HOMEOPATIA: Tome duas doses de potência 6C ou 30C que estiverem de acordo com seu sintoma dentro do espaço correto de tempo (a cada dez minutos, por até uma hora), seguindo as instruções no frasco. Se não encontrar alívio para seus sintomas, esse não é o medicamento apropriado para sua condição. Faça um exame cuidadoso de si, cheque novamente a lista e selecione um medicamento diferente. Se, ainda assim, não obtiver alívio, consulte um médico homeopata para mais orientações.

Caulophyllum: para sangramento prolongado.

Secale: sangue escuro, sangramento prolongado.

Rhus toxicodendron: sangue fino, sangramento prolongado.

CUIDADOS: Enquanto estiver no estágio um ou dois de descarga sanguínea (vermelha ou marrom), não insira nada em sua vagina. O sangramento se origina no local onde sua placenta se descolou do revestimento uterino, e é agora um ferimento aberto no processo de cura. Você não deve introduzir nada que possa causar uma infecção — absorventes, banho completo, ducha, pênis, dedos.

DOR PÚBICA (Consultar também o CAPÍTULO 6, DOR PÚBICA.)

Dor intensa na área da púbis e quadril pode dificultar o movimento de suas pernas sem dor. O motivo é que a cartilagem sob o monte púbico pode ter rachado enquanto você empurrava seu bebê para fora de seu corpo.

Tratamento

ESTILO DE VIDA: O tempo é geralmente o único remédio para este problema, e poderá levar de seis a oito semanas para começar a se sentir melhor. Talvez você queira usar uma cinta ou meia-calça para apoio.
Faça com que seu parceiro, sua mãe ou amigos carreguem e procurem as coisas por você.

MASSAGEM:
Massageie a área delicadamente várias vezes ao dia.

MANIPULAÇÃO: Um ajustamento delicado dos quadris pode ajudar temporariamente, até que o processo de cura esteja em andamento.

CALOR: Banhos quentes podem aliviar a dor.

HOMEOPATIA: *Ruta*.

DORES PÓS-PARTO

Dores pós-parto — um sentimento de cãibra ou aperto no útero — geralmente aparecem nos dois primeiros dias após o nascimento e prevalecem mais em mulheres com mais de um filho. Apesar de causarem desconforto, são um excelente sinal de que o corpo está retornando a seu estado de pré-gravidez. Enquanto o útero contrai, volta ao seu formato e tamanho normais, e o sangramento pode diminuir e parar.

As dores são causadas pela contração de seu útero, e isto ocorre com mais freqüência na hora do aleitamento. A ação de sugar estimula a produção de oxitocina, que dá início à liberação de leite, assim como às contrações uterinas. Dores pós-parto geralmente prosseguem por dois dias, extinguindo quando seu leite entra.

Sintomas: Cãibra intermitente, semelhantes a contrações de trabalho de parto ameno, sentidas especialmente quando o bebê suga. É importante a distinção entre essa cãibra e a dor abdominal severa, que pode ser indicação de infecção uterina. Você, sem dúvida, estará também passando lóquios; entretanto, isso não será problema, a menos que você esteja encharcando dois absorventes com sangue a cada meia hora — isso é uma indicação de hemorragia.

Cuidado: Se suas dores forem contínuas, ou se estiver sangrando copiosamente e as dores estiverem piorando com o passar do tempo, CONSULTE SEU MÉDICO IMEDIATAMENTE.

Tratamento

NUTRIÇÃO E COMPLEMENTAÇÃO: Siga os programas preventivos de nutrição e complementação expostos no capítulo 3. Tome cálcio e magnésio adicionais, 1.000 e 500 mg, 4 a 5 vezes ao dia.

ERVAS: O viburno, além das variedades *V. Prunifoilum* e *V. Opulus* são de utilidade no alívio de dores pós-parto. Você pode fazer um chá ou tomar 30 gotas em água ou de uma a duas cápsulas a cada quatro horas. Raiz de valeriana é algumas vezes de ajuda porque possui ação antiespasmódica e anti cãibra, mas também exibe efeito sedativo. Valeriana (mesmas dosagens das ervas acima) é especialmente bom se as dores estiverem criando ansiedade ou insônia e agitação.

Se você também estiver sangrando, adicione *hamamelis* ou *capsella* (20 gotas a cada 4 ou 6 horas.)

ACUPRESSÃO: Consulte as tabelas no capítulo 2 para encontrar os seguintes pontos de pressão.

- C 7 no interior da junta do pulso alinhado ao dedo mínimo.
- BP 6 no interior da tíbia, quatro dedos acima do osso do tornozelo no músculo atrás da extremidade da tíbia.

- E 25 três dedos para fora do umbigo em ambos os lados.
- VC 4 (centro do osso púbico).

HOMEOPATIA: Tome duas doses de potência 6C ou 30C que estiverem de acordo com seu sintoma dentro do espaço correto de tempo (a cada dez minutos, por até uma hora), seguindo as instruções no frasco. Se não encontrar alívio para seus sintomas, esse não é o medicamento apropriado para sua condição. Faça um exame cuidadoso de si, cheque novamente a lista e selecione um medicamento diferente. Se, ainda assim, não obtiver alívio, consulte um médico homeopata para mais orientações.

Aconite: dores com medo e inquietação; piora à noite.

Arnica: dores violentas, sensação de inchaço; piora com o toque, melhora ao deitar-se.

Belladona: dor palpitante.

Camomilla: incapaz de agüentar dores, irritável, sedenta; piora com o calor e à noite.

Cimicifuga: muito sensível e intolerante em relação à dor; melhora com calor.

Coffea: intolerante, insônia, excitada.

Pulsatilla: dores que a fazem chorar, calafrios, sem sede, piora com o calor.

Sabina: dores intensas com muito sangramento; piora com movimento.

Secale: dores com sangramento pesado e de coloração escura; piora ao cobrir-se, melhor descoberta.

MANIPULAÇÃO: Talvez você queira consultar um quiropata se as dores lhe causam desconforto na área das costas. Se você passou por um parto difícil, sua coluna pode estar desalinhada, e isso poderá exacerbar as dores pós-parto. Um ajuste pode ser de ajuda para trazer o equilíbrio de volta a seu corpo.

ENDURECIMENTO DOS SEIOS

O endurecimento dos seios é um problema comum para muitas mulheres, e pode ser especialmente severo se você não possui pele elástica. O endurecimento é devido ao excesso de leite nos seios, e também devido à congestão de sangue e fluido no tecido dos seios. Esse problema geralmente tem duração curta (24 a 48 horas), e normalmente ocorre quando o leite começa a aparecer.

Sintomas: Seios estão cheios e firmes, duros e doloridos, cheios de leite, sendo difícil para o bebê sugar adequadamente.

Tratamento

ALEITAMENTO FREQÜENTE: Esse problema é muito menos comum naquelas mulheres que começam a aleitar tão logo o bebê tenha nascido e que mantêm um padrão de aleitamento freqüente durante os primeiros dias, mesmo se seu leite ainda não estiver presente.

TIRANDO LEITE: Você deve apenas tirar leite o bastante com sua mão para amaciar o mamilo, não para esvaziar o seio. Se fizer uso de uma bomba, pare antes que tenha esvaziado os seios. É uma tentação tirar todo o leite de seu seio com uma bomba porque melhora sua condição, mas infelizmente leva você a produzir mais leite ainda, agravando o problema.

HIDROTERAPIA: Entre em um banho quente e deixe que o leite vaze por si só, ou deixe seus seios relaxados em uma bacia com água.

COMPRESSAS: Quentes ou frias, o que lhe convier.

ERVAS: Cataplasmas de sínfito; ferva levemente folhas de sínfito, embrulhe em um pano e posicione no seio. Você também poderá massagear óleo de sambucus no seio.

AROMATERAPIA: Massageie de 2 a 3 gotas de gerânio misturadas em 30 ml de óleo transportador no seio.

ACUPRESSÃO: Consulte as tabelas no capítulo 2 para encontrar o seguinte ponto de pressão: VC 17 (entre os seios).

HOMEOPATIA: *Belladona* 6X a cada meia hora até a melhora.

APOIO PARA OS SEIOS: Você poderá usar um sutiã desde que seja grande o bastante — consulte seu médico para saber o tamanho certo. Se você usar sutiã muito apertado, pode vir a cessar sua produção de leite.

ESTRESSE (consulte o Capítulo 4)

FIRMEZA INADEQUADA DO ÚTERO

Após o parto, o útero deve retornar ao seu tamanho e formato anteriores à gravidez.

Sintomas: Você poderá sentir seu útero no nível aproximado de seu osso púbico aproximadamente dez dias após o parto. Se isso não estiver ocorrendo, ou se ainda estiver sangrando e seu suprimento de leite estiver baixo, você deve consultar um médico. Esses sintomas podem indicar que um pedaço da placenta ainda se encontra no interior de seu corpo e tem de ser removido.

Tratamento

MASSAGEM: Massageie seu abdômen inferior a cada meia hora, onde você possa sentir o delineamento de seu útero enquanto estiver acordada durante as primeiras 12 a 24 horas após o parto. Isso encorajará sua contração.

ERVAS: *Partus prepators*, similar às ervas que utilizou para estimular o trabalho de parto — uma combinação de *cimicifuga*, *caulophyllum* e *trillium*, além de framboesa vermelha. Tome 30 gotas ou 1 a 2 cápsulas duas vezes ao dia.

ACUPRESSÃO: Consulte as tabelas no capítulo 2 para encontrar os seguintes pontos de pressão.

- B 48, um a dois dedos para fora do sacro, na metade do caminho entre o quadril e as nádegas.
- B 23, em ambos os lados da coluna, na cintura.
- B 47, duas polegadas (2,5 cm) para fora de B 23 acima dos rins.

INTERVENÇÃO MÉDICA: Se o útero não estiver firmando por si só, seu médico poderá receitar-lhe tabletes de ergotrato para fazer parar o sangramento e ajudar o útero a se contrair.

VISUALIZAÇÃO: Consulte o capítulo 2 para uma explicação do funcionamento da técnica de visualização. Esses exercícios podem ser feitos individualmente ou pelo casal.

Sente-se confortavelmente e permita que seu corpo se sustente no espaço, sem que você tenha que apoiá-lo. Sinta seus membros, sua cabeça, seus órgãos internos retornando aos seus lugares devidos. Agora imagine que você se tornou um laço fino à volta de seu útero. Enquanto atravessa a circunferência de seu útero, feche um pouco seu círculo, e repare em seu formato, que retorna ao estado de pré-gravidez. Puxe com um pouco mais de força enquanto percorre a distância em volta do útero mais uma vez, sentindo as paredes cederem em direção ao centro.

Dê um laço frouxo em sua fita e deixe-o por hoje. Você poderá voltar amanhã e no dia seguinte para encolher um pouco mais seu círculo.

Respire para dentro do novo formato e tamanho de seu útero — não prenda a respiração, mas sim permita que ela acaricie todos os contornos de seu útero.

FLACIDEZ ABDOMINAL

Durante os nove meses que esteve carregando uma criança, a pele de seu abdômen alongou-se bastante. Agora, sem nada por baixo dessa pele para apoiá-la, além dos músculos estendidos ao máximo, e seus órgãos internos ainda no processo de se deslocarem para suas posições originais, sua pele provavelmente não exibirá elasticidade o bastante para voltar ao normal. Mas isso faz parte do processo de ter um bebê! Muito poucas mulheres voltam a ter exatamente o mesmo corpo após a gravidez.

Sintoma: Aquele sentimento de "barriga de geléia" pode durar alguns dias após o parto. Toda a sua área abdominal parece estar cheia de geléia porque tudo esteve deslocado por muito tempo, e agora seus órgãos ainda não estão de volta no lugar e seus músculos parecem-lhe soltos e inúteis.

Em poucos casos, algumas mulheres desenvolvem uma séria condição chamada separação dos músculos abdominais do reto. Seu médico lhe aconselhará a não tentar fazer com que esses músculos voltem à forma executando exercícios abdominais. Você deve proceder com muita cautela, simplesmente deitando-se de costas e enrijecendo os músculos naquela posição.

Tratamento

EXERCÍCIO: Não faça muito de uma só vez. Durante os primeiros dias, pratique o enrijecimento de seus músculos abdominais enquanto deita-se em uma superfície lisa. Após quatro dias, você poderá levantar sua cabeça e pés duas a três polegadas (5 a 7, 5 cm), segurando enquanto os músculos se contraem. Após duas semanas, você poderá tentar praticar meio abdominal — não tente fazer abdominais completos porque exercem pressão na parte inferior de suas costas. (Consulte o capítulo 12 para obter sugestões sobre livros para exercício no período pós-parto.)

Não pratique exercícios vigorosos (aulas de aeróbica, corrida, artes marciais, etc.) durante seis semanas, já que esse é o tempo que leva para o útero retornar a seu tamanho normal. No decorrer dos últimos nove meses, seus ligamentos tornaram-se mais soltos para ajudarem seu corpo no processo de nascimento; logo, se você começar a se exercitar cedo demais, poderá deslocar o joelho ou quadril. Atividade demais também pode causar sangramento excessivo. Após seis semanas, você poderá iniciar um trabalho em direção a um programa regular de exercícios (consulte o capítulo 3).

NUTRIÇÃO: Siga o programa básico de nutrição preventiva exposto no capítulo 3.

AMAMENTAÇÃO: Para que você consiga voltar a seu peso e tônus muscular anteriores, deverá queimar gordura adicional, e você pode fazer isso amamentando durante pelo menos seis meses — não por meio de dieta. A amamentação possibilita a queima de gordura retida para assegurar um bom suprimento de leite após o parto.

É importante que você se dê conta de que perde uma grande quantidade de peso rapidamente durante o parto, assim como nos dias que se seguem, enquanto seu equilíbrio de líquido retorna ao normal. Mas no decorrer das próximas seis semanas, enquanto estabelece seu suprimento de leite, há muito pouco ganho de peso, e se iniciar uma dieta rigorosa e programa de exercício neste período, você não só se verá frustrada por não ter atingido suas metas, como também acabará por interferir no desenvolvimento de suprimento de leite adequado. Você não poderá voltar a ter aquela aparência muscular e tonificada novamente até que tenha a oportunidade para tonificar seu corpo com exercício.

Portanto, apesar de sua flacidez não desaparecer da noite para o dia, a amamentação pode ajudá-la em seu programa de saúde. (Consulte o capítulo 10, PERDA DE PESO, para mais informações.)

ACUPRESSÃO: Consulte as tabelas no capítulo 2 para encontrar os seguintes pontos de pressão.

• VC 6, dois dedos abaixo do umbigo.
• E 36, quatro dedos abaixo da rótula, no exterior da tíbia.

INCHAÇO DA ÁREA DO PERÍNEO

Um inchaço na área entre a vagina e o ânus pode ocorrer mesmo que você não tenha estado exposta a uma episiotomia ou a qualquer outro tipo de rompimento, apesar de, claramente, quanto mais danos feitos durante o parto, maior o inchaço.

Sintomas: Enquanto a área se cura, pode estar vermelha, inchada e dolorida, e se você levou pontos, poderá vivenciar uma sensação de coceira enquanto a pele se afasta dos pontos.

Tratamento

HOMEOPATIA: Tome duas doses de potência 6C ou 30C que estiverem de acordo com seu sintoma dentro do espaço correto de tempo (a cada dez minutos, por até uma hora), seguindo as instruções no frasco. Se não encontrar alívio para seus sintomas, esse não é o medicamento apropriado para sua condição. Faça um exame cuidadoso de si, cheque novamente a lista e selecione um medicamento diferente. Se, ainda assim, não obtiver alívio, consulte um médico homeopata para mais orientações.

Arnica: se estiver se sentindo inchada, se se sentir molestada com o frio úmido, movimento, ou com o menor toque.

Bellis perenis: inchada, especialmente devido à episiotomia ou pontos.

Hypericum: bom para área pubocóccica dolorida, dormência, formigamento.

TEMPERATURA: Consulte o capítulo 8, EPISIOTOMIA.

BANHOS COM ERVAS:
Consulte o capítulo 8, EPISIOTOMIA.

ERVAS: Você pode fazer compressas quentes com chá de sínfito, calêndula, milefólio, hamamelis, sálvia — você tem necessidade de ervas adstringentes e curativas.

INTERVENÇÃO MÉDICA: Para evitar a infecção, seu médico poderá indicar-lhe Betadina, um anti-séptico, para utilizar na área do períneo. Misture uma colher de chá a 250 ml de água.

VISUALIZAÇÃO: Consulte o capítulo 2 para uma explicação do funcionamento da técnica de visualização. Esses exercícios podem ser feitos individualmente ou pelo casal.

Enquanto se senta em um local confortável, imagine que seu corpo está sendo levado, sem esforço, pelo vento, transportado para seu lugar favorito — à beira-mar, o topo de uma montanha, uma sala aconchegante com uma lareira acesa. Neste cenário, imagine-se sendo segura por mãos invisíveis, mãos curativas que tocam nos locais doloridos e aliviam a tensão. Permita que uma onda de energia fresca viaje pela pele de sua vulva e alivie a dor. Veja o tecido inflamado que desincha vagarosamente, retornando à sua cor rosa, saudável, original. Concentre-se naquela área de sua pele e sinta que se junta, voltando ao formato que possuía antes do parto. Se você já teve pontos, comece a dezfazê-los com sua mente, soltando a pele à sua volta. Respire para dentro do períneo, relaxe seus músculos naquela área para permitir que o processo de cura se dê.

INFECÇÃO DO TRATO URINÁRIO

Esse problema pode resultar de cauterização após o parto, apesar de não ser comum.

Tratamento

Consulte o capítulo 7 para uma descrição do tratamento. Agora que não está mais grávida, poderá adicionar:

ERVAS: *Uva ursi*, 30 a 60 gotas de extrato de uma a duas cápsulas a cada quatro horas.

INTERVENÇÃO MÉDICA: Se a infecção não estiver melhorando após 24 a 48 horas, você deve consultar seu médico. Qualquer infecção uterina deve ser tratada com antibióticos.

MAMILOS RACHADOS

O mamilo em si e freqüentemente a aréola racharão, avermelhados e doloridos. Geralmente o motivo é o mal posicionamento assim como o meio continuamente umedecido na área do seio durante o aleitamento. Quase todas as mulheres ficam com mamilos inchados, mas o problema rapidamente se esvai.

Em casos extremos, a causa pode ser uma infecção do seio por fungo. Se persistir, CONSULTE SEU MÉDICO imediatamente.

Sintomas: Mamilos rachados, inchados, avermelhados e doloridos.

Tratamento

ERVAS: Calêndula salve. Aplique um saquinho de chá molhado ao mamilo — os saquinhos são adstringentes e proporcionam secura. Lanolina pode ajudar mas não se você for alérgica à lã; a lanolina algumas vezes pode amaciar demais os mamilos, e o que você quer é o enrijecimento.

POSIÇÃO: Aleite primeiro no lado que não estiver tão ruim, e então mude de lado.

CONSULTA: Se você estiver sentindo dor constante e nada parece funcionar, peça ajuda a seu médico, ou ligue para uma das organizações dedicadas ao aleitamento tais como o Conselho de Mães em Amamentação. Consulte um profissional em aleitamento, se houver algum em sua área.

HOMEOPATIA: Tome duas doses de potência 6C ou 30C que estiverem de acordo com seu sintoma dentro do espaço correto de tempo (a cada dez minutos, por até uma hora), seguindo as instruções no frasco. Se não encontrar alívio para seus sintomas, esse não é o medicamento apropriado para sua condição. Faça um exame cuidadoso de si, cheque novamente a lista e selecione um medicamento diferente. Se, ainda assim, não obtiver alívio, consulte um médico homeopata para mais orientações.

Graphites: tente primeiro para mamilos rachados, inchados ou cortados.

Arnica: pode ajudar na prevenção da condição se você já teve os mamilos rachados após gestações prévias.

Camomilla: mamilos doloridos sem rachaduras, intolerante a dor.

Nux vomica: aréola inchada ou rachada; constipada e irritável.

Silicea: para mamilos infectados e rachados.

Enxofre: tente primeiro para mamilos vermelhos e inchados sem rachaduras; especialmente bom se você tem a sensação de queimação.

ESTILO DE VIDA: Aplique várias gotas de leite retirado ao seio e permita que seque ao ar livre. Não lave seus mamilos com sabão, pois irá ressecá-los. Exponha os mamilos inchados ao ar puro e à luz do sol. Nunca faça uso de absorventes de plástico — utilize absorventes laváveis de algodão, mudando-os com freqüência.

MASTITE

Essa é uma infecção do seio causada por um canal de leite bloqueado. A fadiga é um fator de predisposição. Se você estiver fazendo coisas demais, pode estar criando tendência para esse problema. Mamilos rachados também podem levar à mastite.

Sintomas: Você pode sentir-se como se estivesse com uma intensa gripe, com febre e mal-estar intenso. Seus seios podem estar duros e firmes, avermelhados e doloridos constantemente, sem alívio mesmo com aleitamento.

Tratamento

CALOR: Aplique uma compressa quente ao seio.

ALEITAMENTO: Permita que o bebê mame quando quiser, mas pelo menos a cada duas ou três horas. A infecção não fará mal a seu bebê.

ROUPAS: Não use sutiã com arame ou que esteja muito apertado, qualquer roupa apertada ou roupas que não sejam feitas de material natural (algodão, lã, seda).

COMPLEMENTAÇÃO:
Tome os seguintes complementos diariamente:

Vitamina A: 5.000 UI
Vitamina B1: 1,5 mg
Vitamina B2: 1,6 mg
Vitamina B3: 17 mg
Vitamina B6: 2,2 mg
Vitamina B12: 2,2 mcg
Ácido fólico: 800 mcg
Vitamina C: 500-1.000 mg
Vitamina D: 400 UI
Vitamina E: 400 UI
Vitamina K: 65 mcg
Cálcio: 1.200 mg
Magnésio: 500 mg
Ferro: 30 mg
Fósforo: 1.200 mg
Iodo: 175 mcg
Selênio: 65 mcg

Além disso, tome 500 mg de Vitamina C diariamente.

ESTILO DE VIDA: Descanso na cama e líquidos.

ERVAS: *Echinacea*, 30 a 60 gotas de extrato ou 2 a 3 cápsulas a cada duas horas. Adicione uma gota de extrato de *phytolacca* (a erva, não o remédio homeopático) à *echinacea*.

HOMEOPATIA: Tome duas doses de potência 6C ou 30C que estiverem de acordo com seu sintoma dentro do espaço correto de tempo (a cada dez minutos, por até uma hora), seguindo as instruções no frasco. Se não encontrar alívio para seus sintomas, esse não é o medicamento apropriado para sua condição. Faça um exame cuidadoso de si, cheque novamente a lista e selecione um medicamento diferente. Se, ainda assim, não obtiver alívio, consulte um médico homeopata para mais orientações.

Bryonia: seio inflamado e duro, muito sensível ao toque e ao movimento.

Belladona: seio macio, quente e avermelhado, dor palpitante, febre alta.

Hepar sulphuris: irritável com inchaço e dores localizadas.

Mere sol: febre, transpiração profusa e exaustão.

Phytolacca: seio está duro e tenro, febre com calafrios.

Silicea: mamilo rachado e infectado, fraqueza, calafrios, exaustão.

ACUPRESSÃO: Consulte as tabelas no capítulo 2 para encontrar o seguinte ponto de pressão.

• E 16, diretamente acima do seio, alinhado ao mamilo.

INTERVENÇÃO MÉDICA: Se descanso, líquidos e aleitamento não ajudarem em um período de 12 a 24 horas, ou se os sintomas estiverem piorando, você poderá precisar de antibióticos para se livrar da infecção.

MICÇÃO DIFÍCIL

Pode ser que você tenha um forte desejo de urinar mas não consiga.

Sintomas: Isto geralmente se dá logo após o parto, porque a área inteira está inchada e dormente, sendo difícil identificar qual músculo você deve relaxar para poder urinar. Um problema pode surgir se você não conseguir esvaziar sua bexiga completamente ou se esta se encher demais. É melhor tratar desse problema assim que aparecer, pois poderá tornar-se crônico.

Tratamento

HOMEOPATIA: Tome duas doses de potência 6C ou 30C que estiverem de acordo com seu sintoma dentro do espaço correto de tempo (a cada dez minutos, por até uma hora), seguindo as instruções no frasco. Se não encontrar alívio para seus sintomas, esse não é o medicamento apropriado para sua condição. Faça um exame cuidadoso de si, cheque novamente a lista e selecione um medicamento diferente. Se, ainda assim, não obtiver alívio, consulte um médico homeopata para mais orientações.

Arnica: retenção devido ao esforço em excesso, sente-se dolorida.

Belladona: retenção de urina.

Hyoscyamus: bexiga paralisada.

Opium: perda de sensação da bexiga.

ESTILO DE VIDA: Tenha certeza de que está de pé, para sentar-se em um vaso até duas horas após o parto. Deixe correr a água na pia enquanto você se senta no vaso.

Seu médico lhe dará uma garrafa com água morna para que você possa umedecer a área vaginal enquanto se senta. A água aliviará qualquer sensação de formigamento, também criando a sensação de água corrente na área — o que poderá encorajar a liberação mental e física de urina.

KEGELS: Consulte o capítulo 3, EXERCÍCIOS *KEGEL*. Esses exercícios são essenciais para tonificar seus músculos, especialmente se você possui bexiga ou uretra deslocada.

INTERVENÇÃO MÉDICA: Se você está impossibilitada de urinar sozinha, seu médico poderá inserir uma sonda em sua uretra para esvaziá-la completamente.

PERDA DE CABELO

É normal para o cabelo passar por ciclos — sempre há uma parte que está crescendo, uma parte que não cresce e uma parte que está caindo. Durante a gravidez, o cabelo entra uma fase de crescimento, ficando viçoso e lindo. Após o parto e a mudança da química corporal, seu cabelo entra em uma fase de troca. Dentro de vários meses, os folículos capilares voltarão ao processo natural, misturando queda e crescimento.

Sintomas: Geralmente, você descobrirá que sua escova se enche de cabelos enquanto você escova; algumas vezes você poderá notar que perde grandes quantidades de cabelo.

Tratamento

NUTRIÇÃO: siga o programa básico de nutrição preventiva exposto no capítulo 3. Além disso, tenha certeza de que está ingerindo bastante — não demais — alimentos ricos em Vitamina A, por exemplo, vegetais verdes e amarelos com folhas, óleos de fígado de peixe, gema de ovo, ostras.

COMPLEMENTAÇÃO:
Tome os seguintes complementos diariamente:

Vitamina A: 5.000 UI
Vitamina B1: 1,5 mg
Vitamina B2: 1,6 mg
Vitamina B3: 17 mg
Vitamina B6: 2,2 mg
Vitamina B12: 2,2 mcg
Ácido fólico: 800 mcg
Vitamina C: 500-1.000 mg
Vitamina D: 400 UI
Vitamina E: 400 UI
Vitamina K: 65 mcg
Cálcio: 1.200 mg
Magnésio: 500 mg
Ferro: 30 mg
Fósforo: 1.200 mg
Iodo: 175 mcg
Selênio: 65 mcg

HOMEOPATIA: *Sepia*.

ERVAS: Ervas nutritivas tais como urtiga e dente-de leão.

POUCO LEITE

Se você não consegue produzir leite o bastante para alimentar adequadamente seu bebê, você é considerada como tendo baixo suprimento de leite. Esse geralmente é um problema com o posicionamento da boca do bebê e a liberação de leite.

Sintomas: Você não está obtendo uma resposta de liberação; seu bebê tem dificuldade em posicionar seus lábios no seio; você tem dificuldade em liberar leite; o bebê não está mamando o bastante; o bebê não está ganhando peso. O melhor barômetro é o número de fraldas que você troca por dia — se seu bebê estiver obtendo leite o bastante, ele deve apresentar de seis a dez fraldas molhadas por dia, e de três a quatro evacuações diariamente.

Tratamento

ACONSELHAMENTO: Consulte um especialista em aleitamento — isso pode algumas vezes tornar-se um problema complicado que necessitará de monitoramento profissional.

POSIÇÃO: Escolha um local calmo e quieto e sinta-se confortável antes de pegar seu bebê faminto. Se você estiver sentada e apoiada para que possa relaxar, sua resposta de liberação virá com mais rapidez.

NUTRIÇÃO: Siga o programa básico de nutrição preventiva exposto no capítulo 3. Você deveria estar bebendo de 8 a 10 copos de líquidos (água, leite, sucos, caldos) diariamente. Não perca mais de meio quilo por semana após suas primeiras três semanas pósparto — a perda muito acelerada poderá interferir na produção de leite.

ALEITAMENTO FREQÜENTE: Amamente a cada 2 ou 3 horas durante pelo menos 30 minutos. Pode demorar mais se seu bebê tiver a tendência para dormir enquanto mama.

BOMBEAMENTO: Poderá aumentar seu suprimento de leite. Se você amamentar e então bombear seus seios, você poderá complementar a alimentação que acabou de fornecer. É melhor não dar o leite ao bebê em uma mamadeira porque ele pode acabar preferindo a maior facilidade de sucção proporcionada pelo bico de plástico. Isso poderá restringir a sucção em seu mamilo, agravando o problema. (Consulte o capítulo 10, AMAMENTAÇÃO, para sugestões sobre alimentação complementar.)

Se estiver diminuindo as vezes em que amamenta porque está voltando a trabalhar, você deve retirar leite freqüentemente para não limitar seu suprimento. Se amamentar pela manhã, tarde e noite apenas, particularmente durante os primeiros seis meses, você não terá bastante, a menos que bombeie com regularidade durante o dia.

ERVAS: Chás de erva-doce e cardo-santo aumentarão o suprimento de leite.

ACUPRESSÃO: Consulte as tabelas no capítulo 2 para encontrar os seguintes pontos de pressão.

• VC 17 entre os seios, CS 6 no meio da parte interior do antebraço (especialmente sob estresse).

ESTILO DE VIDA: Um pouco de cerveja ou uma pequena taça de vinho podem ajudar uma mãe nervosa a relaxar. Não exagere com o álcool, já que penetra em seu leite e vai diretamente para o seu bebê.

HOMEOPATIA: Tome duas doses de potência 6C ou 30C que estiverem de acordo com seu sintoma dentro do espaço correto de tempo (a cada dez minutos, por até uma hora), seguindo as instruções no frasco. Se não encontrar alívio para seus sintomas, esse não é o medicamento apropriado para sua condição. Faça um exame cuidadoso de si, cheque novamente a lista e selecione um medicamento diferente. Se, ainda assim, não obtiver alívio, consulte um médico homeopata para mais orientações.

Agnus castus: fluxo de leite diminuído, fraqueza, anemia; pálida e triste.

Causticum: fluxo de leite é fraco desde o início, ansiosa, fatigada, insônia.

Pulsatilla: fluxo fraco, variável e mutável, chorosa.

Urtica: sem fluxo de leite, dores irritantes e formigamento nos seios.

Asafoetida: suprimento de leite diminui após o décimo dia, muito sensível, muitos gases.

VEIAS VARICOSAS
(consulte o capítulo 6)

Tornando-se mãe ou pai

Não possuímos modelos para os papéis de pais, a não ser aqueles advindos de nossos próprios pais, mas podemos ter idéias completamente diferentes de nossos pais sobre a criação e educação de crianças. Devemos, portanto, encarar tudo dia a dia, simplesmente aproveitando a recompensa que nosso filho nos proporciona. Um dos benefícios de ser um pai ou mãe é que podemos aprender algo novo a cada dia. Começando da maneira correta, cada nova lição poderá ser uma nova alegria.

Doze

Formando uma Família

Para alguns, acontece da noite para o dia. Para outros, leva semanas, até meses para que se acostumem com o fato de que se tornaram uma família. Não importa quando acontece, porque cada um chega lá em seu próprio ritmo.

Lembro-me de um casal que esteve junto, sem filhos, por cinco anos antes de tentarem conceber. Ambos eram devotados ao trabalho, indo diretamente do trabalho para aulas de artes marciais todos os dias. Quando Pam engravidou, ela e Ted falaram sobre como a vida seria quando o bebê tivesse nascido, mas ambos adiaram lidar com a idéia, até que Pam estivesse completamente dilatada em seu quarto, pronta para ter o bebê. "Ficaremos em casa amanhã à noite", ela declarou.

Ted riu. "Acho que não temos muita escolha a respeito disso. Será difícil, mas nos ajustaremos."

Entretanto, não foi até após o parto, em casa em sua própria cama, que o fato de estar apenas com seu bebê começou a fazer sentido. Sentiram-se como uma família. "Nós nos ligamos rapidamente, nós três. Esse maravilhoso bebê apenas nos solicitava, e não havia maneira de ignorar o poder do que aconteceu com aquele nascimento. Como um ímã, aquilo nos ligou."

Pam me disse que esperava voltar a trabalhar e praticar tae kwon do dentro de seis semanas, mas enquanto o tempo passava, ela descobriu que não queria retornar com tanta rapidez. "Eu esperei muito tempo para engravidar", ela me disse (Pam tinha 39 anos de idade), "e sinto como se necessitasse incorporar a idéia de maternidade em minha vida, vivenciando-a. Eu não sabia até o nascimento de Arianna como iria me sentir — era como se eu houvesse acabado de pousar em um planeta novo onde eu não falava a língua. Quando a segurei, alimentei, tentando descobrir porque chorava — todas essas coisas que acontecem constantemente com ela — mudaram a maneira com a qual me relaciono com Ted. Eu realmente o aprecio mais do que nunca. Estou obtendo um senso de quem sou como mãe, como esposa e como parte de um trio."

Ela falou com seu chefe, e eles concordaram que ela poderia trabalhar em casa durante dois meses. E Ted, que estava trabalhando com tempo flexível, estaria disponível quando ela precisasse de um descanso.

Nem todos os casais podem fazer isso, e se você for uma mãe solteira, pode ser ainda mais difícil organizar seu tempo com o novo membro da família. Durante sua gravidez, trabalho de parto e parto, você aprendeu a grande lição a respeito de exatamente o que seu corpo e mente podem fazer. E essa consciência lhe dará apoio, enquanto ganha novas aptidões como mãe.

A Gravidez Cobra seu Tributo do Casal

Não importa o quanto gostaríamos que fosse, a gravidez não diz respeito apenas ao sentimento de "iluminação", enquanto você dá as mãos e esfrega sua grande barriga ou cola o papel de parede novo no quarto da criança. Grande parte lida com a preparação física, mental, emocional e espiritual sua e de seu parceiro, enquanto aprendem o ajustamento aos novos papéis. Mesmo assim, vocês devem estar conscientes em manter suas identidades separadas de seus papéis como "Mãe" e "Pai". Ao conversarem sobre seus desejos cambiantes, você poderá agarrar-se a todas as coisas boas presentes em seu relacionamento antes do nascimento do bebê e incorporá-las em sua nova vida.

A transformação entre o estado de "casal grávido" e o estado de ser uma família acontece em uma questão de horas, enquanto seu bebê nasce. Entretanto, a transição completa pode levar meses para acontecer. Dêem tempo a si mesmos para se sentirem diferentemente um a respeito do outro e a respeito de suas vidas em conjunto — e sejam flexíveis. Se puderem realmente ouvir os conselhos de cada um enquanto começam a vida com um bebê ou expandem sua família, vocês poderão fazer o melhor das piores situações.

O que acontece após o parto

O período de tempo após o parto, seja em sua casa, em uma maternidade ou em um hospital, deve ser um período calmo de avaliação. Infelizmente, a maioria de nós não busca o conforto no fato de ser apenas uma família, mas, ao invés disso, aquiescemos às demandas dos outros. Avós querem fazer parte do grande evento; amigos querem nos visitar e ver o novo bebê — e freqüentemente, horários frenéticos de atividades se iniciam mesmo antes que você possa parar para uma pausa.

Não se renda às pressões; crie tempo para se ajustar e para se conhecerem em seus novos papéis. É maravilhoso ter amigos e familiares que queiram ajudar a fazer as coisas, mas reserve algum tempo para vocês três (ou quatro ou cinco). Aqui estão algumas maneiras de fazer sua introdução como uma nova família. (Se você já tem filhos, inclua-os nessas atividades.)

- Durma um pouco com seu bebê em uma tarde ensolarada.
- Deite-se na cama com seu novo filho e sinta seu padrão respiratório. Tente sincronizar sua inalação e exalação com a do bebê.
- Façam uma festa para si mesmos quando o bebê estiver dormindo — faça um chá de ervas e bolo de cenoura e brindem às novas posições como pai e mãe (ou como mãe e pai de vários filhos).
- Saia uma noite enquanto seus pais ou parentes ou babá ficam com seu bebê (se estiver amamentando, você poderá retirar leite para o período em que estiver fora).
- Vá passear no oceano ou montanhas com seu bebê para apreciar a vista.

Ciúmes

Existe certa dose de ciúmes em todo o relacionamento logo que um novo partido adentra, e isso também é verdadeiro na situação em que um novo filho vem ao mundo. Se sentirmos que nosso amor está sendo retirado porque outra pessoa — um estranho — veio morar conosco, poderemos todos sofrer com isso.

O ciúme toma muitas formas. Você pode descobrir que seu parceiro está impaciente e quer sua atenção imediata em assuntos que você sente poderem esperar. Você pode sentir que ele *apenas* quer tocá-la quando estiver se preparando para amamentar, ou para pôr o bebê no banho ou no berço. Você pode detectar ciúmes quando vocês dois estão finalmente a sós, e mesmo assim, seu parceiro parece sentir que você não está prestando atenção suficiente nele porque está pensando em seu novo filho.

Mas você pode sentir-se enciumada, também, especialmente se seu parceiro tiver melhor capacidade do que você para acalmar seu filho inquieto. Muitas mães novas estão tão ansiosas, querendo fazer um bom trabalho, que ficam tensas e confusas com o bebê. E os bebês percebem isso — podem evitar o seio ou mamadeira ou mesmo recusarem-se a dormir, a menos que o pai os tenha sob controle. Não é que seu parceiro seja mais habilidoso do que você ou que o bebê o ame mais — simplesmente ele pode não estar tão intensamente envolvido, ou estar com tanto ego em jogo em seu papel de pai, estando portanto mais relaxado em suas funções paternas.

O ciúme também se estende para outros membros da família — seus outros filhos, seus pais — mas isso é de se esperar. Aceite os sentimentos como parte do novo papel que você assumiu e aprenda com eles.

Uma Visão Holística de Paternidade

Geralmente é difícil para um homem sentir-se pai antes de realmente ver e segurar seu bebê. Não há meio dele vivenciar o que você está passando durante a gravidez e o parto, então freqüentemente se encontra retraído observando, em vez de participar durante os nove meses.

Mas depois, quando sua criança for uma entidade que vive e respira, e os vários problemas mundanos da paternidade forem preeminentes, essa é a época em que muitos homens liberam e começam a exigir a atenção, que antes estavam muito nervosos ou inibidos para pedir.

Durante suas primeiras semanas em casa juntos, comece a planejar para obterem tempo sozinhos. Uma noite por semana seria o ideal; a maioria dos casais pode satisfazer-se com uma noite ao mês, se necessário. Você deve fazer uma lista de boas babás, recomendadas por amigos, e membros familiares que possam tomar conta do bebê por uma noite ou mesmo durante um piquenique, para que ambos possam aprender o sentimento de serem novamente um casal.

Apesar de você ter, sem dúvida, uma enorme lista das coisas que deve fazer, permita que seu marido ou parceiro se manifeste sobre o que está sentindo ou pensando. Com muita freqüência, um homem baseará suas aspirações a respeito do tipo de pai que será dentro de sua própria experiência com seu próprio pai. Se ele lembrar de seu pai como sendo comprometido e confortável com as crianças, ele provavelmente terá mais facilidade em ajustar-se a seu novo papel do que se apenas observasse seu pai quando voltava para casa à noite, muito cansado para brincar ou falar, ou na hora do castigo.

Tenha certeza de não estar sendo gananciosa, guardando a responsabilidade dos cuidados do bebê porque quer tudo a seu modo. Mesmo se estiver amamentando, seu parceiro pode fornecer uma mamadeira de leite retirado de vez em quando; ele poderá cantar uma cantiga e pôr o bebê para dormir à noite; e ele poderá banhar e trocar suas fraldas, assim como você. Quanto mais vocês compartilharem dos afazeres, mais compartilharão das recompensas.

E sobre os avós?

Seus próprios pais e os pais de seu parceiro podem ser de ajuda ou prejudiciais, geralmente um pouco de ambos. Se você não possuir família por perto, pode ser um alívio saber que uma babá, ou alívio rápido, está apenas a um telefonema de distância. Por outro lado, a presença de seus pais significa que você estará aberta para críticas. Sua mãe ou a mãe dele, sem dúvida, farão objeções à maneira com que alimenta a criança, muda as fraldas, banha e segura seu filho, baseada em sua própria experiência com *seus* filhos. Se for uma pessoa tranqüila, você pode aborrecer-se sobre não estar se envolvendo o bastante com seu filho; se você for uma pessoa preocupada e ansiosa, podem dizer-lhe que você está babando em seu filho e é hora de relaxar. Devido à experiência da última geração com a medicalização da gravidez, seus pais podem mostrar pouco apoio no que se refere a terapias complementares que você usou durante sua gravidez e parto, e pode ser difícil para eles compreenderem seu interesse em modalidades mais naturais de cuidados de saúde.

É importante obter perspectiva sobre todos os seus comentários e críticas. Lembre-se de que quando seus pais olham para você, ainda vêem a menininha que criaram, e é difícil mudar a perspectiva e imaginá-la como um adulto com sua própria agenda e seu jeito especial de funcionar. Se você for o adulto, então, quem são eles? Será que eles ainda contam? Será que ainda são as figuras de autoridade em sua vida?

Ouça com cuidado suas sugestões, porque muitas delas são provavelmente excelentes. A única maneira de aprendermos a ser pais é fazendo, e seguindo — ou propositadamente não seguindo — o exemplo daqueles que nos criaram. Você poderá desenvolver seu próprio estilo observando seus pais e avós, escolhendo o que manterão e o que descartarão.

Não é necessário dizer que avós podem ser excelentes para seus filhos. Esse é realmente o relacionamento que você deve examinar quando pensar em tornar-se uma família. Eles são valiosos em certificarem-se de que todos os seus filhos estão obtendo a atenção de que precisam — e logo após o parto de um novo bebê, quando seus outros filhos estiverem se sentindo negligenciados e rejeitados, uma tarde com os avós pode realmente fazer bem.

Enquanto nossos filhos obtêm o benefício do amor, preocupação, disciplina, brincadeiras e afeto de nosso pais, poderão distinguir melhor entre seus provedores primários e outros adultos. A coisa boa sobre os cuidados que nossos pais podem dar a nossos filhos é que não há envolvimento direto — como há conosco — e eles podem geralmente lidar com a situação de forma mais relaxada do que nós.

É mais do que valioso envolver outras gerações em nossa estrutura familiar; é quase que imperativo nos dias de hoje. Se esquecermos o passado, como poderemos criar um futuro válido? Famílias são condutoras da passagem da história, e criam sentido para as miríades de mudanças que acontecem em nossa sociedade. É apenas quando pudermos escutar histórias de família, aprender as regras da família e interpretar filosofias familiares que estabeleceremos nossa própria identidade.

Retomando sua Sexualidade

Passam-se semanas, e você ainda não sente a necessidade. No início você está muito exausta para pensar sobre isto, além de poder estar com dor devido a pontos ou quebra em sua cartilagem púbica. Por outro lado, se o sexo sempre foi uma de suas atividades favoritas, você pode estar ansiosa para voltar à sua vida sexual plena. Desde que seus lóquios tenham parado (a descarga de sangue da área onde a placenta se descascou) e sua descarga esteja branca, e seus pontos, se os tiver, já se tenham curado, você tem sinal verde para o sexo. Para a maioria das mulheres, isso se dá por volta da segunda ou terceira semanas após o parto.

A maioria das mulheres aborda o sexo após o parto por tentativas, no entanto, tocando a água com o pé para testá-la. Lembre-se de que seus hormônios estão ocupados respondendo a mudanças no seio e no útero, além de seus níveis de estrógeno e testosterona (responsável por sua libido) mudarem dramaticamente durante esse período. Alterações pós-parto nos hormônios podem afinar o tecido vaginal e tornar mais difícil a lubrificação. Se você estiver aleitando e não sentir vontade, é perfeitamente natural, já que seus níveis hormonais estão baixos agora. Talvez você queira tomar o remédio homeopático *sepia* (dose de 30C uma ou duas vezes ao dia), ou apenas deixar-se levar por um abraço íntimo para ver o que poderá acontecer. Seu desejo, algumas vezes, se acenderá quando seu parceiro estiver avidamente fazendo amor com você.

Você poderá sentir-se estranha em seu corpo, não mais grávida, mas não mais da maneira que você costumava ser. Apesar de algumas mulheres logo conseguirem vestir as roupas que usavam antes de engravidar, a maioria sente-se auto consciente durante meses a respeito de sua aparência. Se você estiver preocupada em estar ou não atraente para seu parceiro, pense primeiro em quão atraente você se sente em relação a si mesma. Se você não puder agüentar sua aparência, faça da alimentação saudável e do exercício prioridades — entretanto, não exagere em querer perder peso, especialmente se estiver amamentando. Você também poderá não se sentir disponível para seu parceiro enquanto precisa lidar com a maternidade e afazeres domésticos, assim como possivelmente com um trabalho. A perda de energia física, mental e emocional pode afastá-la do encontro sexual.

Sua sexualidade não depende da atividade que se dá no quarto, nem precisa sempre imitar o momento extraordinário no qual você concebeu essa criança que acaba de trazer ao mundo. Uma força criativa dá ênfase à sua feminilidade; é uma maneira de se sentir mais alegre, viva e envolvida com outros.

Então apesar de você não se sentir *sexy* logo de início, você sem dúvida florescerá a partir de alguma forma de contato com seu parceiro. Uma massagem delicada que cada um pode fazer no outro é uma maravilhosa maneira de voltar à intimidade que compartilhavam, assim como uma caminhada de mãos dadas, batendo quadris. O beijo, uma grande arte que é freqüentemente negligenciada, pode mexer com os sentimentos dormentes que talvez você não possa rotular como sexual, mas que podem tornar-se muito eróticos após algum tempo.

Algumas vezes é o homem que necessita de uma aguilhoada em direção ao sexo. Muitos homens têm medo de machucar a "nova mãe" e podem ter sentimentos residuais de ansiedade ao verem o que costumava ser uma zona erógena transformar-se em um canal para seu filho que adentra o mundo. Nesse caso, pode depender de você a ajuda a seu parceiro, incitando o desejo, a energia, a coragem e a força de vontade para reiniciar sua vida sexual.

Os dois terão, portanto, algumas adaptações a fazer. Você pode descobrir que coisas de que gostava agora não mais a excitam. Essa é uma hora perfeita para falar com seu parceiro sobre seus desejos cambiantes. Relações vaginais podem não ser tão atraentes agora como sexo oral ou manual; ao passo que antes de engravidar, você costumava deixar que seu parceiro tomasse iniciativa, agora talvez você sinta que deseja iniciar a intimidade. Se não tiver certeza do que gosta ou não gosta, isole-se por algum tempo para se masturbar. A experiência de proporcionar prazer a si mesma pode ensiná-la bastante sobre como gostaria de estar com seu parceiro — e ser você mesma significa que não terá de se preocupar com as necessidades de um parceiro enquanto você ainda está descobrindo as suas.

Quando decidir que está pronta para agir sexualmente com outra pessoa, prepare-se para o acontecimento. Uma das melhores maneiras de estimular sensações sexuais novamente é deitar-se nua no escuro e apenas abraçar seu parceiro e ficar perto. A conversa também pode iniciar o desejo, já que o cérebro é o órgão mais influente que possuímos. Se você realmente expressar suas fantasias, seus medos, suas esperanças, você poderá incorporar melhor esses sentimentos em sua sexualidade em metamorfose.

Um banho quente pode relaxá-la, e um banho com seu parceiro pode ser muito estimulante. Talvez vocês queiram compartilhar de um bom vinho juntos para comemorarem o acontecimento e também para liberar sua libido. Um lubrificante vaginal baseado em água facilitará a experiência, tornando-a mais prazerosa para ambos — você pode fazer uso de *K-Y Jelly*, mas existem algumas variedades no mercado que melhor aproximam suas secreções naturais. As melhores marcas são *Astroglide*, *Replens* e *Gyne-Moistrin*. Você ou seu parceiro poderão aplicar um pouco em seu períneo e em volta da lábia vaginal e no pênis dele.

Outra maneira para restabelecer seus sentimentos sexuais é praticar exercícios *Kegel* (consulte o capítulo 3, EXERCÍCIOS, para aprender a executar um *Kegel*). Esses exercícios tonificam aqueles músculos que estarão alongados e flácidos após o parto. Você poderá executá-los a qualquer hora e lugar; ninguém saberá! *Kegels* fazem bem para você e para seu parceiro, já que você poderá novamente acolher seu pênis com firmeza uma vez que esteja dentro de você.

Também é uma boa idéia experimentar posições diferentes — talvez você não queira estar por cima ou embaixo porque o pênis lhe penetrará por inteiro. Uma posição lado a lado, quando você está se reacostumando ao sexo e seu períneo ainda está inchado, é a mais confortável. Relações podem ajudá-la a voltar à sua forma antiga com mais rapidez, já que estando excitada você estará lubrificada e permitindo que suas membranas mucosas curem a área costurada ou rachada. Sua lubrificação natural também amaciará o tecido da cicatriz. Vá com calma. É mais divertido assim.

Pode ser que não seja como antes — pode ser melhor, ou mais profundo, ou carregado com novos sentimentos que ambos possuem como pais. Sua sexualidade muda com você, assim como o relacionamento que tem com seu amante. Você deve comunicar o que quer e escutar sobre suas necessidades se quiserem ficar perto um do outro.

Talvez você queira consultar seu médico sobre o melhor método anticoncepcional para usar no momento (consulte o capítulo 10, Contracepção). Se você fazia uso de diafragma antes de engravidar, não confie agora. Você mudou internamente e poderá precisar de um maior. Preservativos são uma escolha razoavelmente segura, mas você deve usar o espermicida *nonoxynol-9* e mudar de preservativo todas as vezes que tiver relações. Se não estiver planejando expandir sua família por um bom tempo, você poderá considerar planejamento familiar natural, pílulas anticoncepcionais ou um contraceptivo *Norplant* (o DIU não é aconselhável se você estiver pensando em ter mais filhos). Você pode engravidar agora, então a menos que esteja planejando ter filhos muito próximos em idade, tenha certeza de que está protegida.

Dicas para Pais Ocupados

Não é fácil manter seu equilíbrio como mãe ou pai, seja esse seu primeiro ou quinto filho. Por esse motivo, oferecemos sugestões úteis para a manutenção da vida familiar intacta quando o bebê estiver chorando por uma hora, os canos acabaram de estourar no porão e você sente como se não tivesse dormido por um mês:

• Respire. Sempre que estiver no meio de uma emergência ou crise, pare, sente-se e respire profundamente algumas vezes com sua barriga. Isso lhe fornecerá mais oxigênio para trabalhar, também centralizando seu ser e fazendo com que se sinta mais forte e melhor preparada.

• Compartilhe seus problemas com seu parceiro, amigo ou com seus pais. Muitas novas mães sentem que o mundo é sua responsabilidade e são incapazes de delegar autoridade. Você se sentirá bem menos carregada se puder simplesmente admitir de vez em quando que precisa de ajuda. Crie horários de cargas compartilhadas, junte-se a um grupo de apoio materno, peça a seus pais para cuidarem do bebê se estiverem por perto.

• Aprenda a gerenciar o tempo. Quando o bebê estiver dormindo, durma também — ou relaxe ou medite ou leia um livro ou apenas se divirta. É mais eficiente fazer trabalhos caseiros como lavagem de roupa e cozinhar quando o bebê estiver acordado. Você pode mantê-lo perto de si em um carrinho enquanto trabalha.

• Esforce-se em encontrar cuidados infantis adequados, por meio da família ou de ajuda contratada. Mais da metade de crianças em idade pré-escolar nos Estados Unidos passa a maior parte do tempo com babás ou sob cuidados de uma creche, então talvez você precise desse tipo de apoio em sua família também. É de vital importância estar com seus filhos, mas também é vital manter o tempo privado adulto. Pergunte a outros pais, consulte quadros de aviso nas escolas, igrejas ou sinagogas, ou descubra se o seu trabalho oferece esse benefício.

• Se você estiver voltando ao trabalho fora de casa, considere horários flexíveis com seu empregador. (Isso se aplica também a seu parceiro.) Isso diminuirá o nível de culpa que as novas mães sentem sobre não estarem mais tempo com seus filhos, e também aliviará o ato de ser responsável pela maternidade, carreira e casa. Não há nada de errado ou mal em voltar a trabalhar após alguns meses em casa; na economia de hoje, torna-se uma necessidade para muitas mulheres. Mas existem maneiras de tornar a situação mais aceitável — você será uma trabalhadora melhor e uma mãe melhor se puder controlar seus vários papéis. Em um estudo de dez anos feito por Cowan e Cowen (*When Partners Become Parents*), verificou-se que em lares onde as mulheres trabalhavam o dia inteiro, os homens participavam mais nos afazeres domésticos e na vida familiar, possibilitando maior satisfação de ambos os pais para consigo mesmos e para com a vida familiar.

Os cuidados de um lar podem ser trabalho mais do que suficiente para três pessoas. Já que estudos mostram que as mulheres sempre acabam fazendo mais trabalho doméstico e cuidando mais de crianças do que seus parceiros (não importando o quanto úteis ele podem ser), isso significa que você poderia estar fazendo o equivalente a dois trabalhos de expediente inteiro. Então, para seu próprio bem-estar e para o de sua família, procure maneiras de diminuir suas horas de trabalho no escritório.

Os elementos que realmente ligam uma família são aproveitar tempo juntos, comer refeições saudáveis feitas com amor e descansar e relaxar o bastante. Examine bem os elementos de sua vida que lhe trazem felicidade, examine bem o que valoriza, e ajuste seu estilo de vida para refletir justamente isto. Você e sua família vivenciarão muito menos estresse e acharão cada dia que passa mais recompensador.

• Se você decidir não voltar a trabalhar, não há qualquer problema nisso. Algumas vezes é difícil para mulheres agitadas conseguirem uma diminuição em seu ritmo e tirarem tempo para serem mães, mas de fato, se puder resolver os problemas financeiros, isto pode ser benéfico para você, seu parceiro e seus filhos. Você também não precisará pagar para obter cuidados para a criança, e isso beneficiará seu orçamento familiar.

• Encontre um grupo de novas mães e esteja com elas regularmente. É crucial ter a consciência de que não está em um vácuo e de que outros novos pais estão passando pelos mesmos ajustamentos que você. Grupos de mães existem em todas as cidades (grupos de pais são mais difíceis de encontrar, mas você poderá iniciar o seu próprio), e eles oferecem apoio informal e informações úteis. Encontrando-se com outros pais, vocês poderão compartilhar problemas e soluções, fofocas e estarem em contato com a realidade de lidar constantemente com crianças. Se seu grupo continuar formado, como muitos permanecem, seu bebê terá um grupo de brincadeiras na época em que estiver pronto para socializar.

• Encontre um pediatra, médico ou enfermeira de quem você goste e confie. A informação boca a boca geralmente é o melhor recurso, mas seu médico provavelmente poderá recomendar vários médicos baseados no método holístico de acordo com sua filosofia. Você quer uma pessoa que conhece as necessidades nutricionais e os exercícios de uma criança, assim como seus sintomas-doenças. Talvez você queira selecionar um naturopata ou médico de família holístico que poderá cuidar do resto de sua família assim como de seu bebê.

Vida Após o Parto

Parece que se passou tanto tempo — o tempo que levou para conceber, os nove meses de espera, e então, tão precipitadamente, o trabalho de parto e o parto que acabou por trazer seu filho ao mundo. Mas o verdadeiro trabalho começa agora, enquanto você assume sua vida como mãe e retém sua integridade como mulher, trabalhadora, esposa e todos os outros papéis que desempenha.

Seu corpo, mente e espírito ensinaram-na, durante o curso desta gravidez e parto, a cuidar de si mesma, além do que é necessário para manter-se sadia. Agora que está consciente da importância da boa nutrição, complementação, exercícios e redução do estresse e possui diferentes maneiras para lidar com os seus problemas tais como o uso de ervas, aromaterapia, homeopatia, massagem, visualização e muitas outras técnicas para a mente e o corpo, você possui uma ótima base para os cuidados preventivos de sua família.

Ser uma mãe significa ser o conforto, uma professora, uma disciplinadora, uma humorista, uma acalentadora, um porto para qualquer tempestade. Esperamos, neste livro, ter fornecido as ferramentas para encarar muitos dos vários desafios que possam surgir. Agora, tudo o que tem a fazer é utilizá-los bem e sabiamente.

Tire o tempo para aproveitar a experiência.

Instituições Ligadas à Saúde de Mulheres Grávidas

PAISM — Programa de Assistência Integral à Saúde da Mulher — Ministério da Saúde
Área Técnica — Saúde da Mulher
Esplanada dos Ministérios, Bloco G
6° andar — Sl. 642 — Brasília/DF
Tel.: (061) 315-2515

UNIFEM — Fundo das Nações Unidas Para a Mulher
Setor Comercial Norte, Quadra 2
Bloco A — Módulo 602 — Brasília/DF
Tel.: (061) 329-2161

CEPECS — Centro de Estudos e Pesquisa Clóvis Salgado
Al. Ezequiel Dias, 427 — 30130-110
Belo Horizonte/MG
Tel.: (031) 273-5883/273-3099
Fax: (031) 224-2997
www.prover.com.br/cepecs

Unicef Brasil — Fundo das Nações Unidas para a Criança e Adolescência
www.unicef.org.br

Unicef — Brasília
SEPN 510, Bloco A — Ed. INAN
1° andar — 70.750-530 — PO Box: 08584
70312-970 — Brasília/DF
Tel.: (061) 348-1900
Fax: (061) 349-0606
E-mail: brasilia@unicef.org.br

Unicef — Belém
Unicef Região Norte —
Av. Visconde de Souza Franco, 616
Prédio Fundação Nacional de Saúde
66053-000 — Belém/PA
Tel.: (091) 222-6632
Fax: (091) 224-9210
E-mail: belem@unicef.org.br

Unicef — Fortaleza
Secretaria de Planejamento
Centro Admin. do Estado,
Ed.. Seplan/1 Cambeba, Messejana
60839-900 — Fortaleza/CE
Tel.: (085) 218-1202
Fax: (085) 274-2287
E-mail: fortaleza@unicef.org.br

Unicef — Recife
R. Henrique Dias, S/N — Edifício Sede do IPSEP Térreo — Derby
52010-100 — Recife/PE
Tel.: (081) 423-3171
Fax: (081) 423-5962
E-mail: recife@unicef. org.br

Unicef — Salvador
Rua Reitor Macedo Costa, 134
Ed. Empresarial Itaigara, Sala 407
Itaigara — 41840-200 — Salvador/BA
Tel.: (071) 353-0066
Fax: (071) 358-0734
E-mail: salvador@unicef.org.br

Unicef — São Luís
R. Santo Antonio, 246 — Centro
65010-200 — São Luís/MA
Tel.: (098) 231-8590
Fax: (098) 231-8590
E-mail: saoluis@unicef.org.br

Unicef — Rio de Janeiro
Av. Rio Branco, 135 — 6º — Centro
20040-006 — Rio de Janeiro/RJ
Tel.:(021) 507-0015
Fax: (021) 507-3017
E-mail: gcorj@unicef.org.br

Unicef — São Paulo
Av. Sumaré, 104 — 1º e 2º andar
Perdizes — 05016-090 — São Paulo/SP
Tel.: (011) 263-9722
Fax: (011) 62-9683
E-mail: gcosp@unicef.org.br

CENPEC — Centro de Pesquisa em
Educação, Cultura e Ação Comunitária
Al. Gabriel Monteiro da Silva, 2.045
Jd. Paulista — 01441-000 — São Paulo/SP
Tel.: (011) 3068-9871
Fax: (011) 3068-9874

Sociedade Brasileira de Geriatria
e Gerontologia
Av. Brig. Luís Antônio, 388 — conj. 35
Bela Vista — 01318-000 — São Paulo/SP
Tel.: (011) 606-1331

Fundo de População das Nações Unidas
SCN, Quadra 2 Bloco A Módulo 602
70712-900 — Brasília/DF
Tel.: (061) 329-2187/2181
Fax: (061) 329-2199

Rede Nacional Feminista de Saúde
e Direitos Reprodutivos
R. Bartolomeu Zunega, 44
05426-020 — São Paulo/SP
Tel.: (011) 814-4970/212-8681
Fax: (011) 813-8578
E-mail: cfssaude@ax.apc.org

Associação Saúde da Família
Av. Brig. Faria Lima, 1132 — cj. 1501
01317-001 — São Paulo/SP
Tel.: (011) 262-2022

Centro de Estudos e Comunicação em
Sexualidade e Reprodução Humana
R. do Paraíso, 592 — 04103-001
São Paulo/SP
Tel.: (011) 3171-0503

REDEH — Rede de Defesa da
Espécie Humana
R. Álvaro Alvim, 21 — 16º
20031—010 — Rio de Janeiro/RJ
Tel.: (021) 262-1704

Casa da Mulher do Grajaú
R. José Bezerra Filho, 183
04842-340
São Paulo/SP
Tel.: (011) 520-2775

Grupo Curumim — Gestão e Parto
R. São Felix, 70 — Campo Grande
52031-060 — Recife/PE
Tel.: (081) 427-2023
Fax: (081) 427-9100
E-mail: curumim@elogica.com.br

CAIS do Parto — Centro Ativo de
Informação do Ser
Av. José Augusto Moreira, 525 — sl. 9
Casa Caiada — 53130-410
Olinda/PE
Tel.: (081) 432-5833/432-7803
E-mail: cais@elogica.com.br

Sesc S. Maria
Av. Itambi, 66 — 97045-260
S. Maria/RS — 055 223-2288

Sesc Casa da Mulher
Av. João Pessoa, 835
90040-000
Porto Alegre/RS
(051) 228-4351